Rosi Brack
Andreas Serra

Zystennieren – ADPKD

Ratgeber mit Antworten auf alle Fragen
für Betroffene und Angehörige zur autosomal-
dominanten polyzystischen Nierenerkrankung

hogrefe

Bibliografische Information der Deutschen Nationalbibliothek
Die Deutsche Nationalbibliothek verzeichnet diese Publikation in der Deutschen Nationalbibliografie; detaillierte bibliografische Daten sind im Internet über http://www.dnb.de abrufbar.

Anregungen und Zuschriften bitte an:
Hogrefe AG
Lektorat Medizin
z. Hd. Susanne Ristea
Länggass-Strasse 76
3012 Bern
Schweiz
Tel. +41 31 300 45 00
info@hogrefe.ch
www.hogrefe.ch

Lektorat: Susanne Ristea, Lisa Maria Pilhofer
Bearbeitung: Dr. Susanne Meinrenken, Bremen
Herstellung: Daniel Berger
Umschlagabbildung: Getty Images/Kertlis
Umschlag: Claude Borer, Riehen
Satz: Claudia Wild, Konstanz
Druck und buchbinderische Verarbeitung: Finidr s.r.o., Český Těšín
Printed in Czech Republic

1. Auflage 2021

(E-Book-ISBN_PDF 978-3-456-96053-1)
(E-Book-ISBN_EPUB 978-3-456-76053-7)
ISBN 978-3-456-86053-4
http://doi.org/10.1024/86053-000

Zystennieren – ADPKD

Zystennieren – ADPKD

Rosi Brack, Andreas Serra

Programmbereich Medizin

Für Verena

Inhaltsverzeichnis

Dank

Ein Buch schreibt kaum jemand ganz alleine; auch jede Erkrankung trägt sich leichter, wenn andere Menschen dabei helfen.

Wir danken allen, die mit Anregungen, Ideen, Hintergrundinformationen, Korrekturlesen, Rücken-Freihalten und durch Zuspruch zum Durchhalten zum Entstehen dieses Buchs beigetragen haben, sowie allen, die chronisch Kranke und ihre Angehörigen auf ihrem Weg begleiten.

Ein besonders herzliches Dankeschön geht an:

Unsere Familien und Freunde, die uns seit der Idee für dieses Buch und während der Entstehung begleitet haben

Den deutschen Patientenverein PKD e. V.

Den Schweizer Patientenverein SwissPKD, insbesondere Daniel Muntwyler und Dr. Christoph Willi, welche das SUISSE ADPKD Kompetenzzentrum in Zürich ermöglicht haben

Den weltweit tätigen Verein PKD International

Alle Menschen, die sich in diesen und anderen Verbänden und Gruppen ehrenamtlich engagieren

Alle Mitarbeiter in den Betrieben des Gesundheitswesens, die sich für Kranke und deren Angehörige einsetzen

Frau Nicole Scherhag vom Nieren-Telefon und dem deutschen Bundesverband Niere e. V.

Frau Dr. Anna Ziegler, Praxis für Innere Medizin und Dialyse Friedrichshafen, und allen anderen Mitarbeitern dort für die umfassende interdisziplinäre Betreuung und das stets offene Ohr für die Anliegen und Sorgen von Patienten

Prof. Dr. Bernd Schröppel und Dr. René van Erp, beide in der Uniklinik Ulm, und alle Mitarbeiter der dortigen Abteilung Nephrologie für die Betreuung von ambulanten und stationär aufgenommen Patienten

Frau Ristea als Kontaktperson vom Hogrefe Verlag für das Vertrauen, das sie in uns und unser Thema gesetzt hat, und für die Betreuung während der weiteren Arbeit am Manuskript

Frau Gabi Korst für ihre Zeichnungen, und die kreative Umsetzung unserer Vorschläge

Frau Dr. Meinrenken für die redaktionelle Überarbeitung

Alle Personen, die im Buch anonymisiert auf Fragen antworten

Geleitwort

Die autosomal-dominante polyzystische Nierenerkrankung ist häufig. Ungefähr jedes 400. bis 1000. Neugeborene wird mit dieser genetischen Erkrankung geboren. Unter den Patienten[1] an der Dialyse ist die ADPKD die häufigste genetische Erkrankung.

Soweit die Statistik. Aber was bedeutet die Diagnose für die Patientin oder den Patienten? Was bedeutet sie für die Familien oder auch die Familienplanung? Manchmal kommen Patienten in die nephrologische Sprechstunde, die mit dieser Erkrankung schon groß geworden sind, weil ein Elternteil, Großeltern oder andere Verwandte betroffen sind. Aber gelegentlich tritt die Diagnose auch völlig überraschend ins Leben, ohne dass sich in der Familie eine Vorgeschichte findet.

Entsprechend unterschiedlich und vielfältig sind die Fragen, die nun aufkommen. Manches lässt sich heute für einen Mediziner leicht erklären. Vieles ist an dieser Erkrankung noch unklar und zum Teil Gegenstand intensiver Forschung. So verschieden die vielen Erkrankten sind, so unterschiedlich stellen sich auch die Verläufe dar. Und jeder Patient geht mit seiner Erkrankung sehr unterschiedlich um.

Meine Beobachtung ist aber, und das bezieht sich selbstverständlich nicht nur auf die Polyzystische Nierenerkrankung, dass die Information über die Erkrankung immer weiterhilft. Wer selbst informiert ist, gezielt Fragen stellen kann, eine Vorstellung davon hat, was ihn oder sie erwartet, der oder die wird insgesamt zu einer besseren Krankheitsverarbeitung gelangen.

Das bedeutet nicht, dass es nicht auch ein „Recht auf Nichtwissen" gibt. Natürlich darf man sich auch gezielt gegen eine Untersuchung entscheiden, wenn man für das Ergebnis (noch) nicht bereit ist. Dennoch ist mir immer wichtig, dass man eine bewusste Entscheidung für oder gegen etwas trifft.

---

1 Im Textfluss sind teils männliche, teils weibliche Formen benutzt. Manchmal passt die jeweilige Form zum Zusammenhang des Texts. Sehr häufig ist wegen der einfacheren Lesbarkeit nur eine Form verwendet – fast immer sind jedoch Menschen jeglichen Geschlechts gemeint.

Und damit sind wir beim Kern dieses wunderbaren Buchs angelangt. Es hilft aufzuklären, indem es verständliche Informationen gibt. Es hilft aber auch Fragen zu stellen, derer man sich vorher vielleicht gar nicht bewusst war. Es hilft, die Wissenslücke zwischen Behandler und Patienten zu verkleinern und somit auf Augenhöhe miteinander zu sprechen. Und wenn es hilft, die Sorgen, Nöte und Ängste von Betroffenen ein wenig zu nehmen, dann wäre viel erreicht.

In diesem Sinne danke ich der Autorin und dem Autor von ganzem Herzen für ihr unermüdliches Engagement und freue mich schon darauf, das Buch an andere Betroffene weitergeben zu dürfen.

Friedrichshafen im Oktober 2020

Dr. Anna Ziegler
Fachärztin für Innere Medizin und Nephrologie

Vorwort

Wie es zur Idee für dieses Buch kam

Rosi Erinnerst du dich noch, Andreas, wie es zu der Idee zu diesem Buch kam?

Andreas Ungefähr. Ich weiß noch, dass du mich ab unserem ersten Zusammentreffen beim Symposium zum Thema ADPKD im Oktober 2016 alles Mögliche gefragt hast. Zu ADPKD, zu Medikamenten, zur Therapie mit Tolvaptan. Gefühlt waren das über 1000 Fragen.

Rosi Oh ja, ich bin ein neugieriger Mensch, bis ich alles weiß. Und meist fallen mir dann schnell weitere Fragen ein. Deine Engelsgeduld mit meiner Fragerei habe ich von Anfang an bewundert. Manchmal hatte ich schon die Befürchtung, ich nerve mit immer neuen Rückfragen, tappe womöglich in irgendwelche Fettnäpfchen mit meinen immer neuen Zweifeln, ob ich alles richtig verstanden habe, und mit teils mehreren Mails in der Woche. Für mich war meine ADPKD ab der definitiven Diagnose vor ein paar Jahren eine neue Welt, und erst recht ab dem Zeitpunkt, als ich von einer möglichen Therapie erfahren habe. Ich wollte und will möglichst viel darüber wissen. Irgendwann hatte ich das Gefühl, ich frage dir Löcher in den Bauch. Da habe ich dich gebeten, mir weitere Literatur zu nennen, die ich mir selbst besorgen kann – möglichst ein verständliches, ausführliches Buch, oder auch mehrere.

Andreas Aber ein solches Buch gibt es nicht. Genauer gesagt: Das gab es bisher nicht.

Rosi Genau; du hast mir darauf geantwortet: „So etwas gibt es nicht – das wäre noch was für uns."

Dieser Satz hatte Folgen: Von vielen Zetteln mit Stichworten im Juli 2017 bis zu der letzten Formulierung in diesem Buch ist viel Herzblut und Fachwissen verarbeitet worden. Wir hoffen sehr, dass Kranke und Gesunde, Betroffene und

Angehörige, und alle anderen Interessierten hier nun viele Antworten auf ihre Fragen zur autosomal-dominanten polyzystischen Nierenerkrankung (engl.: Autosomal Dominant Polycystic Kidney Disease, ADPKD) finden können.

Personen im Buch

Im Gespräch:

Prof. Dr. med. Andreas Serra MPH (Andreas)
Facharzt für Innere Medizin und Nierenerkrankungen, langjähriger präklinischer und klinischer Forscher im Bereich ADPKD.
Leiter des Kompetenzzentrums für ADPKD in Zürich.
Arbeitsgebiete/Schwerpunkte: Seltene und familiäre Erkrankungen, Patienten mit Nierenerkrankungen.
Master of Public Health MPH, Harvard University, Boston, USA (Dies ist ein interdisziplinäres Studium im Bereich Gesundheitswissenschaften).

Rosi Brack (Rosi)
Betroffene von ADPKD, Erfahrungsaustausch über Krankheitsverlauf und Therapie, in mehreren Facebook-Foren und auf den Internetseiten des PKD e.V. und des SwissPKD und bei Symposien dieser beiden Patientenvereine sowie bei den ADPKD-Tagungen der Hirslanden-Klinik in Zürich in Zusammenarbeit mit dem Patientenverein SwissPKD.

Alle weiteren Personen sind verändert, fiktiv oder anonymisiert.

1 Gesunde und kranke Nieren

1.1 Funktion gesunder Nieren

Freundin Wie funktionieren gesunde Nieren?

Andreas Das lässt sich am besten anhand einer Zeichnung erklären (Abbildung 1-1).

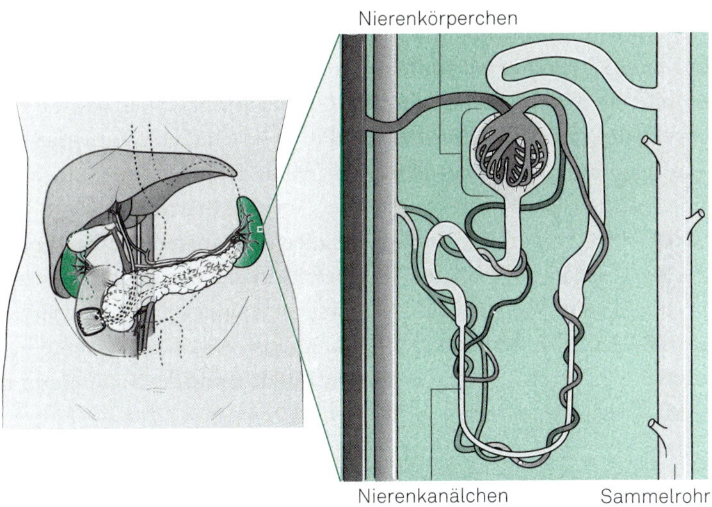

Abbildung 1-1: In der rechten Abbildung ist ein Nephron gezeichnet, eine der winzigen, über eine Million Untereinheiten. Jedes davon besteht aus einem Nierenkörperchen und dem damit verbundenen Röhrchensystem (Tubulus). Die Nieren heißen auf lateinisch ren; deshalb das Adjektiv renal, wenn es um Nierenerkrankungen und Zusammenhänge geht. Das altgriechische Wort dafür lautet nephros. Deshalb heißen die Nierenfachärzte auch Nephrologen. Tief im Bauchraum liegen die Nieren links und rechts von der Wirbelsäule etwas oberhalb der Gürtellinie, rundum gut geschützt und gegen Erschütterungen gedämpft, eingehüllt in einen Fettmantel.

Rosi Wie groß und wie schwer sind normal große Nieren?

Andreas Eine gesunde Niere ist, je nach Körpergröße des Menschen, etwa 10 cm lang, etwa 5 cm breit und etwa 4 cm dick. Zusammen wiegen die beiden Nieren etwa 240 g. Das entspricht einem Volumen von ungefähr 240 ml. Die Harnleiter verbinden beide Nieren mit der Blase. Der Urin wird in den Nieren gebildet, läuft über die beiden Harnleiter in die Blase und dann von der Blase über die Harnröhre nach draußen.

Freundin Welche Aufgaben haben die Nieren?

Andreas Die Hauptaufgabe der Nieren ist es, das Blut zu reinigen. Abbauprodukte des Körpers, die sich im Blut angesammelt haben, werden ausgefiltert und mit dem Urin ausgeschieden. Solche Giftstoffe entstehen während des Stoffwechsels. Hierzu durchfließt das gesamte Blut des Menschen (5–7 l) innerhalb von 24 h bis zu 300-mal die Nieren, das sind durchschnittlich 1800 l Blut täglich. Zunächst fließt das Blut über die Hauptschlagader in die Nieren.

Innerhalb der Nieren hat der Mensch über eine Million Untereinheiten, die Nephrone. Jedes davon besteht aus dem Filter, dem sogenannten Nierenkörperchen (Glomerulum), und einem damit verbundenen Röhrchensystem (Tubulus). In den Nierenkörperchen wird durch Abpressen des Bluts der Primärharn erzeugt. Weiße und rote Blutkörperchen (Leukozyten und Erythrozyten) und die größeren Bluteiweiße (Plasmaalbumin und andere Proteine) sind schlicht zu groß und können die feine Membran nicht passieren. Wenn diese Stoffe dennoch im Urin gefunden werden, ist das ein erster Hinweis auf eine Erkrankung.

Die Moleküle Zucker, Harnstoff, Mineralien und Wasser sind kleiner und können die Membran im Nierenkörperchen passieren und werden in den Nierenröhrchen (Tubuli) aufgefangen. Diese aufgefangene Flüssigkeit, der Primärharn, ungefähr 180 l pro 24 h (Abbildung 1-2), pro Minute etwa 125 ml, werden aus den Nierenröhrchen durch die Nierenrinde und durch das an die Nierenmitte angrenzende Mark weiterbefördert.

Rosi 180 l? Was passiert dann mit diesem Primärharn?

Andreas Ja, die Menge an Primärharn ist enorm. Das entspricht ungefähr drei normal gefüllten Badewannen täglich (Abbildung 1-2)! Darin enthalten sind viele Stoffe und vor allem eine große Menge an Flüssigkeit, die der Mensch braucht und behalten soll. Deshalb wird auf dem weiteren Weg durch die Nieren durch ein System von Röhrchen und die im Nierenmark liegende Henle-Schleife fast die gesamte Flüssigkeit und viele weitere Bestandteile des Primärharns (Mineralien, Zucker, Aminosäuren, Elektrolyte) zurückgeführt (rückresorbiert). Diese verblei-

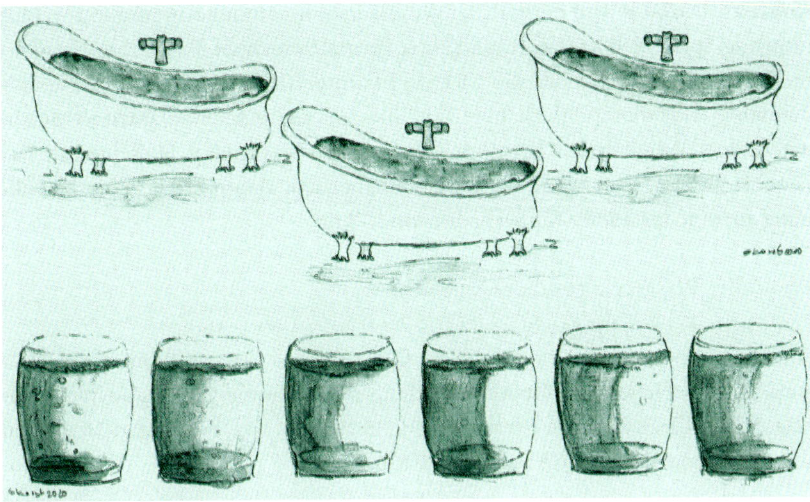

Abbildung 1-2: 3 Badewannen voll – Primärharn: 180 l; 6 große Wassergläser voll, für eine Ausscheidung von 1,8 l

ben damit im Körper. Nur etwa 1 % des Primärharns wird nach diesem ganzen Filterweg tatsächlich als Urin ausgeschieden, ungefähr 2 l täglich. Der Urin enthält 25–30 mg Harnstoff, 0,3–0,7 g Harnsäure, 0,5–1,7 g Kreatinin und 0,75–1,4 g Phosphat.

Rosi Wie wird gemessen, ob die Nieren funktionieren?

Andreas Die Nierenfunktion wird am besten zunächst durch Ermitteln der Kreatininkonzentration im Blut beurteilt. Daraus lässt sich die glomeruläre Filtrationsrate (GFR) abschätzen. Das Kreatinin ist ein Abbauprodukt von Kreatin, welches die Muskeln mit Energie versorgt. Etwa 1,5–2 % des Kreatins wird täglich als Kreatinin über die Nieren mit dem Urin ausgeschieden.

Wie viel Kreatinin ein Mensch ausscheidet, hängt von dessen Muskelmasse und der Nierenfunktion ab. Anhand des Kreatininwerts lassen sich die Nierenfunktion und der Verlauf von Nierenerkrankungen einschätzen. Bei Männern sollte diese Kreatininkonzentration im Blut eine Obergrenze von 1,1 mg/dl bzw. 97 µmol/l nicht überschreiten, bei Frauen liegt diese Obergrenze bei 0,9 mg/dl bzw. bei 80 µmol/l. Sobald der Wert darüber liegt, ist dies ein Hinweis auf eine nicht mehr vollständige Nierenfunktion.

Rosi Mir wird meine Nierenfunktion oft als GFR berichtet. Wie wird diese festgestellt?

Andreas Die GFR wird mithilfe der gemessenen Kreatininkonzentration im Blut (umgangssprachlich Kreawert) und einer Formel berechnet. Es gibt hierfür mehrere Formeln; ich verwende die CKD-EPI-Formel (Chronic Kidney Disease Epidemiology Collaboration), zu finden auf http://nierenrechner.de. Dazu werden in die Formel lediglich der Kreatininwert (mit der passenden Maßeinheit), das Geschlecht und Alter sowie die Ethnie eingegeben. Damit erfolgt eine Berechnung auf eine normierte Körperfläche von 1,73 m^2.

Freundin Was ist ein gesundes Ergebnis?

Andreas Das Ergebnis, die geschätzte GFR, gibt das Gesamtvolumen des Blutwassers an, welches pro Minute vollständig von Kreatinin gereinigt wird. Ungefähr drückt diese Zahl die Nierenleistung in Prozent aus, bei jungen Menschen um die 20 Jahre liegt sie oft auch über 100 %.

Rosi Kann so die genaue Funktion der Nieren ermittelt werden?

Andreas Nicht ganz. Das Ergebnis der Berechnung heißt korrekt eGFR. Das e bedeutet estimated, also geschätzt. Die tatsächliche Messung der GFR ist aufwendig und wird im klinischen Alltag deswegen nicht durchgeführt. Die Schätzung der GFR mithilfe des Kreatininwerts genügt aber, um eine sinnvolle Aussage über die Nierenfunktion zu treffen. Im Übrigen schwankt die GFR natürlicherweise von Tag zu Tag. Veränderungen innerhalb eines Korridors von plus/minus 15 % sind normal und bedeuten oft nicht eine tatsächliche Zu- oder Abnahme der Nierenfunktion. So kann eine etwas geringere Trinkmenge oder ein fleischreiches Mahl am Vortag der Blutabnahme das Ergebnis beeinflussen, wie auch körperliche Anstrengung oder etwa große Hitze. Auch schon ein banaler Schnupfen wirkt sich direkt auf die GFR aus. Erst recht gilt das für einen Magendarminfekt mit Durchfall, wenn viel Flüssigkeit verlorengeht und nicht vollständig aufgefüllt wird.

Da heißt es also, bei kleineren Abweichungen der GFR von früheren Werten gelassen zu bleiben und auf das Befinden zu achten, sich vorsorglich nierenschonend zu verhalten, mit gesunder Ernährung (Kap. 3.2) und reichlicher Trinkmenge. Sehr oft ist nach einer Abweichung nach unten bei der nächsten Untersuchung die GFR wieder höher.

Freundin Rosi, wie ist das denn bei dir: Wie ist deine GFR und wie schnell ändert sie sich?

Rosi Meine GFR hat genau die eben beschriebenen Schwankungen. Eine Abweichung von 5 Punkten nach unten oder oben nach 4 Wochen kommt immer wieder vor. Anfangs hat mich das sehr erschreckt. Ich habe mir deswegen ziemliche Sorgen gemacht. Das ist zum Glück nicht durchgehend so. Wegen der Einnahme von Tolvaptan (Kap. 8) wurden meine Blutwerte 18 Monate lang monatlich bestimmt, und die Schwankungen bewegen sich um einen fast stabilen Mittelwert mal rauf und mal runter. Im Januar 2018 war der Wert gerade mal 3 Punkte unter dem Wert von über 2 Jahren zuvor.

Wichtig ist immer, ob die gleiche Formel zur Berechnung verwendet wird, denn das ist bei verschiedenen Ärzten und bei verschiedenen Labors unterschiedlich. Da hat mich mal die telefonische Auskunft ziemlich geschockt, weil der Wert viel niedriger war als im Vormonat. Ich habe aber danach festgestellt, dass beim Einsetzen des Kreatininwerte in meine übliche Formel das Ergebnis fast gleich war wie im Vormonat. Mein Rekord war einmal ein Sprung meiner GFR von 43 auf über 50. Auch solche positiven Entwicklungen gibt es!

Freundin Wie ist das, wenn man älter wird, wie entwickelt sich da die Funktion der Nieren?

Andreas Sie geht nach und nach ein bisschen zurück, das ist ein normaler Alterungsprozess. Eine gesunde Niere verliert ab dem 40. Lebensjahr pro Jahr etwa 0,5–1 % ihrer Leistung. Mit 20 Jahren liegt die GFR bei gesunden Menschen bei etwa 116 ml/min/1,73 m^2. Eine GFR 75 ist bei einem 70 Jahre alten Menschen also normal.

Rosi Reicht eine GFR von 70 ml/min/1,73 m^2? Was ist, wenn jemand nur noch eine Niere hat? Sind dann 50 ml/min/1,73 m^2 genug?

Andreas Häufig übernimmt bei gesunden Menschen dann die verbleibende Niere einen Teil der Funktion mit. Das erleben wir oft bei Lebendnierenspendern, die nach ihrer Spende eine GFR bis zu 80 % haben können. Wenn die empfangene Niere von den Gewebemerkmalen her gut passt, wird auch beim Empfänger häufig eine GFR von bis zu 70 % erreicht.

Freundin Ab welcher GFR wird es kritisch?

Andreas Meist sehr lange nicht! Viele Menschen merken bei einem Wert von GFR 50 noch gar nichts, häufig äußert sich geringere Nierenfunktion sogar erst bei einer GFR von 30 oder gar noch geringer in Symptomen (Infobox 1-1) – oft als erstes mit häufig erhöhtem Blutdruck, oft dann zusätzlich mit verstärkt auftretender Müdigkeit und Appetitlosigkeit.

Rosi Haben die Nieren noch weitere Aufgaben?

Infobox 1-1: Glomeruläre Filtrationsrate (GFR)

Medizinischer Parameter	Spezifische Beschreibung
Messung	Die GFR wird geschätzt aufgrund des Kreatininwerts im Blut
Komplette Abkürzung	Geschätzte (estimated) glomeruläre Filtrationsrate (eGFR) in ml/min normiert auf die Körperoberfläche von 1,73 m^2 (ml/min/1,73 m^2)
Aussage des Werts	Gesamtvolumen des Blutwassers in ml, welches pro Minute vollständig von Kreatinin gereinigt wird, normiert auf die Körperoberfläche, entspricht etwa der Leistung in Prozent
Entwicklung	Bei Gesunden langsames kontinuierliches Sinken des Werts mit fortschreitendem Lebensalter, etwa 1 ml/min/1.73 m^2 ab dem 40. Lebensjahr Bei von ADPKD Betroffenen Sinken des Werts je nach persönlichem Verlauf der Krankheit
Schwankungen	10–15% Abweichungen nach oben oder unten im Vergleich zu vorherigen Messungen sind normale Ergebnisse (Varianz)
Grund für Schwankungen	Körperliche Anstrengungen Akute andere Erkrankungen Trinkmenge am Vortag Diät
Probleme ab Wert	Sinkende GFR oft erst bei Werten <50 am Kreatininwert sichtbar, sogenannter Kreatinin-blinder Bereich
Symptome	Oft erst bei GFR von 30 ml/min/1,73 m^2 und weniger
Normwert	Normale eGFR circa 100 ml/min/1,73 m^2

Andreas Eine wichtige Aufgabe ist die Regulierung des Flüssigkeitshaushalts. Der menschliche Körper besteht zu ungefähr 70 % aus Wasser. Ein Zuviel oder Zuwenig von Wasser von wenigen Prozenten führt zu körperlichen Einschränkungen. Dies können Atemnot und Wassereinlagerungen (Ödeme) sein oder Schwindel. Das spürt man an heißen Tagen. Wer reichlich schwitzt und zu wenig trinkt, bekommt oft Kopfschmerzen. Bis zu einem gewissen Grad gleichen die Nieren den erhöhten Flüssigkeitsbedarf aus, es wird dann ein höherer Anteil des Primärharns rückresorbiert und nur noch wenig ausgeschieden.

Außerdem sorgen die Nieren für die Aufrechterhaltung des Mineralstoffgleichgewichts, eine ausgewogene Konzentration der Mineralstoffe Natrium, Kalium, und indirekt, durch die Aktivierung von Vitamin D, von Phosphat und

Kalzium im Blut. Zu viel davon wird einfach ausgeschieden, bei einem Mangel wird der entsprechende Stoff im Körper zurückgehalten.

Zudem ist die Niere ein wichtiger Regulator des Blutdrucks und häufig führt eine Nierenerkrankung zu Bluthochdruck. Von ADPKD betroffene Patienten leiden deswegen häufig und oft in jungen Jahren bereits an Bluthochdruck.

Rosi Funktionieren die Nieren im Tagesverlauf immer gleich? Im Jahr 2017 gab es den Nobelpreis für Medizin für die Erkenntnis, dass in allen menschlichen Organen eine Art innere Uhr tickt (Abbildung 1-3). Was bedeutet das? Ist das in den Nieren auch so?

Andreas An sich ist schon lange bekannt, dass zumindest der Schlaf-Wach-Rhythmus jedes Menschen einer Art inneren Uhr folgt. In etwa folgt der individuelle Ablauf bei den meisten Menschen ungefähr der 24-stündigen Dauer einer

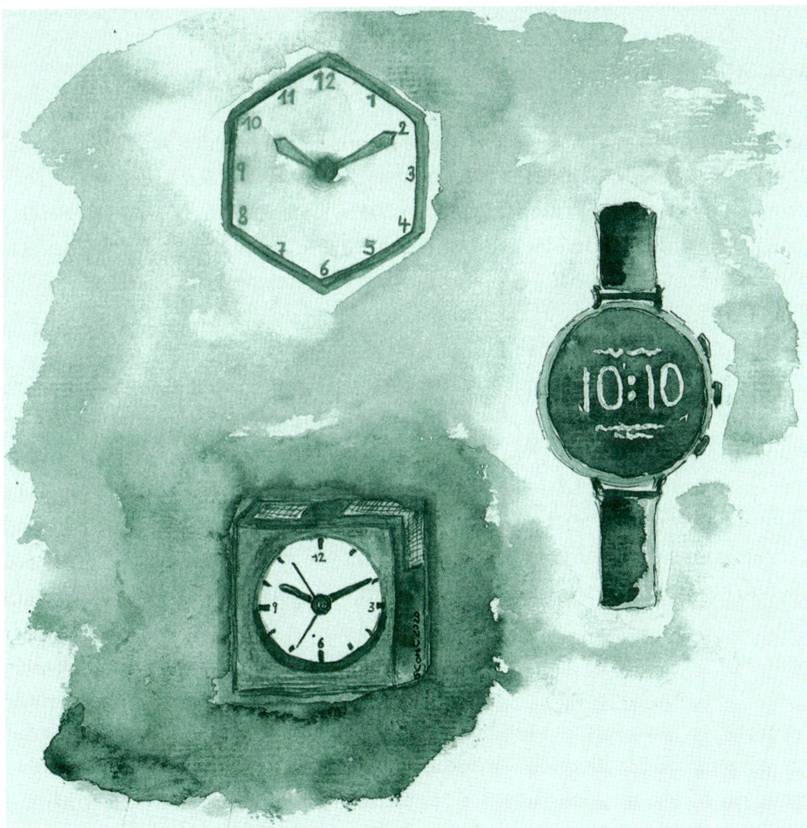

Abbildung 1-3: Wecker

Erdumdrehung. Dieser Zusammenhang wird auch zirkadian genannt. Der Begriff ist abgeleitet von den lateinischen Begriffen circa (ungefähr), und dian (auf die Dauer eines Tages bezogen). Viele Faktoren spielen dabei mit. Vor allem haben äußere Einflüsse ihre Auswirkungen, wie die Stärke des natürlichen Tageslichts, Geräusche aus der Umgebung, die Arbeitszeit, das Verhalten der Menschen in der unmittelbaren Nähe und vieles andere mehr.

Rosi Welche neuen Erkenntnisse gibt es nun? Was spielt sich außerhalb des Gehirns bei Tag und in der Nacht ab? Haben auch die anderen Organe sozusagen eigene Uhren?

Andreas Ja! Salopp gesagt, ticken in jedem Menschen mehr einzelne Uhren als in einem ganzen Uhrengeschäft. Auch diese Erkenntnis ist nicht neu. Der Nobelpreis im Jahr 2017 wurde für den wissenschaftlichen Nachweis verliehen, dass dieses ganze Uhrensystem zentral gesteuert den gesamten Menschen beeinflusst, also jede einzelne Körperzelle an diesen persönlichen Taktgeber gekoppelt ist.

Rosi Wie wirkt sich diese innere Uhr auf die Nieren aus?

Andreas Auch die Nieren folgen, wie alle menschlichen Zellen und Zellsysteme, dem inneren Rhythmus des jeweiligen Menschen. Das wird auch hier zirkadianer Rhythmus genannt, weil die Tätigkeit der Nieren sich wie die Aktivität aller anderen Organe ungefähr an einem 24-Stunden-Rhythmus orientiert. Der Elektrolythaushalt, der Durst, die Produktion von Urin und viele weitere Faktoren werden durch ein komplexes System gesteuert, das, wie bei den anderen Organen auch, zuallererst an den Verlauf des Tageslichts gekoppelt ist.

Am deutlichsten ist dieser Zusammenhang an der Urinproduktion zu spüren. Die Ausscheidung nimmt zu, wenn es dunkel wird. Dieser Effekt in den frühen Stunden der Dunkelheit bewirkt, dass viele Menschen abends mehr Durst verspüren. Außerdem ist zu beobachten, dass bei den meisten Menschen abends der Blutdruck etwas fällt. Nach und nach verringern die Nieren abends und während der Nacht aber dann die Urinproduktion, damit wir möglichst lange und erholsam am Stück schlafen können, ohne wegen Harndrang aus dem Bett zu müssen.

Rosi Wirkt sich dieser Rhythmus auch auf die Wirkung von Medikamenten aus?

Andreas Ja, auch wenn es unklar ist, wie stark der Effekt der Einnahmezeit auf die tatsächliche Medikamentenwirkung sich auswirkt. Nur bei wenigen Medikamenten ist bekannt, dass sich die Medikamenteneinnahmezeit wesentlich auf den Effekt des Medikaments auswirkt.

1.2
Zystennieren – Was ist los bei ADPKD?

Freundin Ich höre mal von Zystennieren, mal von der autosomal-dominanten polyzystischen Nierenerkrankung und mal von Nierenzysten. Sind das alles die gleichen Erkrankungen?

Andreas Nein. Einzelne Zysten können überall im Körper vorkommen, auch an den Nieren. Solche einzelnen Zysten sind mit dem Begriff Nierenzysten gemeint. Diese einfachen Zysten in den Nieren treten häufig auf und sind oft unproblematisch.

Mit autosomal-dominanter polyzystischer Nierenerkrankung, umgangssprachlich Zystennieren genannt, wird eine genetische Erkrankung bezeichnet, welche charakterisiert ist durch eine zunehmende Anzahl an Zysten an und in den Nieren, die das gesunde Gewebe nach und nach verdrängen und je nach sehr unterschiedlichem individuellen Verlauf früher oder später zum Funktionsverlust der Nieren führen können. Die Erkrankung betrifft auch andere Organe. Es ist wichtig, diesen Unterschied zu machen, da die Behandlung und Prognose von Nierenzysten und ADPKD komplett verschieden ist.

Freundin Rosi, hast du das schon einmal erlebt, dass ein Fachmann den Unterschied nicht kannte?

Rosi Ja, bei einem Orthopäden. Es ging um Schmerzmittel für eine Zeit lang bis zu einer Operation an der Schulter, und um die Medikamente für die Tage und Wochen danach. Ich habe dann auf diesen Unterschied deutlich hingewiesen, und er hat sich genauer ins Thema eingelesen. Die Ergebnisse kamen in meine Akte, auch fürs Krankenhaus, damit das Thema überall bekannt ist und bei der Medikation beachtet wird.

Freundin Sind Zystennieren das gleiche wie ADPKD?

Andreas Ja, ADPKD ist die medizinische Abkürzung für Zystennieren aus dem englischsprachigen Raum (Infobox 1-2).

Sohn Wie läuft das mit der Vererbung? Wie hoch ist die Wahrscheinlichkeit, dass wir Kinder das geerbt haben?

Andreas Die Buchstaben A und D in der Abkürzung ADPKD drücken das aus:
- A: Autosomal bedeutet, dass Männer und Frauen, also Töchter und Söhne grundsätzlich gleich häufig betroffen sind und die Krankheit mit gleicher

Infobox 1-2: Erklärung der Abkürzung ADPKD

Fachbegriff	Beschreibung
A: Autosomal	Vererbung unabhängig vom Geschlecht
D: Dominant	Ein krankmachendes Gen führt zur Krankheit
P: Polyzystisch	Es sind mehrere/viele Zysten in den Nieren vorhanden
K: Kidney	Englisch für Nieren
D: Disease	Englisch für Erkrankung

Wahrscheinlichkeit erben können. Dabei besteht dieses Risiko für die Erkrankung bei jedem Kind neu, die Wahrscheinlichkeit hat kein Gedächtnis. Es kann sein, dass jemand auch bei 5 Kindern das Gen an keines der Kinder vererbt oder eben auch womöglich an alle Kinder.

- D: Dominant: Wenn das krankmachende Gen auf das Kind übertragen wurde, wird das Kind die Krankheit haben.

Sohn Bedeutet dominant, dass ich auf jeden Fall betroffen bin?

Andreas Nein, das bedeutet es nicht. Die Wahrscheinlichkeit, die Krankheit an ein Kind weiterzugeben, beträgt jeweils 50 %. Der Begriff dominant bedeutet: Wenn ein defektes Gen – und zwar unabhängig davon, ob es von der Mutter oder vom Vater stammt – auf das Kind weitergegeben wird (eben mit der Wahrscheinlichkeit von 50 %), dann wird in diesem Fall die Erkrankung ausgelöst. Es gibt nämlich auch defekte Gene, die nicht unbedingt eine Krankheit auslösen, selbst wenn sie weitergegeben wurden.

Sohn Stimmt diese Wahrscheinlichkeit von 50 % in jedem Fall?

Andreas Nicht ganz. Wenn beide Eltern ADPKD hätten, und Vater und Mutter würden je ihr krankmachendes Gen weitergeben, dann wäre der Embryo nicht lebensfähig. Es würde also gar kein (krankes) Kind geboren, daher stimmt 50 % nicht ganz.

Tochter Wenn ich keine ADPKD habe, können meine Kinder dies dann trotzdem erben?

Andreas Nein. Die Krankheit überspringt keine Generationen.
Es gibt allerdings bei weniger als 10 % aller Patienten auch sogenannte Spontanmutationen in der embryonalen Entwicklung, dabei sind weder Vater noch Mut-

ter von der Krankheit betroffen, sondern die Mutation entsteht im Embryo zufällig. Die Wahrscheinlichkeit hierfür ist bei jedem Menschen gleich.

Patenkind Kann ich als dein Neffe das geerbt haben?

Rosi Von mir nicht. Vererbung geht nur in gerader Linie, sozusagen geradeaus auf eigene Kinder, Enkel, Urenkel. Wenn ich das Gen allerdings von einem gemeinsamen Vorfahren geerbt hätte, könnte es an deinen Vater übertragen worden sein. Nur wenn dieser die Krankheit auch in sich trägt, kannst du, mit der erwähnten Wahrscheinlichkeit von 50 %, das auch geerbt haben.

Freundin Wie viele Menschen haben ADPKD?

Andreas Weltweit geht man von etwa 10–30 Millionen Betroffenen aus, ungefähr einer von 400–1000 Menschen hat die Erkrankung.

Rosi Warum diese große Bandbreite?

Andreas Das kommt daher, dass die Häufigkeit in verschiedenen Untersuchungen mit unterschiedlichen Methoden geschätzt wurde. Die tatsächliche Häufigkeit zu bestimmen ist nicht ganz einfach, da bei der Geburt oft die Krankheit nicht bekannt ist und da die meisten Träger des veränderten Gens über viele Jahre keine Symptome haben oder – wenn Symptome auftreten – diese nicht der ADPKD zugeordnet werden. Zurzeit sind deshalb nur diese Schätzungen bekannt, da noch niemand bei allen Neugeborenen eines Gebiets oder Landes die krankheitsverursachenden Mutationen für ADPKD bestimmt hat.

Rosi Ist die Wahrscheinlichkeit auch unterschiedlich je nach Herkunft, nach Ethnie, und bei Männern und Frauen?

Andreas Nein, das spielt für die Wahrscheinlichkeit einer Vererbung von ADPKD keine Rolle.

Rosi Woher kommt ADPKD, was ist die Ursache dafür im Körper?

Andreas Biologisch gesehen sind sogenannte Zilien der Auslöser für die Zystenbildung. Zilien sind wenige Mikrometer lange Organellen. Sie ragen bei den meisten Säugetieren aus den Oberflächen bestimmter Zellen in manchen Organen heraus und dienen wie kleine Besen dazu, Flüssigkeiten oder auch Keimzellen fortzubewegen. Bei ADPKD liegt eine Fehlfunktion dieser Zilien vor, wodurch Organe, hier die Nieren, in ihren physiologischen Aufgaben beeinträchtigt sind.

Freundin Und du hast ADPKD, Rosi. Was bedeutet das?

Andreas ADPKD ist eine Erbkrankheit, die zu einem stetigen und wahrscheinlich lebenslangen Wachstum von Zysten (flüssigkeitsgefüllte, von einer Zellschicht ausgekleidete Hohlräume) in beiden Nieren führt. Die Zysten führen insgesamt zu einer Vergrößerung der Nieren. Gleichzeitig wird funktionsfähiges Nierengewebe verdrängt. Damit verschlechtert sich nach und nach die Nierenfunktion. Neben den Nieren sind häufig auch andere Organe betroffen.

Freundin Ab welcher Anzahl von Zysten spricht man von ADPKD?

Andreas Die Diagnose gilt als gesichert, wenn Vater oder Mutter von ADPKD betroffen sind und in mindestens einer Niere 3 Zysten vorhanden sind (über 15 Jahre und bis zu einem Alter von 40 Jahren) oder mehr als 2 Zysten in beiden Nieren (bei einem Alter über 40 Jahre).

Rosi Es gibt ja eine ganz ähnliche klingende Krankheit: ARPKD. Was bedeutet ARPKD? Ist ARPKD eine andere Krankheit?

Andreas Ja, die Krankheit ist nicht vergleichbar mit ADPKD. Die Vererbung verläuft anders. Das drückt der Buchstabe R aus: Dieser steht für rezessiv. Eine rezessiv vererbte Krankheit tritt (im Gegensatz zu dominanter Vererbung) nur dann auf, wenn beide Elternteile das krankheitsverursachende Gen an das Kind übertragen. Bei beiden Krankheiten – ADPKD wie ARPKD – entstehen Zysten in der Niere. Die Zysten bei ARPKD sind allerdings kleiner, die Leber ist oft stärker betroffen und in der Mehrheit sind Kinder bereits früh stark in ihrem Leben von der Krankheit betroffen.

Patenkind Und wie gefährlich ist die ADKPD, Rosi? Du sollst als meine Patentante nach meiner Erstkommunion auch bei meiner Hochzeit mitfeiern. Musst du früher sterben als andere?

Rosi Das ist zum Glück wahrscheinlich nicht so! Bis vor einigen Jahren sind die Fachleute bei Menschen mit ADPKD noch von einer kürzeren Lebenserwartung ausgegangen. Das gilt inzwischen als veraltet. Ich hoffe, dass ich noch viele fröhliche Feste mit dir feiern kann.

Andreas Natürlich weiß niemand genau, was die Zukunft bringt, egal ob jemand nun gesund oder von einer Krankheit betroffen ist. Wir gehen von unseren Erfahrungen aus und von durchschnittlichem Lebensalter. Menschen mit ADPKD haben demnach eine ähnliche durchschnittliche Lebenserwartung wie Menschen ohne diese Genveränderung. Es kommt natürlich darauf an, ob jemand weitere Erkrankungen hat, auf den individuellen Verlauf und auf die Lebensumstände.

1.3 Sind auch andere Organe betroffen?

Rosi Betrifft ADPKD nur die Nieren?

Andreas Leider nein, denn es handelt sich um eine multisystemische Erkrankung. Das heißt, die Erkrankung kann außer den Nieren viele andere Organsysteme betreffen: die Leber, das Herz, das Gehirn, das Bindegewebe und das Verdauungssystem sind häufig ebenfalls von krankhaften Veränderungen betroffen, manchmal auch die Bronchien (Abbildung 1-4).

Rosi Oh nein, eine Krankheit würde ja schon reichen! Was kommt denn ungefähr wie oft an weiteren Erkrankungen vor?

1.3.1 Zysten in der Leber

Andreas **Zysten in der Leber** sind ungefähr bei 75–80 % der von ADPKD betroffenen Patienten nachweisbar. Man spricht dann von einer Zystenleber, wenn in der Leber viele Zysten sichtbar sind. Es scheint, dass Frauen häufiger und stärker von Leberzysten betroffen sind.

Rosi Warum sind Frauen früher betroffen?

Andreas Hierfür ist hauptsächlich das Hormon Östrogen verantwortlich, das im weiblichen Organismus in viel stärkerer Konzentration vorkommt als bei Männern. Für diese Vermutung spricht auch, dass Frauen, die schon einmal schwanger waren, viel häufiger Leberzysten haben. Aus diesem Grund raten wir Nephrologen bei ADPKD generell von östrogenhaltigen Verhütungsmitteln ab. Auf die Nieren haben Östrogene zwar nach jetzigem Erkenntnisstand keinen Einfluss, aber auf die Häufigkeit und Größe von Zysten in der Leber.

Rosi Welche weiteren Risikofaktoren gibt es für Leberzysten?

Andreas Hierzu wird aktuell noch geforscht. Das Wissen zu Leberzysten im Zusammenhang mit ADPKD ist noch spärlich.

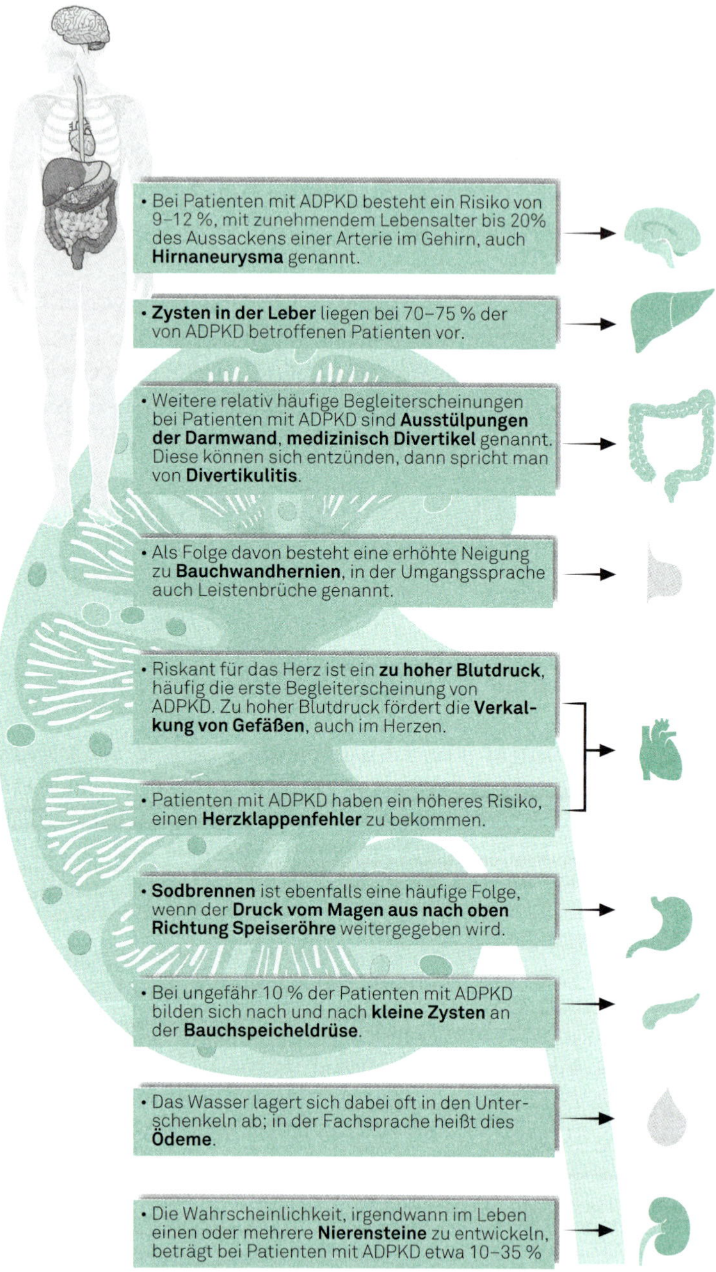

Abbildung 1-4: Bei der ADPKD sind nicht nur die Nieren, sondern verschiedene andere Organe betroffen.

Rosi Bedeuten viele und große Zysten dann, dass die Leber weniger gut funktioniert?

Andreas Meist nein. Auf die Funktion der Leber wirkt sich auch eine große Anzahl von Zysten kaum aus, auch bei einer starken Durchdringung mit Zysten bleibt die Leberfunktion normalerweise lange fast vollständig erhalten. Das Problem ist dann hauptsächlich die Größe dieses Organs. Die Leber ist normalerweise bei Frauen 1200–1400 g schwer, bei Männern 1400–1600 g. Eine Zystenleber jedoch kann 5–8 kg schwer werden.

Eine solche größere Leber beansprucht Platz im Bauch. Die Zysten können dann auf Magen, Darm und andere Organe drücken und diese verdrängen. Das führt bei manchen Patienten zu Appetitmangel und dadurch oft zu einem Gewichtsverlust. Es entsteht durch den mangelnden Platz im Bauchraum ein vorzeitiges Sättigungsgefühl, oft auch wiederkehrende Übelkeit.

Rosi Ein Gewichtsverlust an sich klingt nicht so schlimm, das kann ja manchmal ein willkommener Effekt sein. Wo ist das Problem?

Andreas Ja, teilweise bringt es ja auch wieder mehr Platz im Bauch, wenn ein Patient einige Kilo abnimmt. Allerdings entsteht dann schnell eine Mangelernährung. Wenn nicht mehr genug lebenswichtige Nährstoffe aufgenommen werden können, weil normales, ausgewogenes und ausreichendes Essen nicht mehr möglich ist, kann das große Probleme verursachen.

Rosi Welche weiteren Probleme können durch eine zystendurchsetzte Leber entstehen?

Andreas Es können durch die Zysten auch Infektionen entstehen. Die Diagnose von solchen infizierten Leberzysten ist kompliziert. Häufig ist eine spezielle PET-CT-Untersuchung notwendig: Das ist eine spezielle Form der Computertomografie (CT), durch die der Befund genau lokalisiert werden kann. Eine Therapie mit Antibiotika ist dann in den meisten Fällen erforderlich.

Rosi Gibt es weitere Möglichkeiten, die Beschwerden durch sehr große und störende Leberzysten zu lindern?

Andreas Ja, in seltenen Fällen kann eine Eröffnung (Fenestrierung) von Leberzysten helfen, die Schmerzen zu lindern. Das ist nur möglich bei einzelnen großen Zysten. Für eine Vielzahl von kleinen Zysten ist diese Methode leider nicht geeignet. Es gibt auch Daten, die zeigen, dass möglicherweise der Einsatz von Medikamenten (Somatostatinanaloga) das Zystenleberwachstum vermindern kann (Infobox 1-3). Die Entscheidung zu einer Therapie mit Somatostatinanaloga muss sorgfältig und individuell erfolgen.

Infobox 1-3: Zysten in der Leber

Medizinischer Parameter	Spezifische Beschreibung
Diagnose	Ultraschall; MRT
Ausprägung	Bei 70–80 % der von ADPKD Betroffenen
Spezielle Risikofaktoren	Verhütung und Medikamente mit dem Hormon Östrogen
Gefahren und Risiken	Wachstum der gesamten Leber Verdrängung anderer Bauchorgane Schmerzen, Engegefühl Nahrungsaufnahme erschwert, Mangelernährung Infektionen
Kontrollen	Parallel bei Routinekontrollen der Nieren Bei Bedarf durch Facharzt für Lebererkrankungen (Hepatologe)
Maßnahmen	Verhütung ohne Östrogene Gewichtsreduzierung für Platz im Bauchraum Somatostatinanaloga (Medikamente, welche eine Vielzahl von Hormonen, einschließlich dem Wachstumshormon hemmen) Chirurgische Eröffnung von einzelnen großen Leberzysten (Fenestrierung) Lebertransplantation

1.3.2 Magen und Darm: Ausstülpungen der Darmwand (Divertikel)

Andreas Eine weitere relativ häufige Begleiterscheinung bei Patienten mit ADPKD sind **Ausstülpungen der Darmwand**, medizinisch **Divertikel** genannt. Diese können sich entzünden, dann spricht man von Divertikulitis. Diese muss mit Antibiotika behandelt werden.

Rosi Was kann man gegen Divertikel tun?

Andreas Eigentlich nicht viel. Divertikel sollten behandelt werden, wenn sie Probleme bereiten, sei es bei einer Infektion (Divertikulitis) oder wenn die Gefahr besteht, dass es zu wiederholten Infektionen kommt. Auch eine chirurgische Entfernung ist möglich.

Rosi Gibt es auch Auswirkungen auf Magen und Darm?

Andreas Diese äußern sich nicht direkt als Erkrankungen. Aber der mangelnde Platz im Bauch macht sich bei diesen Organen bemerkbar. Magen und Darm werden mit fortschreitender Vergrößerung der Nieren, auch von einer möglicherweise parallel wachsenden Zystenleber, von ihrem Platz verdrängt, eingeengt und verschoben. Das führt bei vielen Patienten zu geringerem Appetit und Völlegefühl. Sodbrennen ist ebenfalls eine häufige Folge, wenn der Druck vom Magen aus nach oben Richtung Speiseröhre weitergegeben wird. Der Darm wird durch den Druck der Nieren teilweise daran gehindert, den Speisebrei wie gewohnt zu verarbeiten und weiterzubefördern.

Rosi Was rätst du, was kann man dagegen tun?

Andreas Meist hilft es, öfter kleinere Portionen zu essen, und auf stark blähende und sehr fette Speisen weitgehend zu verzichten. Dadurch werden der Druck und auch die störenden Effekte geringer.

1.3.3 Leistenbrüche (Bauchwandhernien)

Rosi Ist das Bindegewebe grundsätzlich bei Patienten mit ADPKD schwächer?

Andreas Ja, und als Folge davon besteht eine erhöhte Neigung zu **Bauchwandhernien**, in der Umgangssprache auch Leistenbrüche genannt. Wenn dies in der Gegend der Leisten der Fall ist, kann in dieser Region Gewebe durchstoßen werden und es besteht die Gefahr, dass sich dabei Teile des Darms ausstülpen und eingeklemmt werden.

Rosi Was kann man da tun? Gibt es eine Möglichkeit, dem vorzubeugen?

Andreas Im akuten Fall hilft häufig nur eine Operation. Vorbeugend sind richtiges Heben von Lasten, also mit geradem Rücken, und ein regelmäßiges Bauchmuskeltraining die beste Empfehlung.

1.3.4 Herz, Herzklappen

Rosi Bei mir wurde nach Bekanntwerden der Diagnose ADPKD **auch das Herz** gründlich untersucht. Welche Risiken bestehen?

Andreas Ein Risiko für das Herz ist ein zu hoher Blutdruck, häufig die erste Begleiterscheinung von ADPKD. Zu hoher Blutdruck fördert die Verkalkung von Gefäßen, auch im Herzen. Ein weiteres Risiko besteht für das Herz in einem späten Stadium der ADPKD, häufig dann, wenn die Patienten bereits zur Dialyse gehen müssen: Gefäße versteifen dann schneller. Das wiederum führt ebenfalls zu einer gefährlichen fortschreitenden Verkalkung dieser Gefäße. Im Verlauf kann dann weniger Blut durch diese Gefäße fließen, also wird die Versorgung der Organe mit Sauerstoff eingeschränkt. Dies führt zu einem zusätzlichen Risiko auch für das Herz.

Die meisten Patienten, die Probleme mit dem Herzen haben, leiden an Erkrankungen der Herzkranzgefäße. Durch diese Gefäße wird das Herz mit Blut versorgt, um seine Aufgabe zu erfüllen: die Versorgung aller Organe mit sauerstoffreichem Blut und der Rücktransport des sauerstoffärmeren Bluts zum Herzen, um dieses über die Lungen wieder mit Sauerstoff anzureichern. Durch Probleme mit diesen engeren und weniger elastischen Gefäßen wird der Blutdurchfluss immer mehr behindert. Die Arterien bzw. Herzkranzgefäße verschließen sich im Extremfall völlig und es kommt zu einem Herzinfarkt.

Rosi Was kann ich gegen dieses Risiko tun?

Andreas Alles, was den Blutgefäßen nützt, hält das Herz länger gesund. Rauchen, ungesunde Ernährung und hoher Blutdruck schaden; alle diese Faktoren kannst du selbst beeinflussen.

Zusätzlich empfehle ich allen von ADPKD betroffenen Patienten eine regelmäßige Herzuntersuchung mit Ultraschall durchführen zu lassen, eine sogenannte Herzechokardiografie. Mit dieser speziellen Ultraschalluntersuchung kann die Funktion des Herzens geprüft werden, zudem lässt sich erkennen, ob die Herzklappen gut funktionieren oder Auffälligkeiten aufweisen.

Rosi Bei mir wurden die Herzklappen besonders genau angeschaut. Was ist hierfür der Hintergrund?

Andreas Von ADPKD betroffene Patienten haben ein höheres Risiko, einen Herzklappenfehler zu haben. Das kommt bei etwa 25 % dieser Patienten vor. Im Vergleich dazu ist in der Gesamtbevölkerung ein solcher Fehler nur bei ungefähr 2 % der Menschen vorhanden. Meist liegt ein solcher Defekt an der Mitralklappe vor: Das ist die Klappe, welche die linke Herzkammer vom linken Vorhof trennt. Die Herzklappen sorgen dafür, dass das gesamte Blut nur in eine Richtung fließt, wenn das Herz pumpt, etwa vom Herzvorhof in die Herzkammer. Sie öffnen sich also erst vollständig und schließen dann zu einem bestimmten Zeitpunkt wieder ganz dicht. Wenn die Mitralklappe allerdings durch einen solchen Defekt nicht vollständig schließt, fließt Blut in die Herzkammern oder in die Herzvorhöfe zurück. Dadurch werden diese Bereiche nach und nach durch eine Überdehnung überlastet. Häufig wird diese Diagnose gestellt, wenn ein Patient über Kurzatmigkeit bzw. Atemnot und eine im Vergleich zu früher geringere körperliche Belastbarkeit berichtet.

Rosi Was kann man dann tun, was empfiehlst du?

Andreas Wichtig ist zunächst eine genaue Untersuchung, um eine Diagnose stellen zu können. Auch hierbei ist die erwähnte Echokardiografie von Nutzen (Infobox 1-4). Mögliche Funktionsstörungen der Herzklappen sind mit dieser Methode gut sichtbar. Sehr oft handelt es sich um eine kleine Anomalie, die ohne Bedeutung für den Patienten ist. Je nach Grad der Beeinträchtigung reicht es zunächst, den Fehler und die Auswirkungen regelmäßig zu beobachten. Sofern,

Infobox 1-4: Herz

Medizinischer Parameter	Spezifische Beschreibung
Diagnosestellung	Ultraschalluntersuchung (Echokardiografie)
Problembereich	Fehler an der Herzklappe (Mitralklappe) Verdickung der Herzmuskulatur als Folge des Bluthochdrucks
Risikofaktoren	Angeborene Fehlbildung Starke Belastung durch Rauchen, Bluthochdruck (Hypertonie) und ungesunde Ernährung
Ausprägung	Bei ungefähr 25 % der von ADPKD Betroffenen
Spezielle Risikofaktoren	Funktionsstörung der Herzklappen Rückfluss von Blut in die Herzkammern oder Herzvorhöfe Überdehnung der Herzklappen durch Überlastung
Symptome	Atemnot, geringe körperliche Belastbarkeit
Kontrollen	Bei Anomalien regelmäßige Beobachtung
Maßnahmen	Je nach Grad der Beeinträchtigung Rekonstruktion der kranken Herzklappe oder kompletter Austausch
Problembereich	Herzkranzgefäße
Problem	Engere und weniger elastische Gefäße
Ausprägung	Häufiger ab Beginn der Dialysepflicht
Gefahren und Risiken	Verschluss von Gefäßen im Herzen (Herzinfarkt)

was sehr selten ist, eine größere Klappenfehlfunktion vorliegt, wird in der Regel ein chirurgischer Eingriff erforderlich, entweder durch Rekonstruktion der eigenen kranken Herzklappe oder durch einen kompletten Austausch.

1.3.5 Aussackung einer Arterie im Gehirn (Gehirnaneurysma)

Rosi Mir wurde zu einem Magnetresonanztomografie (MRT) des Kopfs geraten. Gibt es hier auch eine Gefahr im Zusammenhang mit ADPKD?

Andreas Ja. Es besteht eine höhere Gefahr einer gefährlichen Aussackung einer Arterie im Gehirn, auch **Hirnaneurysma** genannt. Das Wort Aneurysma bezeichnet eine Arterienerweiterung oder -aussackung. Es handelt sich dabei um einen örtlich begrenzten, spindel- oder sackförmigen Abschnitt einer Arterie, der einen größeren Querschnitt aufweist.

Rosi Das klingt gefährlich!

Andreas Ja, das kann lebensgefährlich sein. Viele Aneurysmen verursachen zwar keine Beschwerden, die Betroffenen wissen meist nichts davon. Wenn ein solches Gefäß aber plötzlich reißt, besteht akute Lebensgefahr durch eine Hirnblutung. Wenn der Patient überlebt, kommt es häufig zu Hirnschädigungen.

Rosi Durch welche Ursachen kann ein solches Aneurysma reißen?

Andreas Das kann einfach aus heiterem Himmel ohne irgendeine sichtbare Ursache passieren, weil die Gefäßwand der ausgesackten Arterie sehr dünn ist. Manchmal kommt auch ein äußerer Auslöser dazu. Das kann eine besondere körperliche Belastung sein, oder während einer Operation, bei einer Geburt oder während einer Schwangerschaft.

Rosi Wieviel häufiger ist ein solches Aneurysma bei Menschen mit ADPKD?

Andreas In der Allgemeinbevölkerung treten Aneurysmen bei 2–3 % auf, bei ADPKD-Patienten jedoch bei 9–12 %. Hinzu kommt, dass das Risiko mit dem Lebensalter zunimmt, auf über 20 %. Dazu kommt eine familiäre Häufung: In manchen Familien mit erblich bedingter ADPKD entsteht dadurch ein Risiko von bis zu 30 %.

Rosi Was kann man da tun?

Andreas Ich rate allen Patienten mit der Diagnose ADPKD zu einer MRI-Untersuchung des Gehirns. Etwa drei Viertel der von mir betreuten ADPKD-Patienten folgen dieser Empfehlung. Die Untersuchung ist ohne Kontrastmittel möglich, die betreffenden Strukturen sind gut zu sehen. Seit wir das in der Hirslanden Klinik standardmäßig durchführen, ist niemand von meinen Patienten mehr an einer Hirnblutung gestorben!

Rosi MRI - mir wurde ein MRT empfohlen. Ist das die gleiche Untersuchung?

Andreas Ja, das bedeutet das Gleiche: MRI ist die Abkürzung für die englischen Wörter magnetic resonance imaging, zu Deutsch Magnet-Resonanz-Tomografie. Beide Begriffe sind gebräuchlich.

Rosi Was kann man tun, wenn man bei einem solchen MRT eine verdächtige Aussackung findet? Ist eine Operation erforderlich?

Andreas Manchmal ja, oft kann eine solche Aussackung mit einem Clip (Clipping) verschlossen werden (Infobox 1-5).

Rosi Wie oft ist ein solches MRT erforderlich?

Infobox 1-5: Aussackung einer Gehirnarterie (Hirnaneurysma)

Medizinischer Parameter	Spezifische Beschreibung
Diagnose	Magnetresonanztomografie (MRT, MRI) der Hirngefäße
Ausprägung	Bei 9–12 % der von ADPKD Betroffenen
Spezielle Risikofaktoren	Rauchen Familiäre Häufung Zu hoher Blutdruck (Hypertonie)
Gefahren und Risiken	Hirnblutung durch Platzen des Aneurysmas
Kontrollen	Durch Neuroradiologen
Wiederholung der Kontrolle	Jährlich, wenn Auffälligkeiten sichtbar sind Bei unauffälligem Befund alle 10 Jahre MRT wiederholen
Maßnahmen	Verschluss einer Aussackung mittels eines Clips (Clipping) oder von der Gefäßinnenseite durch ein Coil (Coiling) Abtragen des Aneurysmas

Andreas Das kommt darauf an. Wenn alles unauffällig war, reicht eine Wiederholung etwa alle 10 Jahre. Wenn jedoch verdächtige Strukturen sichtbar sind, sollte ein MRT des Gehirns öfter wiederholt werden, um bei Bedarf rechtzeitig reagieren zu können.

Rosi Ich habe von Aneurysmen auch an der Bauchschlagader gelesen. Wie gefährlich ist das, und wie häufig kommt das vor?

Andreas Das ist relativ selten. Auch hier spielt ein Bluthochdruck eine große Rolle, die Aneurysmen an der Bauchschlagader entwickeln sich hauptsächlich durch einen nicht gut eingestellten Blutdruck. Haben Aneurysmen im Bauch einen Durchmesser von über 5 cm, wird die Gefahr höher, dass sie einreißen.

1.3.6 Mangel an Vitamin D

Rosi Seit einiger Zeit bekomme ich von meiner Nephrologin **Vitamin D** verordnet. Hängt der Mangel auch mit den Nieren zusammen?

Andreas Das Vitamin D liegt in 2 Formen vor, Vitamin D und aktives Vitamin D. Das aktive Vitamin D wird durch die Nieren gebildet, bei einer stark eingeschränkten Nierenfunktion jedoch zu wenig davon. Dieses kann durch ein Medikament ersetzt werden. Das Vitamin D wird in der Haut gebildet und ist unabhängig von der Nierenfunktion.

Rosi Es gibt die Empfehlung, in der Mittagszeit jeweils mindestens 15 min in die Sonne zu gehen, wobei die Sonnenstrahlen möglichst die Stirn treffen sollen. Hilft das?

Andreas Das ist eine gute Maßnahme. Allerdings reicht Sonnenlicht allein kaum aus, weshalb die zusätzliche Gabe von Vitamin D, insbesondere im Winter, sinnvoll sein kann.

1.3.7 Bauchspeicheldrüse

Rosi Gibt es auch an der **Bauchspeicheldrüse** Probleme?

Andreas Das kommt manchmal vor, ist aber meist harmlos. Bei ungefähr 10 % der Patienten mit ADPKD bilden sich nach und nach kleine Zysten an der Bauchspeicheldrüse. Meist entstehen dadurch jedoch keine Beschwerden, nur sehr selten gibt es Entzündungen. Nur bei Problemen ist eine Entfernung eines Teils der Bauchspeicheldrüse nötig. Manchmal ist eine Drainage erforderlich.

1.3.8 Bronchien, Bronchiektasien

Rosi Als ich eine zähe Bronchitis hatte über mehrere Monate, war einmal die Rede davon, dass im Zusammenhang mit ADPKD auch **Bronchiektasien** auftreten können. Was ist das?

Andreas Diesen Zusammenhang gibt es, eine sogenannte Bronchiektasie (Einzahl) ist eine Ausweitung der mittelgroßen Atemwege, meist sackförmig oder zylindrisch. In diesen Fällen treten öfter eiternde bakterielle Infektionen an der Bronchialwand auf, die chronisch werden können. Solche Ausweitungen können selten auch bei Patienten mit ADPKD auftreten. Diese Bronchiektasien sind oft leicht ausgeprägt und führen selten zu Problemen.

Rosi Wie kann man herausfinden, ob solche Bronchiektasien die Ursache für Beschwerden sind?

Andreas Auf einem normalen Röntgenbild sind diese Ausweitungen leider nicht zu sehen, es ist ein spezielles Röntgenbild oder eine spezielle CT erforderlich, um die Diagnose stellen zu können.

Rosi Wie häufig kommt das vor bei Menschen mit ADPKD? Bei mir hat leider weder mein Nephrologe noch der Lungenfacharzt an diesen Zusammenhang gedacht.

Andreas Bronchiektasien, welche bei Patienten mit ADPKD Symptome und Beschwerden verursachen, sind sehr selten. Eine Untersuchung darauf ist deshalb nicht generell erforderlich, sondern nur, wenn gehäuft lang andauernde Bronchialinfekte vorliegen.

Rosi Und wenn es so ist, was kann man tun?

Andreas Alle Maßnahmen zielen darauf, dass sich möglichst wenig oder besser kein zähflüssiger Schleim in den Bronchien festsetzt. Regelmäßiges Abhusten und rasches Verflüssigen von Schleim bei akuten Infekten sind geeignete Maßnahmen. Und manchmal, wenn die bakterielle Infektion schon weit fortgeschritten ist, sind Antibiotika notwendig.

1.3.9 Wassereinlagerungen im Körper (Ödeme)

Rosi Besteht zwischen Wassereinlagerungen im Körper und ADPKD auch ein Zusammenhang?

Andreas Ja, allerdings oft nur bei stark eingeschränkter Nierenfunktion. Das Wasser lagert sich dabei häufig in den Unterschenkeln ab; in der Fachsprache heißt dies Ödeme. Wenn nicht mehr genug Urin von den Nieren produziert werden kann, können durch das überschüssige Wasser im Körper Wassereinlagerungen entstehen.

Rosi Was kann man dagegen tun?

Andreas Die Nierenfunktion kann leider häufig nicht direkt beeinflusst werden. Folgende Maßnahmen bieten aber eine gewisse Linderung bei Ödemen: Wenn man langes Stehen oder Sitzen auf derselben Stelle vermeidet, bilden sich solche Flüssigkeitseinlagerungen in geringerem Maß aus. Ebenso hilft es, den Konsum von Kochsalz möglichst gering zu halten, was auch ganz allgemein für die Nieren gesund ist, weil es dem Bluthochdruck vorbeugt. Ödeme werden außerdem durch manche Medikamente verstärkt; durch einen Blick in den Beipackzettel lässt sich dies überprüfen. Dann kann ein Gespräch mit dem Arzt über einen möglichen Medikamentenwechsel helfen, die Ödeme zu verringern (Infobox 1-6).

1.3.10 Zysten in weiteren Organen

Rosi Kommen Zysten bei ADPKD noch in weiteren Organen vor?

Andreas Auch in der Milz kommen vereinzelt Zysten vor, jedoch nur bei wenigen von ADPKD betroffenen Patienten.

Rosi Haben Frauen mit ADPKD ein größeres Risiko, in ihren Eierstöcken und Brüsten Zysten zu bilden?

Andreas Das ist nicht bekannt.

Rosi Was kann man dagegen tun?

Infobox 1-6: Wassereinlagerungen im Körper (Ödeme)

Medizinischer Parameter	Spezifische Beschreibung
Diagnose	Eindrückbare Haut, Dellen Geschwollene Füße
Auftreten	An den Unterschenkeln Bei Bettlägerigkeit am Rücken Unter den Augen
Ausprägung	Im fortgeschrittenen Stadium von ADPKD
Ursache	Hoher Proteinverlust mit dem Urin
Gefahren und Risiken	Bluthochdruck Salzreiche Ernährung Schmerzen durch Schwellungen Entzündung der Haut
Kontrollen	Hausarzt, parallel bei Routinekontrollen der Nieren
Maßnahmen	Reduzierung der Salzzufuhr im Essen Wassertreibende Medikamente (Diuretika) Behandlung des Bluthochdrucks Kompressionsstrümpfe Häufigeres Wechseln der Körperhaltung, vermehrtes Gehen

Andreas Diese Frauen überweise ich an einen Gynäkologen. Die meisten Zysten an den Eierstöcken sind harmlos, das kann durch Ultraschall oder eine Gewebeuntersuchung festgestellt und weiter überwacht werden.

Rosi Gibt es an den männlichen Geschlechtsorganen eine höhere Wahrscheinlichkeit dafür, dass sich Zysten bilden?

Andreas Ja, das kann vorkommen. Es entstehen vereinzelt Bläschen im Bereich der Hoden und Nebenhoden, welche auch die Fruchtbarkeit negativ beeinflussen können.

1.4 Weitere Probleme in den Nieren

Rosi Haben Menschen mit ADPKD außer dem Funktionsrückgang und dem Wachstum der Nieren noch weitere Probleme, die direkt ihre Nieren betreffen?

Andreas Ja, leider. Die Wahrscheinlichkeit, irgendwann im Leben einen oder mehrere Nierensteine zu entwickeln, beträgt bei Patienten mit ADPKD etwa 10–35 %, gegenüber etwa 8–15 % in der gesamten Bevölkerung. Die Diagnose kann manchmal schwierig sein, weil die ableitenden Harnwege (also Nieren, Harnleiter und Harnblase) bei polyzystischen Nieren nicht einfach darzustellen sind und zudem Verkalkungen und Vernarbungen der Nieren bei ADPKD häufig vorkommen.

Rosi Wie merkt man, dass man einen Nierenstein hat?

Andreas Die korrekte Bezeichnung ist Harnstein, weil sich die Steine in den sogenannten ableitenden Harnwegen befinden. Nicht selten bleibt ein solcher Stein eine ganze Weile unbemerkt; es kommt auf die Art, Größe und Lage des Steins an. Manchmal entdecke ich bei einer Ultraschalluntersuchung als Zufallsbefund einen oder mehrere Steine. In anderen Fällen haben die Patienten starke und plötzliche Bauch- und Rückschmerzen, oft auch in Wellen auftretende Schmerzen in der Nierengegend, sogenannte Koliken. Manchmal entsteht dabei auch Fieber, manche Menschen fühlen sich dann sehr krank. Häufig ist auch Blut im Urin, sichtbar oder auch unsichtbar und nur durch Laboranalyse feststellbar.

Rosi Was kann man dann tun?

Andreas Sofern der Stein klein ist, bestenfalls kleiner als 5 mm im Durchmesser, kann durch viel Bewegung und reichliches Trinken versucht werden, dass der Harnstein über den Harnleiter in die Blase befördert wird und anschließend mit dem Urin ausgeschieden wird. Oft muss auch eine Antibiotikatherapie durchgeführt werden, weil der Harnstau eine Infektion der Harnwege oder der Niere verursacht hat oder zumindest die Gefahr dazu besteht.

Rosi Tut das Abgehen des Steins ebenfalls weh?

Andreas Das kommt auf die Form und vor allem auf die Größe des Steins an. Größere Steine blockieren den Harnabfluss aus der Niere, sodass es zu einem schmerzhaften Aufstau von Urin in der Niere kommt. Wenn sich zudem die Steine bewegen, also auch auf dem Weg durch die ableitenden Harnwege in die Blase, können die Kanten des Steins weitere Schmerzen verursachen und den Harnleiter verletzen, weshalb in dieser Situation oft Blut im Urin gefunden wird.

Rosi Gibt es auch das Risiko von Komplikationen, wenn ein solcher hartnäckiger Stein nicht abgeht?

Andreas Ja, die Gefahr besteht, wenn ein Stein groß ist und den Urinabfluss behindert und somit Urin aufgestaut wird; wir nennen das Nierenaufstau. Dann muss rasch gehandelt werden. Es muss zunächst ein Katheter zwischen Blase und Niere gelegt werden, und es kann ein Eingriff zur Steinentfernung nötig werden.

Rosi Helfen im Fall eines akuten Nierensteins Antibiotika?

Andreas Ja, wenn der blockierte Urinabfluss zu einer bakteriellen Entzündung der Harnwege oder der Niere führt. Eine bakterielle Entzündung der polyzystischen Niere muss rasch und meist mit intravenös verabreichten Antibiotika behandelt werden.

Rosi Kann man irgendwie vorbeugen, damit sich keine weiteren Steine bilden?

Andreas Ja, ein paar Maßnahmen gibt es. Es kommt auf die Art der Steine an. Dabei sind alle Ernährungsempfehlungen über lange Zeiträume zu sehen. Allgemein gilt für alle Arten von Harnsteinen die Empfehlung, regelmäßig und reichlich zu trinken. Insbesondere sind Getränke mit hohem Kalziumgehalt vorteilhaft. Am besten richtet man sich nach dem Durstgefühl. Eine hellgelbe Urinfarbe zeigt, dass die Menge stimmt.

Rosi Das erinnert mich direkt an meine Trinkgewohnheiten mit Tolvaptan. Ich trinke ja mindestens die doppelte Menge im Vergleich zu Menschen ohne dieses Medikament, und zudem stehe ich nachts 2- bis 3-mal auf, und trinke auch dann. Haben Menschen mit Tolvaptan daher ein geringeres Risiko, Harnsteine zu bekommen?

Andreas Das klingt logisch; das Risiko, dass sich Nierensteine bilden, ist damit wahrscheinlich geringer. Ausgeschlossen ist es leider nicht, ich hatte auch schon einen Patienten mit Tolvaptan und einem Steinleiden. Eine gute Vorbeugung ist die hohe Trinkmenge aber allemal.

Rosi Was sollte ich beim Essen beachten?

Andreas Eine ausgewogene und salzarme Kost ist sinnvoll. Da kommt es allerdings zusätzlich auf das Stadium der Nierenfunktion an. Zusätzlich werden allgemeine Ratschläge zur Lebensführung gegeben, wie die Reduzierung von Übergewicht, sich regelmäßig zu bewegen und Stressfaktoren zu reduzieren.

Spezielle Vorbeugemaßnahmen werden außerdem differenziert je nach Art der Steine empfohlen. Dazu muss man die Art des Steins erst einmal kennen. Deshalb bitten wir den Patienten, wenn er einen akuten Stein hat, seinen Urin jedes Mal zu sieben, um den Stein aufzufangen. Manchmal landet ein solcher Stein auch mit einem Geräusch in der Toilette und kann noch geborgen und mit zum Arzt gebracht werden. Dann kann man den Stein in einem speziellen Labor auf seine Zusammensetzung untersuchen, und die spezifischen Möglichkeiten der Vorsorge können besprochen werden.

Rosi Woraus bestehen diese Steine, sind das Salze?

Andreas Ja, es handelt sich um verschiedene Arten von salzartigen Molekülen, die nach und nach wachsen. Die meisten solcher Steine gehen völlig unbemerkt mit dem Urin wieder ab. Probleme gibt es nur, wenn die Steine dafür zu groß geworden sind und sich festsetzen. Scharfe Kanten der Steine und der Aufstau des Urins in die Niere verursachen dann die beschriebenen Schmerzen. Die häufigste Art von Harnsteinen ist der Kalziumoxalatstein. Ungefähr 80 % aller Harnsteine

Infobox 1-7: Harnsteine

Medizinischer Parameter	Organspezifische Beschreibung
Vorkommen	Nieren, Harnleiter, Blase
Symptome	Starke Bauch- oder Rückenschmerzen, Schmerzen ausstrahlend Teilweise Fieber
Ursachen	Kristallisierung von Salzen
Diagnose	Ultraschalluntersuchung (Sonografie) CT-Untersuchung ohne Kontrastmittel
Ausprägung	Bei 10–35 % der von ADPKD Betroffenen
Gefahren und Risiken	Stau von Urin durch festsitzende Steine
Kontrollen	Bei Bedarf
Maßnahmen	Viel Bewegung Reichliches Trinken Im Fall von Komplikationen: Operative Entfernung des Steins Bei bakterieller Infektion: Antibiotikum
Vorbeugung	Gesunde, salzarme Ernährung Je nach Steinart Vermeiden von bestimmten Lebensmitteln

bestehen heutzutage aus dieser chemischen Verbindung. Außerdem kommen Steine aus Harnsäure und Kalziumphosphat und auch aus einer Mischung von Kalziumoxalat und Kalziumphosphat vor, sowie relativ selten Steine aus Brushit, Struvit und Zystin (Infobox 1-7). Wenn die chemische Zusammensetzung des Steins bestimmt ist, sollten spezielle Ernährungsempfehlungen am besten mit dem behandelnden Arzt besprochen werden, der auch mögliche weitere Erkrankungen und Besonderheiten kennt.

Rosi Welche vorbeugenden Maßnahmen werden bei diesen häufigen **Kalziumoxalatsteinen** empfohlen?

Andreas Wenn erst einmal die Art der Steine bekannt ist, eine gesunde Ernährung mit einigen Besonderheiten einen wichtigen Teil dazu beitragen, eine Neubildung von Harnsteinen zu verhindern. Medizinisch nennen wir das die Rezidivprophylaxe: Neben den allgemeinen Hinweisen sind bestimmte Getränke mit hohem Kalziumgehalt durch ihre alkalisierende Wirkung besonders sinnvoll. Dies sind Mineralwässer mit über 1,5 g/l Bikarbonat (HCO_3); diese Information über den Gehalt kann man der Beschreibung direkt auf der Flasche entnehmen oder im Internet abfragen. Auch bestimmte Zitrussäfte haben diese Wirkung, insbesondere Orangen-, Limonen- und Zitronensaft.

Rosi Gibt es neben Getränken auch bestimmte besonders hilfreiche Lebensmittel, oder andere Lebensmittel, die möglichst gemieden werden sollten, wenn Kalziumoxalatsteine vorliegen?

Andreas Ja, ein paar. Wichtig ist es vor allem, stark oxalathaltige Nahrungsmittel zu meiden. Dies sind Rhabarber, Rote Beete (Randen), Spinat, Mangold, die meisten Arten von Nüssen und Mandeln, und auch stark kakaohaltige Produkte.

Rosi Aber der Körper braucht doch Kalzium? Für die Knochen?

Andreas Für den Knochenstoffwechsel ist tatsächlich eine regelmäßige Kalziumzufuhr notwendig. Es wird täglich ungefähr 1 g Kalzium benötigt. In einer normalen Mischkost ist etwa 0,5 g Kalzium täglich enthalten, noch einmal 0,5 g sollten deshalb am besten über Milchprodukte aufgenommen werden. Hier ist eine intelligente Kombination gefragt: Die meisten pflanzlichen Nahrungsmittel enthalten geringe Mengen Oxalat, das vom Körper nicht benötigt wird. Wenn gleichzeitig Kalzium aufgenommen wird, bildet sich schon im Darm Kalziumoxalat und wird mit dem Stuhlgang ausgeschieden.

Rosi Welche Empfehlungen gibt es zur Vorbeugung von **Harnsäuresteinen**?

Andreas Das ist die zweithäufigste Art an Harnsteinen; ungefähr 10 % aller Harnsteine bestehen aus Harnsäure, manchmal auch aus einer Kombination mit Harnsäuredihydrat oder Kalziumoxalat. Harnsäure entsteht über den Abbau von Purinen, welche in größeren Mengen in Innereien sowie in Sardinen vorkommt. Diese gilt es bei bekannten Harnsäuresteine zu meiden.

Rosi Welche **weiteren Arten von Harnsteinen** kommen vor? Was kann man hier zur Vorsorge tun?

Andreas Es gibt außerdem noch Kombinationen der verschiedenen Steinarten, die sogenannten Mischsteine. An weiteren Arten sind noch zu erwähnen: Steine aus Kalziumphosphat, Brushit, Struvit und Zystin. Die Steine dieser Zusammensetzungen machen insgesamt nur etwa 5 % der vorkommenden Harnsteinleiden aus. Der Nephrologe kann dazu individuelle Empfehlungen geben.

Rosi Ist das Risiko, Nierenkrebs zu bekommen, ebenfalls erhöht für Menschen mit ADPKD?

Andreas Nein, es gibt keine Hinweise dafür, dass das Risiko für Nierenzellkrebs bei von ADPKD betroffenen Patienten erhöht ist.

1.5
Diagnose – wie weiß ich, ob ich ADPKD habe?

Rosi Wie wird eine sichere Diagnose gestellt, dass jemand von ADPKD betroffen ist?

Andreas Eine Ultraschalluntersuchung (Sonografie) reicht dafür meist. Dabei sind die Zysten sehr gut zu sehen. Sehr oft ist deshalb die Diagnose von ADPKD einfach Zufall, weil bei einer Ultraschalluntersuchung aus ganz anderen Gründen Zysten entdeckt werden und dann näher hingeschaut wird.

Rosi Während der Schwangerschaft war das bei mir immer wieder der Fall. Bei den Vorsorgeuntersuchungen wurden mehrmals Ultraschallaufnahmen gemacht. Sobald der Frauenarzt da den oberen Bauchraum im Blick hatte, kamen die Zysten ins Bild.

Andreas Wie viele Zysten konnte man da bei dir sehen?

Rosi Es war bei den verschiedenen Frauenärzten die Rede von mehreren einzelnen großen Zysten – mehrfach mit der Ergänzung, das sei alles ganz harmlos.

Andreas Haben Ärzte anderer Fachrichtungen deine Zysten auch mal entdeckt?

Rosi Ja, auch meine Hausärztin. Da ging es mal um Schmerzen im Bereich der Galle und den Verdacht auf Gallensteine. Ich erinnere mich noch lebhaft an das verblüffte Gesicht dieser Ärztin: Sie hatte eine große Zyste, die außen an meiner Niere zu sehen war, zuerst für die Gallenblase gehalten!

Andreas Hat sie dich dann zum Facharzt für Nierenkrankheiten geschickt?

Rosi Nein, leider nicht. Auch sie erklärte mir, solche größeren einzelnen Zysten seien harmlos, man könne nichts dagegen tun und solange die Nierenfunktion nicht beeinträchtigt sei, sei alles in Ordnung.

Andreas Das passiert leider nicht selten, dass die ADPKD-Erkrankung unterschätzt wird und in der Folge die notwendigen Abklärungen und Therapien unterlassen werden. Ich empfehle eine jährliche Untersuchung.

Rosi Wie gehst du denn vor, wenn jemand wegen Verdacht auf ADPKD in deine Sprechstunde kommt?

Andreas Eine ausführliche Beratung steht immer an erster Stelle. Wie vorher erläutert, kann eine erfolgte Diagnose einige Folgen haben, gesundheitlich und auch rechtlich. Darüber spreche ich mit den Patienten, und möglichst auch mit Angehörigen, denn die Auswirkungen betreffen ja die ganze Familie.

Rosi Wird dann direkt eine Ultraschalluntersuchung gemacht?

Andreas Ja, ich mache das praktisch immer, um mir ein Bild von den polyzystischen Nieren und den anderen Bauchorganen zu machen. Bei der Sonografie kann ich die Bilder direkt mit dem Patienten besprechen und die ersten Fragen beantworten.

Rosi Erfährt die Krankenkasse dadurch direkt davon?

Andreas Nicht immer, es besteht auch die Möglichkeit einer anonymen Untersuchung. Für Angehörige aus Familien mit bekannter ADPKD bietet das SUISSE ADPKD Kompetenzzentrum in der Hirslanden Klinik eine anonyme und kostenlose Sonografie an, welche zu keiner Meldung an die Krankenkasse führt.

Rosi Wie reagieren die Patienten, wenn die Diagnose eindeutig ist?

Andreas Das ist sehr unterschiedlich. Die meisten haben ja schon erfahren, dass die Wahrscheinlichkeit für diese Krankheit bei ihnen erhöht ist, kommen teils von einem anderen Arzt, der im Ultraschall schon polyzystische Nieren gesehen hat, und rechnen mit ihrer Krankheit. Dennoch ist es natürlich etwas ganz anderes, es dann mit Bestimmtheit zu wissen. Solange jemand im Ungewissen bleibt, besteht ja immer noch die Hoffnung darauf, dass alles nicht so schlimm sein wird. Die Reaktion auf die Konfrontation mit der Realität ist sehr individuell; von Gelassenheit, 1000 Fragen und Sorgen bis hin zu großer Angst vor der Zukunft ist alles dabei. Ich nehme mir dafür Zeit, und biete den Betroffenen gleichzeitig an, beim nächsten Besuch mit weiteren Fragen zu kommen.

Rosi Bekommen die Patienten auch Anweisungen für ihr Verhalten?

Andreas Ja, alle Patienten erhalten eine ADPKD-Patientenkarte, in welcher die wichtigsten Vorsichtsmaßnahmen aufgeführt werden, sowie eine Telefonnummer, über welche das ADPKD Kompetenzzentrum 24 Stunden täglich erreichbar ist. Wichtig ist zudem auch die konsequente Überwachung des Blutdrucks und bei Vorliegen eines Bluthochdrucks dessen Behandlung. Zudem geben wir die Information über die Schweizer ADPKD Patientenvereinigung ab.

Rosi Wie weiß man, wie weit die Erkrankung fortgeschritten ist?

Andreas Dafür gibt es mehrere Kriterien. Schon auf den Ultraschallbildern sind die Anzahl und Verteilung der Zysten gut zu sehen, ebenso, ob und wie weit die Nieren bereits vergrößert sind. Weitere Informationen liefern dann die Blut- und Urinuntersuchungen sowie die Messung der Nierengröße mittels MRT.

Rosi Was wird im Blut und Urin untersucht?

Andreas Bei allen ADPKD-Patienten bestimmen wir das Serumkreatinin und berechnen daraus die GFR. Zudem messen wir die Ausscheidung eines bestimmten Eiweißes (Albumin) im Urin.

Rosi Kann ich mit diesen Werten erfahren, wie krank meine Nieren sind?

Andreas Nicht allein mit diesen Werten, aber die Nierenfunktionsabschätzung über die GFR, sowie das Ausmaß der Urinalbuminausscheidung geben sehr wichtige Anhaltspunkte über den Zustand der Niere.

Rosi Bei mir war die GFR mal 49, bei der nächsten Untersuchung, 3 Monate später, dann nur noch bei 45!

Andreas Das ist kein Grund zur Panik. Schwankungen der GFR im Bereich von 10–15 % kommen oft vor, höchstwahrscheinlich ist der Wert weitere 3 Monate später wieder etwas höher.

Rosi Welche weiteren Werte sollen untersucht werden?

Andreas Ich schaue zusätzlich das gesamte Blutbild an, insbesondere die Bildung der roten Blutkörperchen, da die Nieren das Hormon Erythropoetin bilden, das zur Bildung der roten Blutkörperchen benötigt wird. Im Weiteren prüfe ich auch die Blutsalze.

Rosi Wie geht es dann weiter? Wann sollen die Patienten wieder in die Sprechstunde kommen?

Andreas Wir führen bei allen Patienten ein MRT durch zur genauen Messung des Nierenvolumens.

Rosi Wird dazu ein Kontrastmittel benötigt?

Andreas Nein.

Rosi Mir wurde wegen der Auswirkung auf die Nieren generell geraten, auf Kontrastmittel bei einer MRT-Untersuchung möglichst zu verzichten. Bist du anderer Ansicht?

Andreas Nach dem jetzigen Stand des Wissens ist das Kontrastmittel, welches für die MRT-Untersuchung benutzt wird, für die Nieren nicht schädlich. Ich empfehle hingegen, auf das Kontrastmittel, welches für die Computertomografie verwendet wird, bei von ADPKD betroffenen Patienten zu verzichten.

Rosi Wo kann ein solches MRT erstellt werden?

Andreas Bei uns direkt in der Klinik, wir haben eine Radiologieabteilung im Haus. Ansonsten kann der behandelnde Nephrologe weiterhelfen und geeignete Praxen für Radiologie empfehlen.

Infobox 1-8: Nierenvolumen (Total Kidney Volume: TKV)

Medizinischer Parameter	Spezifische Beschreibung
Definition	Rauminhalt der Nieren, meist angegeben in Milliliter, korrekte Angabe in Kubikzentimetern, entspricht dem Gewicht beider Nieren in Gramm
TKV von gesunden Nieren	Im Durchschnitt 240 g (entspricht 240 cm^3, bzw. 240 ml)
TKV bei von ADPKD Betroffenen	Je nach Stadium bis zu mehreren Kilogramm
Bedeutung	Wichtiger Wert zur Abschätzung der Prognose, insbesondere des zukünftig zu erwartenden Nierenfunktionsverlusts
Stadien	Einteilung der TKV in Abhängigkeit vom Alter anhand der Mayo-Klassifikation von A bis E, wobei A die beste Prognose hat
Studien	TKV häufig als Basis in Studien, um die Wirksamkeit von Medikamenten zur Verhinderung der ADPKD-Progression zu prüfen
Veränderung pro Jahr	Wichtiges Maß der Krankheitsaktivität Zunahme des TKV von 5 % und mehr pro Jahr entspricht oft einer (rasch) progressiven ADPKD-Erkrankung Kurzfristiger Rückgang des TKV nach Platzen großer Zysten; oft, ohne dass der Betroffene etwas davon bemerkt.

Rosi Mir wurde mal in einer Radiologiepraxis gesagt, eine Untersuchung sei möglich, aber keine Bestimmung der Nierengröße.

Andreas Die Berechnung der Nierengröße (TKV – total kidney volume) (Infobox 1-8) kann mit verschiedenen Methoden erfolgen. Nicht alle Radiologen sind bereit, die Berechnung durchzuführen, weshalb ich empfehle, vorher gezielt danach zu fragen.

Rosi Wie oft soll ein solches MRT erstellt werden?

Andreas Meine Patienten bekommen das einmal jährlich. Damit ist eine längerfristige Entwicklung zu sehen und der weitere Verlauf der Erkrankung kann ungefähr abgeschätzt werden.

Rosi Wird der Urin auch untersucht?

Andreas Ja, das gehört zur Standarduntersuchung dazu. Da schaue ich vor allem, ob Blut, Bakterien oder Eiweiß im Urin enthalten sind. Diese gehören dort nicht hin und sind ein Hinweis auf eine Erkrankung der Nieren.

Rosi Wird auch Sammelurin gebraucht?

Andreas Nein, das brauche ich nie. Die Bestimmung der Eiweißausscheidung kann gut über eine Spontanurinprobe bestimmt werden, deshalb verzichte ich auf die mühsame Sammlung von Urin über 24 Stunden.

1.6 ADPKD: Typ 1 oder Typ 2?

Rosi Es ist bei ADPKD öfter die Rede von verschiedenen Typen. Was bedeutet das?

Andreas Da gibt es die Unterscheidung nach Typ 1 und Typ 2. Die Unterscheidung bezieht sich auf den Sitz des für die Krankheit verantwortlichen Gens: Das PKD-Gen des Typ 1 wurde auf dem menschlichen Chromosom 16 identifiziert. Ungefähr 85 % der von ADPKD betroffenen Patienten sind diesem Typ zuzuordnen. Das PKD-Gen des Typ 2 liegt auf dem menschlichen Chromosom 4, hiervon sind etwa 15 % der Patienten betroffen.

Bei den meisten Patienten wurde das jeweilige Gen durch Vererbung weitergegeben, mit einer Wahrscheinlichkeit von 50 %. Es sind jedoch auch Neumutationen möglich. Das bedeutet: Weder Vater noch Mutter hatten das PKD-Gen, aber das Kind erkrankt trotzdem an ADPKD und kann diese dann auch weitervererben.

Rosi Was ist der Unterschied zwischen Typ 1 zu Typ 2, verläuft die Erkrankung verschieden?

Andreas Ja, der durchschnittliche Verlauf ist unterschiedlich. Allerdings ist ohnehin jeder Krankheitsverlauf verschieden. Eine Zuordnung zu einem bestimmten Typ lässt für den Einzelfall nur eine ungefähre Prognose zu, der tatsächliche Verlauf der Krankheit kann sehr variieren.

Rosi Wie ist dieser durchschnittliche Krankheitsverlauf der beiden Typen?

Andreas Bei ADPKD des Typ 1 beginnt im Durchschnitt der Verlust der Nierenfunktion 10–20 Jahre früher. Der durchschnittliche Träger dieses Gens muss mit einer terminalen Niereninsuffizienz, also mit dem Verlust der Nierenfunktion, ungefähr mit Mitte 50 rechnen; dann wird eine Nierenersatztherapie (Transplantation oder Dialyse) notwendig. Beim Typ 2 beginnen Nierenfunktionsverlust und Symptome der nachlassenden Tätigkeit der Nieren durchschnittlich deutlich später. Im Mittel aller Patienten wird eine Nierenersatztherapie ungefähr erst mit Mitte 70 gebraucht. Aber das sind alles nur Durchschnittswerte; der Verlauf der Erkrankung ist wie gesagt bei jedem Betroffenen unterschiedlich!

Rosi Mir wurde gesagt, dass ich vermutlich Typ 2 habe, weil meine GFR erst nach dem 50. Geburtstag unter die Normalwerte von gesunden Menschen gesunken ist. Allerdings hat meine Mutter mit 63 Jahren die Dialyse gebraucht – das liegt ja ungefähr in der Mitte der beiden Statistikwerte für den Verlust der Nierenfunktion. Wie kann ich wissen, ob ich Typ 2 habe, und alles später abläuft?

Andreas Aufgrund des persönlichen Verlaufs kann man nur spekulieren, welcher Typ vorliegt. Sicherheit bringt nur eine genetische Untersuchung.

Rosi Empfiehlst du das? Sollte man das generell untersuchen lassen? Zum Beispiel für die Entscheidung, ob eine Therapie mit Tolvaptan begonnen werden soll: Eine Userin von Facebook hat die bei ihr durchgeführte genetische Untersuchung einmal damit begründet.

Andreas Bestimmte Mutationstypen im Gen PKD1 sind assoziiert mit einer stark progressiven (also sehr schnell voranschreitenden) ADPKD-Erkrankung. Allerdings ist die Bestimmung des Nierenvolumens unter Berücksichtigung des Lebensalters ein gutes oder sogar ein besseres Maß, um die Prognose bei von ADPKD betroffenen Menschen abzuschätzen. Daher verzichte ich üblicherweise auf einen Gentest.

Rosi Wann macht dann eine solche genetische Untersuchung Sinn?

Andreas Diese ist nur in Einzelfällen sinnvoll. Die Untersuchung ist teuer; nach jeweiliger Rücksprache mit der Krankenkasse werden die Kosten der Untersuchung in einzelnen begründeten Fällen bezahlt. Die Untersuchung sagt aber wenig über den weiteren individuellen Verlauf der Krankheit aus. Ich empfehle die Untersuchung nur sehr selten: Bei unklaren Fällen, wenn beispielsweise ein potenzieller Lebendnierenspender unklare Nierenzysten hat oder als Vorbereitung bei einer Prä-Implantationsdiagnostik – davon später mehr.

2 Informationen über meine Erkrankung

2.1 Will ich wissen, ob ich von ADPKD betroffen bin?

Sohn Ich will nicht wissen, ob ich das geerbt habe! Wozu denn?

Rosi Ja, ich kenne deine Vogel-Strauß-Einstellung (Abbildung 2-1). Deine persönliche Entscheidung für Wissen oder Nichtwissen wollen ist dein gutes Recht! Ein Stück weit kann ich dich verstehen. Auch ich kenne das Gefühl, manchmal lieber nicht so genau wissen zu wollen, was auf mich zukommt.

Ganz allgemein ist es sicher wohltuend, deine mögliche Krankheit oft auszublenden und das Leben zu genießen. Andererseits hast du, solange du dich

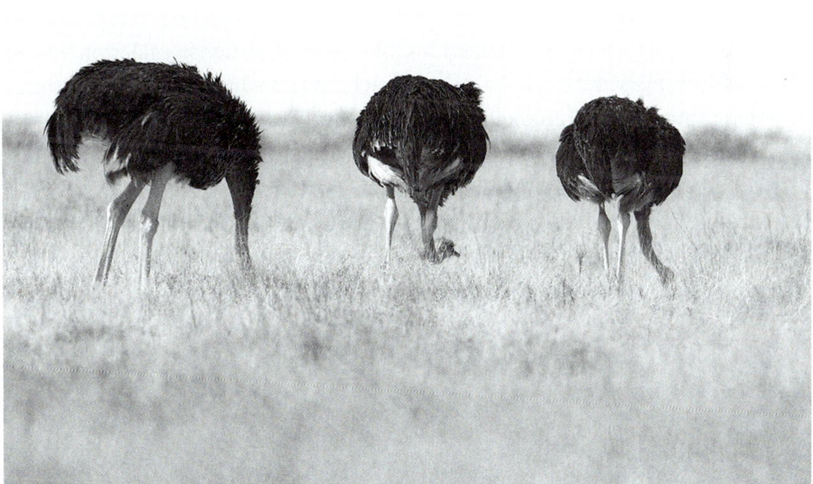

Abbildung 2-1: Manche möchten nicht wissen, ob sie eine Krankheit geerbt haben oder nicht; so wie der Vogel Strauß, der seinen Kopf in den Sand steckt.

nicht darauf untersuchen lässt, auch keine Möglichkeit einer Therapie. Das ist eben die Kehrseite davon, lieber nichts Näheres wissen zu wollen.

Tochter Ich will wissen, was mit mir los ist! Wo kann ich da hin?

Rosi Die Diagnose kann meist durch eine Ultraschalluntersuchung erfolgen. Am besten gehst du dafür zu einem Facharzt für Nierenkrankheiten (Nephrologen). Dort können bei Bedarf auch Blut- und Urinuntersuchungen stattfinden und vor allem, wenn ADPKD bei dir diagnostiziert werden sollte, ein Gespräch über den aktuellen Stand der Erkrankung, sowie über vorsorgliche und therapeutische Maßnahmen. Du solltest dir aber vorher gründlich überlegen, ob und wann du dich untersuchen lässt!

Tochter Warum soll ich denn da noch überlegen? Ich will das wissen!

Rosi Einen Moment noch. Es geht vorher noch darum, einige rechtliche Auswirkungen einer Diagnose zu bedenken.

Tochter Welche Auswirkungen sind das?

Rosi Es geht vor allem um Versicherungen: Eine Berufsunfähigkeitsversicherung ist nach einer Diagnose von ADPKD normalerweise nicht mehr zu bekommen. Ich habe auf dem Fragebogen für einen Antrag auf eine solche Versicherung gesehen, dass die Annahme für Träger von ADPKD definitiv ausgeschlossen war. Dort mussten alle in den letzten 5 Jahren erfolgten Diagnosen sowie Untersuchungen angegeben werden. Wer auf einem solchen Fragebogen bewusst lügt oder Erkrankungen weglässt, riskiert im Erkrankungsfall den kompletten Verlust des Versicherungsschutzes, sobald die Versicherung nachweisen kann, dass zum Antragszeitpunkt die Krankheit bereits bekannt war, was über Unterlagen der jeweiligen Krankenkasse nachvollziehbar ist. Andere Versicherungen, wie eine Risiko-Lebensversicherung, sind womöglich nur noch mit Ausschlüssen oder Risikozuschlägen zu bekommen, ebenso private Krankenversicherungen. Ich rate dir deshalb dringend, vor einer möglichen Diagnose solche Versicherungen abzuschließen, wenn du das geplant hat.

Tochter Muss ich dort auch angeben, dass du das hast? Dass ich das vielleicht geerbt haben könnte?

Rosi In dem Fragebogen, den ich in der Hand hatte, war nirgends davon die Rede, auch Erkrankungen in der Familie eintragen zu müssen. Das kann bei unterschiedlichen Versicherungen verschieden sein. Da gilt es, das jeweilige Formular genau durchzuschauen.

Tochter Wie ist das später bei einer Bewerbung? Müsste ich da angeben, wenn ich was hätte?

Rosi Grundsätzlich erstmal nicht. Ein Arbeitgeber kann Fragen nach Erkrankungen stellen. Als Bewerberin musst du dann nur auf solche Fragen antworten, wenn sie direkt mit deiner geplanten beruflichen Tätigkeit zusammenhängen, und du die Arbeit deshalb gar nicht ausführen könntest oder dürftest. Das wäre zum Beispiel der Fall, wenn jemand aufgrund einer Krankheit nur maximal 1 Stunde pro Tag stehen darf und sich für eine Arbeitsstelle bewirbt, bei der er die überwiegende Zeit des Tages im Stehen arbeiten müsste. Andere Krankheiten, die die angestrebte Tätigkeit nicht betreffen, könntest du dort ohne rechtliche Folgen verschweigen.

Sohn Was ist, wenn ich Lehrer werden will? Und Beamter? Wäre das noch möglich?

Rosi Ich denke, der Beruf als Lehrer wäre kein Problem. Allerdings kann bei den speziellen Fragebögen und Untersuchungen für eine Verbeamtung eine Diagnose von ADPKD ein Problem sein. Das entscheiden allerdings verschiedene Behörden. In manchen Bundesländern gilt die Regelung, dass man dann Beamter auf Lebenszeit trotz einer solchen Erkrankung werden kann, wenn die Prognose lautet, dass man voraussichtlich noch mindestens 10 Jahre arbeiten kann. Die Einschätzungen sind verschieden. Sicherer wäre auch in diesem Fall, solange du keine Symptome hast, mit der Untersuchung auf ADPKD lieber zu warten, bis du Beamter auf Lebenszeit bist. Alle Informationen, die danach neu dazukommen, spielen für diesen Status dann keine Rolle mehr.

Sohn Ich will erst einmal warten mit einer Untersuchung. Kann ich einfach alles laufen lassen wie bisher?

Rosi Das wäre zwar möglich, aber nicht sinnvoll. Einige allgemeine Tipps gibt es schon, um deine Nieren zu schützen und den Krankheitsverlauf zu verlangsamen, falls du da was haben solltest.

Sohn Was rätst du mir?

Rosi Es sind Ratschläge für verschiedene Lebensbereiche. Ganz allgemein gilt der Tipp, den ihr als Jugendliche regelmäßig zu allerlei Themen auf Lager hattet: Locker bleiben, nicht verkrampfen! Alles, was der Entspannung, Gelassenheit und der Gesundheit dient, tut auch den Nieren gut, egal, ob diese gesund sind oder irgendeine Erkrankung vorliegt.

Sohn Da haben wir dir ja genau das Richtige geraten mit dem „locker bleiben“, wenn du dich über uns aufgeregt hast. Alles nur für deine Gesundheit!

Rosi Gut für den Blutdruck war es bestimmt. Den solltet ihr ab und zu mal messen: Wenn ihr ohnehin beim Arzt seid oder selbst mit einem eigenen Messgerät.

Tochter Reicht das auch mal, wenn wir dich besuchen?

Rosi Solange die Blutdruckwerte im Rahmen sind, reichen Messungen alle paar Wochen. Dazu solltest du erst mindestens 3 Minuten ausgeruht haben, und dann im Sitzen messen.

Sohn Warum ist der Blutdruck so wichtig?

Andreas Ein erhöhter Blutdruck ist oft das erste Alarmzeichen bei ADPKD (Infobox 2-1). Außerdem fördert wiederum ein unbehandelter Bluthochdruck das weitere Zystenwachstum, eine fatale Wechselwirkung. Mit modernen Blutdruckmedikamenten kann ein zu hoher Blutdruck (Hypertonie) meist sehr gut eingestellt werden, damit die Nieren nicht dadurch zusätzlich geschädigt wer-

Infobox 2-1: Bluthochdruck (Hypertonie)

Medizinischer Parameter	Spezifische Beschreibung
Diagnose	Blutdruckmessgerät mit Oberarmmanschette
Ausprägung	Bei 60–70 % der von ADPKD Betroffenen
Spezielle Risikofaktoren	Rauchen Salzreiche Ernährung Übergewicht
Gefahren und Risiken	Stärkeres Zystenwachstum Stärkerer Rückgang der Nierenfunktion Schädigung von Gefäßen im ganzen Körper Höheres Risiko für Herzerkrankungen Höheres Risiko für Schlaganfall
Kontrollen	Durch den Hausarzt Bei Routinekontrollen der Nieren durch den Nephrologen
Maßnahmen	Gewichtsreduktion Häufige Bewegung im Alltag Vielseitige Ernährung mit wenig Salz Medikamente

den. Einige weitere Empfehlungen gibt es, und einige wenige Gebote und Verbote. Das sind genau die gleichen, die ich meinen Patienten im Stadium G1 bis G3 der ADPKD generell ans Herz lege.

Tochter Was kann ich vorsorglich tun?

Rosi Du tust schon einiges: Nicht zu rauchen ist wichtig. Das ist insgesamt gut für den ganzen Körper, also auch für deine Nieren.

Sohn Was ist mit Alkohol?

Andreas Die Dosis macht das Gift. Niemand muss vor lauter Vorsicht auf alle alkoholischen Getränke verzichten. Es sollte nur eben nicht besonders oft und nicht besonders viel sein. Ab und zu mal ein Bier oder ein Glas Wein sind schon in Ordnung, wenn nicht andere Gründe dagegensprechen.

Sohn Sind bestimmte Medikamente kritisch? Darf ich bei Zahnweh mal eine Schmerztablette nehmen?

Andreas Da ist Vorsicht geboten. Die Gruppe der NSAR-Medikamente (nichtsteroidale Antirheumatika) sollte komplett gemieden werden. Solche Mittel werden häufig verordnet, wenn neben der Schmerzlinderung eine entzündungshemmende Komponente gewünscht wird, vor allem nach Operationen. Mittel mit diesem Wirkstoff sind Ibuprofen, Acetylsalicylsäure (Aspirin) und Diclofenac, und einige weitere. Am besten sollte man jeweils im Beipackzettel nachschauen, und hellhörig werden, wenn von Entzündungshemmung die Rede ist.

Sohn Neulich nach einer Zerrung habe ich Voltarensalbe verwendet. Da steht als Bestandteil Diclofenac drauf. War das womöglich schädlich für meine Nieren?

Andreas Grundsätzlich empfehle ich auf solche Salben, welche NSAR enthalten, zu verzichten. Möglicherweise kommt ein Teil des Wirkstoffs bis ins Blut.

Tochter Geht auch mal eine Paracetamol, was ist mit Metamizol?

Andreas Ja, das ist beides in Ordnung.

Tochter Kann ich das einfach beim Arzt auch erfragen, ohne feststehende Diagnose?

Andreas Gute Idee! Natürlich kann jeder Arzt nachschauen, ob ein Medikament sich auf die Nieren auswirkt (Infobox 2-2). Die Information, dass Ihre Mutter eine eingeschränkte Nierenfunktion hat, und Sie diese möglicherweise geerbt haben, reicht als Begründung.

Rosi Was kann ich tun, wenn ich eine entzündungshemmende Wirkung erreichen will? Mir fallen dazu nur noch Quarkwickel ein. Das habe ich mal ausprobiert, und nach einigen Tagen konsequenter täglicher Anwendung gingen Reizungen einer Sehne am Knie und an der Schulter zurück. Empfiehlst du solche alten Hausmittel? Wie kommt eine solche Wirkung durch den Quark zustande?

Andreas Tatsächlich gibt es bei vielen Hausmitteln eine nachweisbare Wirkung. Beim Quark wirkt die darin enthaltene Milchsäure, indem sie dazu beiträgt, Entzündungsstoffe abzuleiten. Zudem kühlt der Quarkwickel ungefähr eine Stunde die damit behandelten Partien, bis er angetrocknet ist.

Auf dem Prinzip der Entzündungshemmung durch Kühlung wirken auch Salben und Gels, die Arnika, Menthol, Alkohol und Kampfer enthalten. Wer diese Stoffe verträgt, kann diese Methoden ausprobieren. Oft ist das eine sinnvolle Methode als Erstmaßnahme bei akuten Entzündungszuständen ohne offene Hautstellen.

Infobox 2-2: Nierenschädigende Medikamente

Parameter	Spezifische Beschreibung
Bedeutung	Auswirkung von Medikamenten auf die Nieren
Risiko	Schädigung der Nieren durch bestimmte Medikamente (nephrotoxische Medikamente)
Gefahr durch	Schmerzmittel der Gruppe nichtsteroidale Antirheumatika (NSAR) Kontrastmittel für CT-Untersuchung Vielzahl anderer Medikamente
Lokale Anwendung	Substanzen im Blut nachweisbar Auch Salben mit NSAR vermeiden
Alternative	Salben mit kühlender oder wärmender Wirkung Massagewirkung in Verbindung mit natürlichen Wirkstoffen
Naturheilmittel	Risiko je nach Wirkung und Wechselwirkungen Warnung: Wechselwirkung von Johanniskraut auf andere Medikamente
Dringender Rat	Rückfrage vor jeder Einnahme eines Medikaments beim Hausarzt, Apotheker oder Nephrologen

Sohn Muss ich beim Essen und Trinken was beachten, um meinen Nieren Gutes zu tun?

Andreas Da gilt vorsorglich der gleiche Rat wie für Nierenkranke der Stadien G1 bis G3: Eine möglichst ausgewogene und vollwertige Ernährung. Im Kapitel über die Ernährung ist das ausführlich dargestellt. Sie können alles essen – es kommt auf die Menge und Zusammensetzung über einen längeren Zeitraum an und soll schmecken. Jede Art von verkrampftem Blick auf Ernährungsratschläge bis hin zu einer Ernährungsobsession halte ich für schädlich und nutzlos.

Tochter Gibt es beim Sport Besonderes zu beachten?

Andreas Regelmäßige Bewegung, möglichst täglich, tut dem ganzen Körper und somit auch den Nieren gut. Da zählt alles mit: Der Fußweg zur Arbeit genauso wie die Fahrt zum Supermarkt mit dem Fahrrad. Dazu kommt Sport. Dieser soll Spaß machen, dann findet er auch regelmäßig statt. Auspowern, Austoben, zum Schwitzen und Schnaufen kommen, das fördert die Durchblutung aller Organe und ist gesund. Wer sich danach angenehm erschöpft fühlt und gut schläft, hat die richtige Dosis erreicht. Ein bisschen Vorsicht ist geboten bei Kontakt- und Kampfsportarten. Solche würde ich jedoch nicht vorsorglich schon aussparen, ohne zu wissen, ob überhaupt eine Einschränkung der Nierenfunktion vorliegt.

Tochter Ich mache gern Yoga. Ist das generell gut für Menschen mit größeren Nieren? Kann ich mit meiner Mutter gemeinsam üben?

Andreas Es kommt auf die einzelnen Übungen an, und darauf, wie groß die Nieren bereits sind. Am besten ist es, auch hier auf das Körpergefühl zu achten. Was einengt im Bauchraum, sollte gemieden werden. Wer nicht mehr auf dem Bauch liegen mag, lässt solche Haltungen besser weg, ebenso Bewegungsabläufe, die den Bauchraum sehr beanspruchen. Manche Übungen dienen speziell dazu, die Brust- und Bauchregion zu weiten. Gut tut, wobei sich Ihre Mutter gut fühlt.

2.2 Seit wann weißt du, dass du ADPKD hast?

Freundin Wann hast du gemerkt, dass du ADPKD hast?

Rosi Gemerkt – das klingt, als wenn ich ab einem bestimmten Zeitpunkt irgendwelche Schmerzen oder Beschwerden gehabt hätte. Fehlanzeige! Ich merke bis heute kaum etwas von meiner ADPKD. Zumindest nichts, was ich eindeutig meinen Nieren zuordnen kann. Manchmal Müdigkeit, ab und zu einmal Kreuzschmerzen, Kurzatmigkeit, wenn es bei einer Bergwanderung oder beim Radfahren grade steil bergauf geht. Das kann alles auch mangelnde Kondition, falsche Haltung am Schreibtisch oder auch einfach altersbedingt sein. Nur bei den regelmäßigen Untersuchungen ist aufgrund der Blutwerte deutlich sichtbar, dass die Funktion meiner Nieren inzwischen bei unter 40 % liegt.

Freundin Wie alt warst du, als du zum ersten Mal davon gehört hast, dass du das hast?

Rosi Festgestellt wurden einige Zysten an meinen Nieren erstmals bei einer Untersuchung wegen einer Nierenentzündung. Da war ich 18 Jahre alt, hatte Kreuzschmerzen, etwas rötlichen Urin, musste sehr oft Wasser lassen und war tagsüber sehr müde.

Freundin Sind das typische Beschwerden von ADPKD?

Rosi Nicht unbedingt. Das waren in dieser Situation die typischen Anzeichen der akuten Nierenentzündung. Ich kannte das nicht, hatte noch nie eine solche gehabt. Eine Bekannte, die bei einem Urologen arbeitete, klopfte, als sie von meinen Beschwerden hörte, meinem Rücken ab in der Gegend der Nieren und gab mir den dringenden Rat, gleich am nächsten Tag dort in die Praxis zur Untersuchung zu kommen.

Freundin Warst du dann krank, bist du daheim geblieben?

Rosi Nein. Das war mitten in den Sommerferien, ich war gerade in der zweiten Woche eines Ferienjobs, und ich wollte dort unbedingt weiterarbeiten – weil mir die Arbeit gefiel, und ich natürlich auch das Geld brauchen konnte, das ich dort verdient habe. Wäre ich daheim geblieben, hätte es eben keinen Verdienst gegeben. Und der war schon weitgehend für eine Urlaubswoche am Ende der Ferien verplant. Zeit für einen Arztbesuch oder gar zum Auskurieren hatte ich also eigentlich überhaupt nicht. Zum Arzt bin ich am nächsten Abend aber dann schon gegangen.

Freundin Kam deine Müdigkeit auch von der akuten Erkrankung?

Rosi Vermutlich ja. Allerdings musste ich für die Zugfahrt zum Arbeitsplatz sehr früh aufstehen und habe gedacht, ich bin deshalb so kaputt. Als Schülerin war ich solche langen Arbeitstage einfach auch nicht gewöhnt.

Freundin Hat man bei diesem Urologen auch deine ADPKD festgestellt?

Rosi Nein, von dieser Diagnose war noch nicht die Rede. Das Ultraschallbild zeigte deutlich mehrere Zysten an beiden Nieren. Der Urologe erklärte mir, das sei nicht schlimm. Viele Menschen hätten Zysten an den Nieren und an anderen Organen und wüssten überhaupt nichts davon, und diese Nierenzysten beeinträchtigten nicht die Funktion der Nieren. Ich solle reichlich trinken, alles worauf ich Lust hätte. Nach einem Urin- und Bluttest werde die akute Entzündung behandelt und in ein paar Tagen werde dann alles wieder gut.

Freundin Sind solche einzelnen Nierenzysten das gleiche wie Zystennieren?

Andreas Nein! Das sind zwei völlig verschiedene Krankheiten! Zystennieren, korrekt ist wie beschrieben die Bezeichnung autosomal-dominante polyzystische Nierenerkrankung ADPKD, sind verursacht durch eine krankmachende Mutation im Gen PKD1 und PKD2. Die Erkrankung ist multisystemisch, da mehrere Organe betroffen sind, wenn auch am auffälligsten die Nieren. Nierenzysten hingegen sind einzelne Zysten in den Nieren, ein Phänomen, das sehr häufig vorkommt und oft harmlos ist.

Rosi Dieser Urologe hat damals mir gegenüber die beiden verschiedenen Krankheiten Zystennieren und Nierenzysten in einen Topf geworfen, mir also eine falsche Auskunft gegeben.

Freundin Wenn im Kindes- oder Jugendalter keine Zysten sichtbar sind, kann man dann davon ausgehen, dass dieses Kind die Krankheit nicht geerbt hat?

Andreas Leider noch nicht. Ein sicherer Ausschluss der Erkrankung ADPKD ist erst im späteren Jugendalter möglich.

Freundin Seit wann weißt du, dass du eben doch ADPKD hast?

Rosi Das habe ich erst viele Jahre später erfahren. Erst einmal hatte ich damals meine akute Nierenentzündung nach einer Woche überstanden, weiterhin auf warme Füße geachtet und nasse Badesachen sofort ausgezogen, weil das die weiteren Ratschläge des Arztes waren zur Vorbeugung gegen Blasen- und Nierenentzündungen, und so viel getrunken, wie ich Durst hatte.

Freundin Wann wurde dann zum ersten Mal definitiv die Diagnose ADPKD gestellt?

Rosi Erst ungefähr 30 Jahre später, bei einer Ultraschalluntersuchung meiner Allgemeinärztin. Mir wurde bis dahin regelmäßig gesagt, meine einzelnen großen Zysten, die beim Ultraschall überwiegend an den Außenseiten der Nieren zu sehen waren, seien nicht bedrohlich. Das seien nur einfache Nierenzysten und das sei lange nicht so gravierend. Die falsche Information zog sich also jahrzehntelang weiter.

Tochter Mama, wie war das dann, als deine Mutter starb? Sie hatte doch was mit den Nieren?

Rosi Ja. Da war ich 24 Jahre alt, und da habe ich den Begriff Zystennieren zum ersten Mal gehört. Meine Mutter war sehr oft müde, als ich noch zu Hause gewohnt habe. Für mich war es einfach normaler Alltag, dass sie sich nach dem Mittagessen eine Weile hingelegt hatte und ich 1–2 Stunden leise sein sollte. Da war ich entweder an den Hausaufgaben, habe gelesen oder war unterwegs. Ich habe mir dabei weiter nichts gedacht, sondern das hauptsächlich mit dem Alter meiner Mutter in Verbindung gesehen. Sie hatte mich erst im Alter von 38 Jahren zur Welt gebracht, das war in den 1960er Jahre ungewöhnlich spät. Die meisten Mütter meiner Freundinnen waren mindestens 10 Jahre jünger als sie.

Sohn War unsere Großmutter in ihren letzten Lebensjahren öfter krank?

Rosi Daran erinnere ich mich nicht mehr so genau. Ich bin mit 19 Jahren zum Studium von daheim ausgezogen. Alle paar Tage habe ich mit meiner Mutter telefoniert und jeweils nach mehreren Wochen bin ich zu Besuch daheim gewesen. Da waren manchmal verschiedene Arztbesuche ein Thema, aber nichts, was mir besondere Sorgen gemacht hat. Sie war allein. Öfter war ihr Thema, dass sie sich nach meinem Auszug einsam fühlte und sich sehr freute, wenn ich aufgetaucht bin. Von Krankheiten hat sie nicht viel gesprochen.

Tochter Auf euren Hochzeitsfotos sieht man deine Mama. Schön, dass sie dabei war! Sie sieht da so glücklich aus. Aber einmal hat sie einen Stock in der Hand. Wie ging es ihr da?

Rosi Da hatte sie ein paar Wochen vorher Probleme mit einer Hüfte gehabt, das wurde bald wieder besser. Sie hat ab und zu erzählt, dass sie alle 3 Monate zur Blutkontrolle muss. Den Grund dafür wusste ich nicht. Ich glaube, sie wusste das selbst auch nicht so genau. Das war bei einer Allgemeinärztin.

Sohn Warum bei einer Allgemeinärztin? Gab es damals nicht auch schon Fachärzte für Nierenkrankheiten? Wäre eine Betreuung durch einen Nephrologen besser gewesen?

Andreas Die Nephrologie als eigenständige Fachrichtung gibt es seit den 1960er Jahren.

Rosi Von einem solchen Facharzt war von meiner Mutter aus nie die Rede. Vermutlich, weil es in unserer Kleinstadt keinen Nephrologen gab, das ist bis heute so. Ohne Auto wäre sie zu einem solchen Facharzt in eine größere Stadt nur umständlich gekommen. Womöglich hat allerdings diese Allgemeinärztin eine solche Überweisung nicht für nötig gehalten, weil es an Diagnose und Maßnahmen nicht viel geändert hätte. Meine Mutter war nicht der Typ, die ihre Ärzte viel gefragt hat. Sie war insgesamt eher zurückhaltend und hat geglaubt, was man ihr erzählt hat, ohne die Dinge zu hinterfragen.

Sohn Und wann wurde das schlimmer?

Rosi Das war erst in den letzten paar Wochen vor ihrem Tod der Fall. Plötzlich habe ich an einem Dienstag Ende November erfahren, dass sie im Krankenhaus ist. Da bin ich unter der Woche hingefahren, in unsere Heimatstadt. Ich erinnere mich noch, dass sie nicht Wasser lassen konnte, aber das Gefühl hatte, sie muss. Die Krankenschwester hat am Waschbecken das Wasser laufen lassen, um den entsprechenden Reflex zu fördern, und dann ging es. Von weiteren gravierenden Problemen war nicht die Rede. Ich bin ziemlich erschrocken, als ich dann am Donnerstag erfahren habe, dass sie in eine größere Klinik verlegt wird, wo sie bereits am Freitag erstmals zur Dialyse kam.

Sohn Da hast du dir bestimmt Sorgen gemacht?

Rosi Ja klar. Ich wusste schon, was Dialyse bedeutet, und dass man da jede Woche mehrere Male ins Krankenhaus muss. In dem großen Klinikum wurde ich aber am Freitag beruhigt, dass damit ihre Krankheitssymptome zurückgehen müssten und dass sie diesen ersten Termin gut überstanden habe. Auch jetzt war von gefährlichen Umständen noch keine Rede, auch nicht von Begleitkrankheiten und Gefahren.

Sohn Wie ging es dann weiter?

Rosi Am Sonntag sind wir das nächste Mal dorthin gefahren. Da haben wir sie allerdings dort auf der Station nicht angetroffen. Uns wurde dann gesagt, sie sei auf der Intensivstation, nach einem nächtlichen Herzinfarkt – das war natürlich wieder ein großer Schreck! Auf der Suche nach ihr sind wir zunächst einer Krankenschwester begegnet, die wieder freundlich, einfühlsam und beruhigend mit uns geredet hat. Es ging meiner Mutter schon wieder relativ gut, der Blutdruck sei sehr hoch gewesen und der Herzinfarkt in einem begrenzten Bereich. Sie werde sich davon bald wieder erholen.

Tochter Wirkte deine Mutter auch so optimistisch? War sie noch an Überwachungsmonitore angeschlossen?

Rosi Die Geräte zur Überwachung waren schon da. Das fand ich allerdings eher beruhigend, weil dann ja schnell jemand kommt, wenn das Gerät Alarm schlägt. Sie saß dabei aber fröhlich in ihrem Bett, und redete gleich davon, dass sie, wenn die Krankenschwester dabei sei, schon wieder ein bisschen aufstehen dürfe. An ihrem Geburtstag wollte sie auf jeden Fall wieder daheim sein – 9 Tage später. Wir haben uns gefreut, dass es ihr anscheinend recht wohl war, haben ein bisschen relativiert wegen ihres Geburtstags, und gemeinsam gehofft, dass es, wenn das knapp wird, sonst eben bis Weihnachten mit dem Nachhause gehen bestimmt klappen würde.

Tochter Wie war das mit Essen und Trinken?

Rosi Sie erzählte, dass sie normale Kost bekommt. Direkt als wir noch dort waren, wurde tatsächlich schon das Abendessen gebracht, und sie freute sich sehr über den kalten Braten. Solche Leckereien gab es bei uns nicht so oft, und erklärte sehr überzeugt: „Seht ihr, das ist doch bestimmt keine Schonkost!“.

Sohn Aber dann ist nochmal was mit dem Herz passiert?

Rosi Das weiß niemand so genau. Am Montag hatte sie wieder Dialysetermin und war danach zurück auf der Station und bekam Mittagessen. Nachmittags dann ist sie während der ärztlichen Visite kollabiert. Ich wurde am Arbeitsplatz angerufen und bin gleich losgefahren. Als ich nach über einer Stunde dort angekommen war, wurde ich zu ihr geführt. Da waren schon die Überwachungsmonitore weg. Alle Versuche, sie wiederzubeleben, waren erfolglos geblieben. Sie war gestorben.

Tochter Das war bestimmt ein Schock!

Rosi Ja, klar. Ich konnte es erst gar nicht glauben, sie sah aus wie am Tag davor – als wenn sie einfach nur schlafen würde.

Sohn Hatte deine Mutter denn Angst, bald an ihrer Krankheit zu sterben?

Rosi Wohl kaum. Es hat niemand damit gerechnet, dass das so schnell so schlimm wird. Auch von einem Risiko für ihr Herz war mir gegenüber nie die

Rede gewesen. Uns hat das ein bisschen getröstet. Bei vielen anderen Krankheiten haben die Patienten ja wochen- und monatelang Schmerzen und immer die Angst, wann und wie es mit ihnen zu Ende geht. Zumindest diese Angst ist meiner Mutter vermutlich weitgehend erspart geblieben.

Sohn Hätte man da was anders machen können, ist bei ihrer Behandlung etwas schiefgelaufen, sind Fehler passiert?

Rosi Hm. Hinterher ist das immer schwierig zu beurteilen. Wer womöglich wann was anders hätte machen sollen, kann ich nicht sagen.

Tochter Aber wie ist das bei dir? Du hast ja die gleiche Krankheit! Mach bloß nicht auch so einen Mist, wir wollen dich noch lange haben!

Rosi Das habe ich nicht vor! Ich hoffe sehr, dass das bei mir besser läuft. Schließlich weiß man heute, über 30 Jahre später, viel mehr über diese Krankheit und ihre Begleiterscheinungen, und einige vorsorgliche Kontrollen und Maßnahmen helfen normalerweise, dass Patienten mit ADPKD eine ähnliche durchschnittliche Lebensdauer haben wie Menschen ohne diese Krankheit.

Sohn Was sind das für Kontrollen, welche Maßnahmen meinst du?

Rosi Bei Kontrollen meine ich als erstes die regelmäßige Überprüfung des Blutdrucks. Erhöhter Blutdruck ist oft ein erstes Zeichen von ADPKD, und gleichzeitig wird durch einen zu hohen Blutdruck wiederum das Wachstum der vorhandenen Zysten beschleunigt – ein Teufelskreis. Regelmäßige Kontrollen und, sobald der Blutdruck als zu hoch eingestuft wird, eine rechtzeitige Behandlung mit Medikamenten können viel dazu beitragen, dass die ADPKD länger wenig Probleme verursachen.

Tochter Was kannst du sonst tun, damit du möglichst lange relativ gesund bleibst?

Rosi Die weiteren Empfehlungen sind, sich gesund zu ernähren, und reichlich zu trinken, jedoch wenig Alkohol. Außerdem, ich habe euch ja davon erzählt, nehme ich seit einiger Zeit das Medikament mit dem Wirkstoff Tolvaptan, das in der Zulassungsstudie den Rückgang der Nierenfunktion um durchschnittlich etwa 30 % verlangsamt hat. Da hoffe ich eben das Beste – nämlich, dass es bei mir mindestens so gut wirkt wie im Durchschnitt.

Sohn Was ist, wenn deine Nieren nicht mehr genug filtern? Sollte man die Dialyse so lange wie möglich hinauszögern, ist das gefährlich?

Andreas Die Vorbereitung zur Dialyse sollte beginnen, wenn die Blutwerte es anzeigen und gleichzeitig der Allgemeinzustand sich so entwickelt, dass mit hoher Wahrscheinlichkeit durch regelmäßige Dialysetermine eine Besserung des Befindens eintritt. Deshalb spreche ich die Patienten zeitig darauf an, und erkläre ab einem Blutwert der GFR, dem Wert für die Nierenfunktion, von etwa 20 ml/min/1,73 m^2 auch die Möglichkeit einer Organspende aus dem Verwandten- und Freundeskreis.

Wenn ein Spenderorgan zunächst nicht in Aussicht ist, wird als Vorbereitung mit einer kleinen Operation ein Shunt gelegt. Eine solche Dialysevorbereitung beginne ich bei einer GFR von um die 10 ml/min/1,73 m^2. Ausführlicher ist das im Kapitel über Dialyse beschrieben (Kap. 9). Danach sollten wenigstens noch einige Wochen oder besser Monate vergehen, der Shunt soll „reifen" können, um dann bei Bedarf mit der Dialyse anfangen zu können.

Tochter Ist das gefährlich?

Andreas Ein gewisses Risiko besteht bei jeder Operation. Durch strenge Hygiene und standardisierte Abläufe halten wir mögliche Probleme so klein wie möglich. Natürlich bekommen alle unsere Patienten für die Zeit zwischen ihren Terminen außerdem eine 24-Stunden-Notrufnummer und werden aufgefordert, bei Unsicherheiten lieber einmal mehr als weniger anzurufen.

Sohn Wie lange kann man damit leben? Ist die Lebenserwartung geringer?

Andreas Mit Dialyse kann man viele Jahre und auch Jahrzehnte weiterleben.

Tochter Aber dann ist man doch immer kaputt und ausgelaugt?

Andreas Nicht unbedingt, das ist ganz verschieden. Ich habe viele Patienten, die sich nach ihren 4 Stunden Dialyse und der Heimfahrt gern eine Weile hinlegen. Oft kommen die Patienten ja von außerhalb und fahren auch noch einige Zeit bis zur Klinik und wieder nach Hause. Andererseits gibt es tatsächlich derzeit bei uns eine Patientin, die kommt mit dem Fahrrad zu den meisten ihrer Dialysetermine und fühlt sich viel besser, seit ihr Blut dreimal wöchentlich durch eine Maschine gefiltert wird.

Sohn Um wie viel besser als vorher ist denn dann die Filterquote?

Andreas Vor Dialysebeginn liegt der Blutwert GFR, der ungefähr die prozentuale Filterleistung der Nieren ausdrückt, oft bei unter 10 %. Mit einer dreimal wöchentlich stattfindenden, gut funktionierenden Dialyse können wieder Werte bis 15 % erreicht werden.

Tochter Kein Wunder, dass man sich damit wieder besser fühlt! Wie ist das mit Reisen? Wenn du irgendwann regelmäßig Dialyse brauchst, kannst du uns trotzdem noch für ein paar Tage besuchen?

Rosi Mit ein bisschen Vorbereitung schon. Das wird vielleicht nicht gleich innerhalb der ersten Wochen passen, danach aber hoffentlich schon wieder. Ein oder auch zwei Tage liegen ja ohnehin zwischen den Dialyseterminen.

Andreas Viele Kliniken und Praxen, die Dialysestationen betreiben, bieten auch einige Plätze für Urlaubsdialyse an. Mit ein bisschen Recherche und Voranmeldung sind Urlaube also in vielen Gegenden wieder möglich.

2.3 Wem sage ich wie viel?

Freundin Wie viel sagst du deinen Mitmenschen, wer weiß von deiner Krankheit?

Rosi Nur ganz wenige wissen davon. Mein Mann und meine Kinder gehören dazu, von der Verwandtschaft nur eine Schwägerin. Außer dir wissen nur noch wenige sehr enge Freunde und Freundinnen von meiner Krankheit.

Freundin Warum? Ich kenne dich als offenen Menschen, wieso diese Geheimniskrämerei?

Rosi Das hat mehrere Gründe: Ich will meine Mitmenschen nicht dauernd daran erinnern, dass ich eine chronische Krankheit habe. Und damit auch mich nicht. Besonders, weil ich ja noch kaum Symptome spüre. Wer davon weiß, hat womöglich Angst um mich, und damit unter Umständen auch davor, selbst irgendwelche Krankheiten zu bekommen. Das will ich so wenig wie möglich verursachen. Wenn ich Hilfe oder Rücksichtsnahme brauche, weil es bei einer Wanderung oder Radtour steil bergauf geht, dann bitte ich darum – und zwar ohne Hinweis auf die Nieren, eher mit dem augenzwinkernden Hinweis, dass ich nicht mehr 30 Jahre alt bin. Das reicht, mehr Mitleid will ich nicht!

Freundin Wie hältst du das deinen erwachsenen Kindern gegenüber?

Rosi Die Kinder wissen, was ich habe und dass sie das geerbt haben könnten. Bisher haben sich alle dafür entschieden, sich noch nicht untersuchen zu lassen. Ein paar Vorsichtsmaßnahmen zum Schutz der Nieren habe ich ihnen erklärt und diese befolgen sie auch, um die Nieren nicht zu schädigen, falls sie von der Krankheit betroffen wären. Ansonsten bin ich froh, dass sie ihr Leben positiv sehen und sich nicht zu sehr von einer möglichen Krankheit beeinflussen lassen. Das ist auch ein Grund, warum ich möglichst wenig darüber rede. Ich will sie nicht laufend daran erinnern, dass da was sein könnte.

Freundin Wie fühlst du dich mit deiner Krankheit, wie beeinflusst sie deinen Alltag?

Rosi Bisher merke ich kaum etwas davon, denke auch manchmal nur wenig daran. Bei einigen Zipperlein weiß ich schlicht nicht, ob sie mit den wachsenden Nieren zu tun haben. Kreuzschmerzen am Nachmittag eines Tages am Schreibtisch können ja auch einfach nur von der Körperhaltung kommen.

Freundin Ich kenne dich als fröhlichen, positiven Menschen. Siehst du dich auch so?

Rosi Meistens. Mir ist wichtig, Krankheiten nicht als Dauerthema im Alltag zu haben, egal ob es nun um meine oder um die von anderen Menschen geht. Zumal mir sehr bewusst ist, dass es schlimmere Krankheiten gibt, insbesondere akutere und bedrohlichere, unter denen andere Menschen leiden. Mich zieht das runter. Ich will nicht dauernd mit mitleidigem Blick danach gefragt werden, sondern lieber über erfreulichere Themen sprechen, als aktiver und positiver Mensch, und mit Freunden und Verwandten das Leben genießen.

Freundin Oje. Ich dachte, es tut dir gut, wenn ich ab und zu frage, wie es dir geht?

Rosi Ja, doch, das ist schon gut. Ab und zu. Wenn du oder jemand anders aus ehrlichem Interesse danach fragt und ich kurz über stabile Werte oder eben auch über Veränderungen sprechen kann, ist das in Ordnung. Danach wechsle ich gern das Thema und genieße lieber wieder andere Gespräche, höre dir zu, wenn du von Urlauben und Enkelkindern erzählst und freue mich am Leben.

Freundin Wenn du jemanden zum Reden brauchst, dann meldest du dich aber bei mir?

Rosi Mache ich, versprochen. Allerdings habe ich für spezielle Fragen und Themen im Zusammenhang mit meiner Krankheit ja zusätzlich die Ansprechpersonen auf inzwischen drei Gruppen auf Facebook, zwei davon in Deutschland und die internationale Gruppe, und auch live in den Patientenvereinen in Deutschland und in der Schweiz. Dort kann ich andere Betroffene nach Erfahrungen und Einschätzungen fragen, ohne in meinem direkten Verwandten- und Freundeskreis jemandem auf die Nerven zu fallen und jemanden unnötig zu ängstigen. Wenn ich vom Thema genug habe, gehe ich offline.

Freundin Du hast von Erfahrungsaustausch und Gruppen auf Facebook schon erzählt. Aber das sind dann ja viel mehr Menschen, die Bescheid wissen?

Rosi Da benutze ich generell meinen Fantasienamen, den ich mir seit den ersten Netzrecherchen zugelegt habe. Es klingt ein bisschen übervorsichtig, erhält mir aber eine Anonymität, die mir im Netz sehr wichtig ist, weil dort ja ein einmal gespeicherter Eintrag kaum noch vollständig zu löschen ist.

Freundin Du hast erzählt, dass du zum Erfahrungsaustausch auch in Patientengruppen in Deutschland und der Schweiz unterwegs bist. Kennen diese Menschen deinen richtigen Namen?

Rosi Nein, auch dort begleitet mich mein Fantasiename. Ich werde ganz selbstverständlich überall mit Rosi angesprochen und reagiere darauf. Bei diesen Treffen wüsste ich sonst nie, wer irgendwann von wem etwas über meine Krankheit erfährt, und hoffe, mit dieser Methode das Risiko möglichst klein zu halten.

Tochter Hast du inzwischen an deinem Arbeitsplatz davon erzählt?

Rosi Fast nichts. Das ist der andere Grund für meine große Vorsicht mit dieser Information. Ich bin seit Jahrzehnten im Personalwesen tätig und habe öfter die Erfahrung gemacht, dass Menschen mit einer Krankheit, oder auch mit einer Einschränkung, aus der sich möglicherweise irgendwann eine Krankheit mit Problemen am Arbeitsplatz und häufigeren Fehlzeiten entwickelt, anders behandelt werden. In konjunkturell guten Zeiten kann das eine geringere Chance auf Einstellung sein, oder auch Nachteile bei Fortbildungen und Beförderungen. Wenn die wirtschaftliche Lage schwierig ist, geht das Risiko bis zu möglichen Kündigungen aus vorgeschobenen anderen Gründen, um als Firma nicht womöglich für einen kranken Arbeitnehmer höhere Kosten im Betrieb zu haben. Zu einer Kollegin am zentralen Empfang der Firma habe ich einen guten Draht, und das ist auch die Stelle, an der ich auf dem Weg zum WC immer vorbeikomme. Als ich mich Anfang 2016 zur Therapie mit Tolvaptan entschlossen habe, und wusste, dass meine häufigeren Wege zum WC und meine höhere Trinkmenge ihr als erstes auffallen könnten, habe ich dieser Kollegin erzählt, dass ich vorsorglich ein Medikament für die Nieren nehme. Und dass die bekannte Wirkung dieses Mittels eine erhöhte Trinkmenge ist, wodurch ich auch häufiger zum WC muss.

Außerdem habe ich darauf hingewiesen, dass ich im Geldbeutel einen Notfallausweis trage. Falls mal was sein sollte, solle sie diese Information weitergeben. Ich wusste nicht, wie ich auf den Wirkstoff reagiere. In den Erfahrungsgruppen war teils von Blutdruckschwankungen und Schwindel die Rede. Deshalb wollte ich, dass in einem Notfall wenigstens eine Person Bescheid weiß.

Tochter Wie hat die Kollegin darauf reagiert?

Rosi Etwas erschreckt. Sie sah so aus, als hätte sie Angst, dass ich gleich neben ihr umkippe. Ich habe noch einmal sehr deutlich gemacht, dass höchstwahrscheinlich alles weiterhin ganz normal laufen wird und das Thema nie wieder angesprochen. Die einzige Auswirkung, die sie regelmäßig gemerkt hat, wenn ihr das denn überhaupt aufgefallen ist, war eben mein häufigeres Vorbeikommen an ihrem Schreibtisch.

Freundin Würdest du das wieder so handhaben?

Rosi Nicht ganz. Eine Information finde ich schon sinnvoll, besonders, wenn ich damit rechne, dass meine häufigeren Wege zum WC mit hoher Wahrscheinlichkeit auffallen. Jedoch eher mit noch weniger Details. Bei der Nachfolgerin dieser Kollegin war ich mit Informationen deutlich sparsamer. Da habe ich nur noch von einem Medikament erzählt, das mit dem Blutdruck zu tun hat. Das stimmt ja im weitesten Sinn. Außerdem habe ich von meinem erhöhten Flüssigkeitsbedarf erzählt. Die Nieren und auch den Notfallausweis habe ich nicht mehr erwähnt.

Freundin Weiß sonst noch jemand in der Firma davon?

Rosi Ein bisschen. Eine andere Kollegin, mit der ich mehrfach Skifahren war und auch schon auf einer mehrtägigen Städtereise, habe ich ebenfalls mit der Schmalspurinfo meines erhöhten Wasserbedarfs und des Notfallausweises versorgt. Einfach vorsichtshalber, damit sie nach einem Skiunfall jemanden darauf hinweisen könnte.

Freundin Und deine Vorgesetzten?

Rosi Da wollte ich eigentlich einfach schweigen. Schließlich bin ich als Arbeitnehmerin nicht verpflichtet, auf eine Krankheit hinzuweisen, die keine nennenswerten Auswirkungen auf meine Arbeit hat. Je weniger Personen davon wissen, desto besser. Das hat auch funktioniert, bis einige Monate nach Beginn der Einnahme von Tolvaptan meiner Chefin aufgefallen ist, dass ich öfter auf WC gehe. Meine Vermutung ist allerdings, dass sie das nicht selbst gemerkt hat. Ihre Bürotür ist normalerweise geschlossen, wir begegnen uns vielleicht so 2- bis 3-mal täglich. Ich denke eher, dass ihr das zugetragen wurde. Es gibt eine Kollegin, nur zwei Büros von mir entfernt, die allgemein sehr genau darauf achtet, was andere tun oder nicht tun, auch wenn es sie eigentlich nichts angeht.

Freundin Hat deine Chefin dich darauf angesprochen?

Rosi Ja. Nach vier Monaten der Tolvaptaneinnahme, so halb nebenbei. Es ging um meine Erreichbarkeit im Büro. Aufgrund meiner Arbeit bin ich öfter im Betrieb zu den Mitarbeitern und Projektleitern unterwegs. Meine WC-Wege lege ich fast immer so, dass ich gleichzeitig dienstliche Unterlagen in der Hand habe, damit meine Frequenz nicht auffällt.

Freundin Wie hast du reagiert?

Rosi Erst gar nicht. Ich war bei diesem Gespräch erst völlig perplex und habe zu diesem Thema nichts gesagt. Danach hatte ich zwei Wochen Angst, ob das irgendwelche Konsequenzen haben wird. Allerdings blieb mir diese Zeit auch zum Überlegen, es waren Schulferien, und meine Chefin hatte ohnehin Urlaub. Danach habe ich sie dann selbst nochmal darauf angesprochen. Das Thema war ihr etwas peinlich.

Da habe ich, wie zuvor meiner netten Skifahr-Kollegin gegenüber, ebenfalls deutlich gemacht, dass ich mich gesund fühle und keinerlei Einschränkungen habe. Ich habe auch der Chefin gegenüber auf das vorsorgliche Medikament hingewiesen, das mit dem Blutdruck zu tun hat, und meine Trinkmenge von vier bis fünf Liter täglich erwähnt. Über diese Flüssigkeitsmenge ist sie ein bisschen erschrocken. Inzwischen trinke ich eher sechs bis acht Liter täglich. Das wollte ich nicht so genau erzählen. Aus meiner Vermutung heraus, dass der Hinweis auf meine häufigeren WC-Wege von einer bestimmten Kollegin gekommen sein könnte, habe ich explizit darum gebeten, dass sie, falls Rückfragen von anderen Mitarbeitern kommen sollten, deutlich machen möge, dass sie von meiner höheren Trinkmenge weiß und dass dies einen medizinischen Grund hat.

Freundin Was hat sie dazu gesagt?

Rosi Sie hat das eher runtergespielt und etwas verwirrt geantwortet „jaja, medizinische Gründe“. Ich hatte den Eindruck, dass das Thema damit vom Tisch ist. Von ihr kam dann auch knapp zwei Jahre keine Bemerkung mehr zum Thema. Erst dann wurden meine vermehrten WC-Gänge bei einem Gespräch wieder kurz erwähnt; das habe ich einfach ignoriert.

Freundin Ist seither anderen Kollegen etwas aufgefallen?

Rosi Ja. Der Geschäftsführer, mit dem ich regelmäßig zu tun habe, hat einen Schlüssel zu meinem Büro. Die Tür sollte wegen der Personalunterlagen immer abgeschlossen sein, wenn ich nicht da bin, deshalb hat er den Schlüssel dabei, wenn er in Personalakten etwas nachschauen will. Ein paar Wochen nach dem ersten Gespräch mit meiner Chefin hat er mal, als er wieder rausging, zugeschlossen. Ich habe „Halt" gerufen, er schloss wieder auf, und sagte „damit du mal da bleibst". Er fand sich wohl ziemlich witzig dabei.

Freundin Und dann? Wie hast du reagiert?

Rosi Nach der vorherigen Erfahrung mit meiner Chefin habe ich mich diesmal zu einer schnelleren Klärung entschlossen. Ich bin nach dieser Episode schon 2 Stunden später zu ihm ins Büro gegangen, habe um ein paar Minuten Zeit gebeten und das Thema angesprochen. Er spielte das Vorkommnis runter und bezeichnete das Ganze als Scherz. Ich habe sehr deutlich gemacht, dass das für mich kein Scherz war, sondern dass ihm offensichtlich aufgefallen sei, dass ich öfter draußen bin. Dann habe ich die gleiche knappe medizinische Erklärung geliefert wie bei meiner Chefin. Außerdem schließe ich seit einiger Zeit einfach nicht mehr jedes Mal ab, wenn ich nur kurz rausgehe, damit man meinen Schlüssel nicht so oft hört.

Freundin Was sagte dein Chef?

Rosi Er hat das Thema eher abgewehrt. Er wolle nicht meine ganze Krankheitsgeschichte erfahren. Das hatte ich auch nicht vor. Seitdem ist das Thema erledigt und ich bin sehr erleichtert, dass dieses kleine Stück Offenheit zur Klärung beigetragen hat.

Freundin Was rätst du nach deinen Erfahrungen anderen Betroffenen zum Verhalten am Arbeitsplatz?

Rosi Ich rate zu einer kleinen Offenheit. Solange ich gar nichts gesagt habe, habe ich womöglich Raum für wilde Spekulationen gegeben. Es könnte ja sein, dass ich mich stündlich verstecke, weil ich irgendwelche Suchtprobleme habe oder jedes Mal 5 Minuten schlafe. Das ist mir erst bewusst geworden, als ich darauf angesprochen worden bin. Weitere Informationen sind in der Berufswelt meiner Ansicht nach nicht nötig und nicht sinnvoll. Ganz anders wäre das, wenn ich im öffentlichen Dienst wäre oder aus anderen Gründen einen umfassenden Kündigungsschutz hätte, wie in Deutschland bei einem anerkannten Grad der Erwerbsminderung von mindestens 50 %. Ohne einen solchen Schutz bleibe ich lieber bei weitgehendem Schweigen.

Freundin Wie wäre das in der Firma, wenn du mal eine Kur brauchst?

Rosi Das Thema steht tatsächlich im Raum: Ich habe eine medizinische Reha beantragt, und zwar mit Hilfe der vom deutschen Selbsthilfeverein PKD e.V. zur Verfügung stehenden Liste geeigneter Kliniken und der Tipps auf den Vereinsseiten für einen erfolgreichen Antrag. Beratung erhielt ich auch durch das vom Patientenverband Niere e.V. zur Verfügung stehende Nierentelefon, über das ich mich mehrfach beraten lassen konnte. Die Reha ist inzwischen genehmigt worden. Das muss ich dem Arbeitgeber mitteilen, damit im Betrieb die Vertretung für meine Aufgaben geregelt werden kann. Auch dabei brauche ich in der Firma jedoch nichts Weiteres über die Gründe zu sagen. Allerdings steht auf einem Bewilligungsbescheid für eine Reha oder auf der Krankmeldung der Name der Klinik – das lässt unter Umständen Rückschlüsse beim Arbeitgeber zu.

Freundin Damit ist dein Geheimnis ja dann gelüftet?

Rosi Nicht unbedingt. Es gibt viele interdisziplinäre Kliniken, in denen Krankheiten verschiedener Organsysteme therapiert werden. Ich werde in eine Klinik direkt an der Ostsee fahren, in der mehrere Behandlungsbereiche zusammentreffen, darunter Nephrologie, Orthopädie und Kardiologie, und wo zudem das milde Reizklima meine Abwehr stärken soll. Dadurch kann ich beiläufig einen Hinweis auf meine mehrfachen Erkältungen geben, bei denen meine Bronchien betroffen waren, und auf meine ebenfalls bekannten Probleme mit Halswirbelsäule und Rücken. Näheres über die von mir tatsächlich in Anspruch genommenen Fachbereiche vor Ort erfährt der Arbeitgeber ja nicht.

2.4 Wie sag ich's meinem Kind?

2.4.1 Theorie und Praxis

Freundin Rosi, wann ist nach deiner Einschätzung der richtige Zeitpunkt, um mit Kindern über die ADPKD zu reden?

Rosi Das hängt von mehreren Faktoren ab. Solange ich selbst keine Symptome und Einschränkungen habe, und auch das Kind nicht, würde ich erstmal zuwarten. Wenn jedoch die Eltern Symptome haben, dann spüren viele Kinder, dass mit Mama oder Papa irgendetwas nicht stimmt und haben Angst. Das können vielerlei Ängste sein, allen voran die Angst, selbst etwas falsch gemacht zu haben und irgendwie schuld daran zu sein, dass es Papa oder Mama nicht gut geht, also zum Beispiel nicht brav genug gewesen zu sein. Unsere Sprache ist da tückisch: Wie oft sagen wir auch den Kindern gegenüber gedankenlos „du nervst", „lass mich wenigstens mal fünf Minuten in Ruhe", „was willst du jetzt schon wieder", oder gar „du machst mich krank".

Kinder entwickeln frühestens im Grundschulalter einen Sinn für Ironie und doppelte Botschaften, häufig sogar erst mit 10 Jahren oder später – erst einmal nehmen sie wörtlich das Gesagte wahr und beziehen es auf sich selbst. Es gilt also, besonders bei jüngeren Kindern, sehr vorsichtig mit Bemerkungen umzugehen. Aber auch die größte Vorsicht beim Reden kann nicht verhindern, dass die Kinder spüren, dass Mama oder Papa sich Sorgen machen, es ihm oder ihr nicht gut geht, und auch dann vermuten sie oft die Ursache bei sich.

Freundin Was soll dann eine Mutter oder ein Vater tun, wenn sie sich krank fühlen?

Rosi Ich plädiere für schonenden Klartext. Es bringt nichts, den Helden spielen zu wollen. Zum Beispiel kann ich sagen: „Ich bin jetzt müde und brauche eine Pause. Bitte spiele eine Weile leise, bis um 15 Uhr", Da kann ich, je nach Alter des Kindes eine Zeitspanne wählen, vielleicht in 30 Minuten, oder, falls das Kind die Uhr noch nicht kennt, „wenn der große Zeiger geradeaus nach unten zeigt". Je nach Beschwerden kann ich auch Bauchweh nennen, oder dass ich die Füße hochlegen will (was ja den Bauch entlastet), Dinge, die ein Kind kennt und versteht. Als kleines Dankeschön für die Geduld kann dann etwas folgen, auf das sich das Kind freuen kann, eine Geschichte zum Vorlesen oder Anhören zum Beispiel, eine Tasse heiße Schokolade, vielleicht miteinander etwas zu kochen, oder der gemeinsame Gang zum Spielplatz.

Freundin Und wenn jemand noch gar nichts merkt? Würdest du dann deinen Kindern überhaupt etwas sagen?

Rosi Das ist schwierig. Einerseits könnte ich einfach das Ganze verdrängen und hoffen, dass die Nierenfunktion noch lange erhalten bleibt, bei mir und bei meinen Kindern. Ein jährlicher Bluttest, ab und zu eine Blutdruckkontrolle und ansonsten Schweigen. Auch wenn der Zeitpunkt für eine Nierenersatztherapie (Dialyse oder Transplantation) noch weit in der Ferne liegt, gehen die Beschwerden meist deutlich früher los. Das ist individuell sehr verschieden, je nach zurückgehender Nierenfunktion und auch bei jedem Menschen anders. Es kann also schon sein, dass einige oder auch viele Beschwerden schon auftreten, wenn die Kinder noch jünger sind.

Freundin Sind bei dir schon Veränderungen feststellbar?

Rosi Erst seit ein paar Jahren, ich war da 52 Jahre alt. Ich hatte bis dahin auf Rat meiner Hausärztin nur bei der jährlichen allgemeinen Gesundheitsuntersuchung jeweils meine Nierenwerte mitbestimmen lassen. Erstmals lagen diese nun knapp über den Normalwerten.

Freundin Das war sicher ein Schreck. Was hast du dann getan?

Rosi Erst einmal bin ich zum Nephrologen gegangen. Der war ziemlich erstaunt, und fragte eindringlich nach, warum ich einige Jahre nicht mehr bei ihm gewesen war. Eine jährliche Kontrolluntersuchung durch ihn sei sinnvoll, mit dem Ermitteln weiterer Blutwerte, insbesondere der GFR, um Informationen über meine Nierenfunktion zu bekommen.

Freundin Wann sollten Kinder von der Krankheit erfahren, und auch von der Möglichkeit, diese ebenfalls geerbt zu haben?

Andreas Meiner Meinung nach sollten sie mit dem Bewusstsein aufwachsen, von dieser Möglichkeit gewusst zu haben. Verdrängen und Verschweigen halte ich für den falschen Weg. Mit Recht fühlen sich Kinder dann belogen und hingehalten, wenn sie erst als Erwachsene davon erfahren. Außerdem gibt es ja bereits für Kinder, die ADPKD geerbt haben könnten, einige Vorsichtsmaßnahmen in Bezug auf Blutdruckkontrolle und Medikamente, unabhängig davon, ob es bei ihnen bereits untersucht wurde. Das ist im Kapitel „Will ich es wissen?" ausführlicher beschrieben (Kap. 2.1).

Rosi Was tun, wenn man als Eltern erfährt, dass ein Kind betroffen ist, was rätst du?

Andreas Das kommt ganz auf die Familie und den behandelnden Nephrologen an. Eine annehmende und positive Haltung des betroffenen Elternteils überträgt sich auf das Kind. Panik und Verleugnen ist kontraproduktiv. Eine empathische Haltung des Nephrologen ermöglicht einen positiven Umgang mit der grundsätzlich behandelbaren Erkrankung. Unter diesen Umständen kann es sich auch bewähren, wenn das Kind gelegentlich bei der Konsultation des betroffenen Elternteils dabei ist und seinem Alter entsprechend Antworten auf mögliche Fragen erhält.

Rosi Wäre es auch eine Option, das Ganze einfach für sich zu behalten, solange das Kind keine Symptome zeigt?

Andreas Natürlich könnte man so handeln, und es wird auch von manchen Patienten so gehandhabt. Ich erachte ein solches Vorgehen für problematisch. Längerfristig hat das Kind das Recht, von seiner Erkrankung, oder zumindest von der Möglichkeit, dass eine solche vorliegt, zu erfahren. Damit ist die Voraussetzung dafür geschaffen, dass dieser Mensch zu einem späteren Zeitpunkt eigenständig über das weitere Vorgehen entscheiden kann.

2.4.2 Eine Erfahrung aus der Praxis

Rosi Das waren zunächst die theoretischen Überlegungen, wie Informationen im Idealfall laufen sollten. Ich habe zum Thema heute einen guten Freund mit am Tisch, der wegen der Information an sein Kind in einer schwierigen Lage war.

Freund Das war eine komplizierte Situation: Ich hatte einen Anruf von der früheren Kinderarztpraxis meiner Kinder bekommen, dass alte Karteikarten aus Papier entweder vernichtet werden oder von den Eltern abgeholt werden können. Bei mir ist die Krankheit lange bekannt. Bei den Kindern wurden beim Kinderarzt bei den Vorsorgeuntersuchungen per Ultraschall die Nieren angeschaut, und es waren bei einem Kind sehr kleine Zysten zu sehen. Es hieß regelmäßig, das sei unbedenklich und nicht eindeutig. Nun war das Kind inzwischen erwachsen, um die 20 Jahre alt. In der Karteikarte stand die Diagnose – festgestellt bei einer Untersuchung in einer Klinik, mit 7 Jahren. Dies war nicht direkt besprochen worden, auch vom Kinderarzt nie mehr Thema gewesen. Ich hatte bereits während des Anrufs befürchtet, eine mögliche Diagnose meines erwachsenen Kindes bezüglich dieser Krankheit zu erfahren. Das musste sich bei mir erst setzen. Ich habe viel nachgedacht in dieser Zeit, erst einige Wochen später die Karteikarte abgeholt und nochmal einige Zeit später die eingelegten Seiten durchgeblättert. Nach dem Überfliegen vieler Seiten hatte ich dann die Gewissheit. Mit dem neuen Wissen war ich allein, ich wollte meiner Frau nichts davon erzählen. Sie hat ein sehr großes Harmoniebedürfnis und scheut Konflikte. Ich war mir sicher, dass sie eine Information an unsere Tochter rundherum abgelehnt hätte. Nur in Mails an zwei sehr gute Freunde habe ich mich darüber ausgetauscht und von beiden, unabhängig voneinander und aus sehr unterschiedlichen Blickwinkeln und Hintergründen den Rat bekommen, mit meiner Tochter über die Diagnose zu reden, oder zumindest über die Möglichkeit, dass sie erfahren kann, ob sie betroffen ist.

Rosi Andreas, was hättest du geraten?

Andreas Ich hätte geraten, mit offener (Kartei-) Karte zu spielen. Meiner Meinung nach hat jeder Mensch das Recht auf Wissen über sich selbst. Das ist eine ganz andere Situation, als wenn man eine Krankheit nur geerbt haben könnte!

Freund Zu dieser Entscheidung bin ich auch gekommen. Ab dieser Zeit habe ich nach einer passenden Situation gesucht. Meine Tochter stand gerade kurz vor Prüfungen, die wollte ich noch abwarten. Das Wochenende danach hatte sie sich für einen Besuch daheim angekündigt, da wollte ich ihr in Ruhe von der Karteikarte erzählen und dass sie sich überlegen kann, ob sie von der Diagnose wissen will. Es kam dann ganz anders. Ich habe sie am Freitagnachmittag von einem weiter entfernten Bahnhof abgeholt und irgendwie kam schon im Auto das Gespräch auf das Thema; sie wollte sofort Bescheid wissen und hat mich dann nur noch angefaucht und geweint.

Andreas Wahrscheinlich gab es zu dieser Zeit bereits einfach keinen richtigen Zeitpunkt mehr. Sie konnten es nicht mehr richtig machen. Wie waren die nächsten Tage?

Freund Da war fast völlige Funkstille. Erst ist meine Tochter direkt zu einer Freundin geflüchtet, aber zum Glück irgendwann nachts heimgekommen. Mit mir hat sie kaum geredet. Sie hat mir nur immer vorgeworfen, dass ich ihr so lange nichts davon erzählt habe. Und sie hat mir nachts einen mehrseitigen Brief hingelegt, in dem stand, dass sie stinksauer ist und erst einmal Zeit braucht. Dass sie immerhin heimgekommen sei, aber mit mir erst einmal nicht mehr reden wolle.

Andreas Wie ging es Ihnen?

Freund Ich war völlig durch den Wind. Nach meinen Überlegungen in den 6 Wochen davor hatte ich sehr gehofft, ruhig mit meiner Tochter reden zu können. Diese schroffe Ablehnung hat mich sehr getroffen. Auch wenn ich überzeugt war und bin, dass mein Vorgehen richtig war.

Andreas Wann hat Ihre Frau davon erfahren?

Freund Ihr habe ich erst am Sonntag davon erzählt, also 2 Tage nach der Eröffnung an meine Tochter. Da kam dann der nächste Sturm auf mich zu: Sie war völlig entsetzt, dass ich unserer Tochter überhaupt davon erzählt hatte. Viel zu früh, keine Symptome, wozu diese Information? Sie hat dann noch im ersten Reflex davon gesprochen, ich solle eine für 5 Tage später geplante große Reise rund um die Ostsee absagen. Das hat sich zum Glück gelegt, wir haben miteinander die Reise gemacht. Aber der Vorwurf an mich stand während dieses Urlaubs und auch danach noch viele Wochen und Monate im Raum. Der beste Rat eines guten Freundes zu dieser Zeit war: „Wenn der Wind von allen Seiten kommt, ist es gut, Prinzipien zu haben.“. Das fand ich doppelt passend, vor unserer Reise ans Meer.

Andreas Wie ist die Situation inzwischen?

Freund Das Ganze ist nun über 2 Jahre her. Noch immer ist das Thema dünnes Eis. Meine Tochter lehnt es ab, mit mir über ihre Nieren zu sprechen. Sie hat mich aber einige Wochen später nach den Kontaktdaten zu einem sehr guten Zentrum für ADPKD gefragt, bei dem ich einige Personen kenne. Dort hat sie sehr zeitnah einen Termin bekommen, wurde gründlich untersucht, und wird nun einmal jährlich betreut. Mehr ist zum Glück noch nicht notwendig. Mit meiner Frau spricht sie manchmal kurz darüber, wenn Arztrechnungen zu zahlen sind. Ich spreche das Thema nicht mehr an. Das fällt mir schwer, aber sie hat mir das nach der letzten jährlichen Untersuchung auf meine Rückfrage hin sehr deutlich gemacht, und ich halte mich an diesen Wunsch.

3 Was kann ich für meine Gesundheit tun – mit oder ohne Diagnose über ADPKD?

3.1 Blutdruck

Andreas Ein weiteres wichtiges Thema ist es, auf einen ordentlichen Blutdruck zu achten.

Freundin Was heißt denn ordentlich? Gilt denn noch die Regel für den oberen Wert, dass dieser 100 + Lebensalter sein darf?

Andreas Nein, das ist veraltet. Besonders bei Nierenerkrankungen wäre ein solcher Wert spätestens ab einem Alter von über 30 Jahren zu hoch. Über den richtigen Blutdruck wird viel geschrieben. Bei ADPKD oder auch bei der möglichen Vererbung dieses Gendefekts sollte der obere Blutdruckwert im Mittel bei 115 mmHg liegen, der untere Wert im Mittel bei 75 mmHg.

Rosi Aber wenn mir dann nur noch schwindlig ist?

Andreas Die Blutdruckeinstellung sollte sanft erfolgen, das heißt der Zielblutdruck sollte über einen Zeitraum von Wochen oder sogar Monaten angestrebt werden. Oft wird die Blutdruckmedikation besser toleriert, wenn das Medikament am Abend genommen wird, bevor man zu Bett geht. Tatsächlich wurde die Auswirkung eines sehr niedrig eingestellten Blutdrucks auf den Rückgang der Nierenfunktion in der HALT-Studie untersucht, mit einem Zielblutdruck von 115/75 mmHg und tiefer, und der Effekt auf die Krankheitsprogression war deutlich messbar. Allerdings kommt es immer darauf an, wie du das in deinem Alltag verträgst, und danach richtet sich die Medikation und der für dich einzustellende Blutdruck. Wenn solche Medikamente verändert werden sollen, ist es generell wichtig, sehr langsam vorzugehen – egal, ob es um Erhöhungen oder Verringerungen der Dosis geht. So sind negative Effekte wie Schwindel zu vermeiden. Diese leichten Veränderungen werden so lange fortgesetzt, bis der Blutdruck im Zielbereich ist und der Patient sich wohlfühlt.

Sohn Müsste ich für solche Messungen regelmäßig zum Arzt? Das wäre für mich ziemlich unpraktisch!

Andreas Nicht allzu oft. Solange Sie keine Krankheitssymptome haben und keine erhöhten Blutdruckwerte festgestellt wurden, reicht eine jährliche Kontrolle der gängigen Blutwerte und des Blutdrucks. Der Blutdruck schwankt über den Tag und durch die Nacht. Wichtig ist es, den Blutdruck in Ruhe selbst zu messen, zum Beispiel am Morgen nach dem Aufstehen oder am Abend, bevor man ins Bett geht.

Rosi Bei Arztbesuchen im Winter war mein Blutdruck öfter erhöht, ich habe dann eine höhere Dosis meines Blutdruckmedikaments verordnet bekommen. Und im Frühling war mir öfter schwindlig. Was dann?

Andreas Bei Schwindel sollten Sie nachmessen. Hierfür kann ein zu niedriger Blutdruck die Ursache sein, Schwindel tritt aber auch bei überhöhtem Blutdruck auf! Bei deutlich geringeren Messwerten, die das Befinden stören, empfehle ich, die Medikation vorsichtig zu verringern, und dabei während einiger Wochen die Werte weiter zu kontrollieren. Bei dieser Gelegenheit wäre jeweils eine professionelle Messung möglichst über 24 Stunden sinnvoll. Dazu wird an einem Gürtel ein Messgerät getragen, kombiniert mit einer Manschette am Oberarm, welches den Blutdruck automatisch misst.

Sohn An einem Arbeitstag? Wie oft misst das Gerät; merken das die Kollegen oder Kunden?

Andreas Ein bisschen; das Aufpumpen ist leise zu hören. Vielleicht können Sie das so organisieren, dass das nicht gerade an einem Tag mit Besprechungen oder Kundenterminen stattfindet.

Sohn Mir wäre das lieber an einem freien Samstag!

Andreas Eine solche Beobachtung über 24 Stunden auf einen arbeitsfreien Tag zu legen, sagt leider wenig über den Verlauf Ihres Blutdrucks unter normalen Alltagsbedingungen aus; die Werte könnten unter der Woche völlig anders sein. Besser als nichts ist es. Aber es ist viel aussagefähiger, wenn Sie den Blutdruck im Alltag messen.

Sohn Wie oft misst das Gerät dann?

Andreas Die Werte werden tagsüber alle halbe Stunde ermittelt. Parallel dazu sollten Sie auf einem Tagesplan notieren, was sie zur jeweiligen Zeit tun, um höhere Messwerte ihrer Ursache zuordnen zu können. Höhere Werte entstehen durch körperliche Anstrengung, nach einer Mahlzeit oder nach einem Kaffee oder vielleicht einfach durch einen angewinkelten Arm bei einem engen Mantelärmel.

Sohn Und nachts? Pumpt die Manschette da wenigstens seltener auf?

Andreas Ja, das kann man so programmieren. Ich stelle normalerweise die Frequenz von 22 Uhr bis 6 Uhr morgens auf stündlich ein, damit meine Patienten nicht zu oft beim Schlafen gestört werden. Wichtig ist die nächtliche Messung dennoch: Da ist zu sehen, ob während der Nacht eine gute Nachtabsenkung des Blutdrucks stattfindet.

Rosi Ich habe mir ein Messgerät für das Handgelenk gekauft. Sind diese Geräte genau genug?

Andreas Ich empfehle allen meinen von ADPKD betroffenen Patienten, ein Blutdruckgerät mit einer Oberarmmanschette zu kaufen. Mit einem solchen eigenen Messgerät kannst Du gelegentlich den Blutdruck selbst zu Hause messen. Messgeräte für das Handgelenk sind oft zu ungenau.

Rosi Beim Arzt ist mein Wert oft viel höher als bei meinen eigenen Messungen. Stimmt was nicht mit meinem Messgerät?

Andreas Wahrscheinlich ist dein Gerät in Ordnung, das ist eher die Aufregung. Schon die Erwartung, dass womöglich der Blutdruck zu hoch sein könnte, ist Stress. Und Stress erhöht automatisch den Blutdruck.

Rosi Einmal war mein Blutdruck bei der Messung durch einen Mitarbeiter der Arztpraxis gleich nach meiner Ankunft viel zu hoch, aber eine halbe Stunde später bei der Ärztin war er gut. Wie kommt so etwas?

Andreas Das war bei der ersten Messung ein klassischer Fehler. Wenn du gerade zur Praxis reinkommst, vielleicht nach einer Autofahrt, zügigem Gehen und womöglich noch eine Treppe hochgegangen bist, dann spiegelt dieser Wert nicht den Ruheblutdruck wider. Ich gehe so vor: Erst wenn mein Patient mindestens 3 Minuten körperlich ausgeruht hat, im Wartezimmer, oder auch direkt in der Sprechstunde, wird gemessen. Im Sitzen, den Arm locker auf einer Armlehne oder auf dem Tisch, nur leicht angewinkelt. Das kann schon mal abweichen. Dann wäre sinnvoll, einige Tage hintereinander ungefähr zur gleichen Uhrzeit zu messen. Wichtig ist, wie oben erklärt, auch eine ordentliche Nachtabsenkung. Dazu kannst du das Messgerät auf den Nachttisch legen und morgens nach dem

Aufwachen messen, also bevor du zum ersten Mal aufgestanden bist. Da sollte der obere Wert ziemlich niedrig sein, ungefähr <115 mmHg.

Rosi Wie ist es mit Kaffee und Cola? Meiner Mutter wurde Kaffee vom Arzt völlig verboten, sogar auch Tee. Ich kann mir aber nicht vorstellen, wie ich da morgens überhaupt in die Gänge kommen würde!

Andreas Auch die Ansicht, dass Koffein generell schädlich für den Blutdruck ist, gilt als veraltet. Ein kurzfristiger Anstieg etwa 30 Minuten nach einer Tasse Kaffee ist messbar, der Anstieg ist aber vorübergehend. Es sollten nicht gerade 10 Tassen Kaffee am Tag sein, aber gegen 2- oder 3-mal Koffein am Tag haben wir Ärzte nichts einzuwenden. In Tee sind die anregenden Bestandteile in viel geringerer Konzentration enthalten; bei Tee sind, wenn du das magst, auch gerne einige weitere Tassen in Ordnung.

Sohn Wirkt sich die Ernährung auch auf den Blutdruck aus? Sollte ich da was beachten?

Andreas Von Vorschriften halte ich im Bereich Ernährung nicht viel, solange die Blutdruckwerte im Normalbereich liegen. Generell gilt eine ausgewogene, vielseitige Ernährung mit frischen, vollwertigen Lebensmitteln als sinnvoll. Wichtig ist ein Vermeiden von übermäßigen Salzmengen. Ein paar Salzkörnchen auf den Pommes oder dem Frühstücksei schmecken, und die dürfen auch sein. Insgesamt ist aber die Salzzufuhr bei vielen Menschen zu hoch, besonders weil in vielen Fertiggerichten zu viel Kochsalz enthalten ist, das sollten Sie beachten.

Rosi Verändert sich der Blutdruck generell mit dem Lebensalter? Ich hatte lange einen deutlich zu niedrigen Blutdruck, und plötzlich mit Mitte 40 gingen die Werte hoch, und meine Hausärztin drängte sehr darauf, dass ich Medikamente dagegen nehme. Dagegen habe ich mich erst sehr gesträubt, weil ja so lange alles in Ordnung gewesen war.

Andreas Da hatte deine Ärztin völlig recht. Ein zu hoher Blutdruck zerstört jeden Tag Nierenkörperchen, die Nephronen. Davon hat der Mensch zwar etwa 2,5 Millionen, aber wenn solche Strukturen erst einmal zerstört sind, werden sie nicht wieder gebildet, und irgendwann lässt dann die Nierenfunktion nach. Der Blutdruck ist einer der direktesten Einflussfaktoren auf die Nierenkörperchen, deshalb war der dringende Rat deiner Ärztin richtig, die Blutdruckwerte möglichst schnell wieder in den Zielbereich zu holen.

Rosi Helfen andere Maßnahmen auch? Ich hatte damals Urlaub, bin öfter walken gegangen, habe versucht, ein paar Kilo abzunehmen. Tut das alles dem Blutdruck auch gut?

Andreas Ja. Regelmäßige Bewegung und auch Entspannung wirken kurz- und auch längerfristig auf die Blutdruckwerte. Leider reicht insbesondere bei ADPKD beides oft irgendwann nicht mehr aus, weil die wachsenden Zysten selbst einen höheren Blutdruck verursachen und die Nieren gleichzeitig davon auch geschädigt werden. Diesen Teufelskreis gilt es dann schnellstmöglich zu durchbrechen, um den fortschreitenden Funktionsrückgang der Nieren zu verlangsamen.

Freundin Welche Sportarten empfehlen Sie besonders?

Andreas Alle, die Ihnen Spaß machen. Denn dann machen Sie diesen Sport gerne regelmäßig und längerfristig. Am besten sind Ausdauersportarten, wie Wandern, Walken, Joggen, Schwimmen – im Wohlfühltempo, sodass die Pulsfrequenz etwas hochgeht.

Freundin Brauche ich dafür eine Pulsuhr?

Andreas Wenn Sie das mögen, sind die Messwerte und deren Entwicklung je nach Anstrengung interessant. Eine Pulsuhr ist auch sinnvoll, um im richtigen Pulsbereich bleiben zu können: Ideal ist beim Sport ein Puls von 100–130 Schlägen pro Minute.

Rosi Mich stört so ein Gurt, ich mag nicht dauernd nachschauen, sondern beim Walken die Landschaft genießen. Geht es auch ohne Pulsmessung?

Andreas Ja! Dann lass die Messungen bleiben und lauf einfach los. Achte darauf, dass du dich wohlfühlst, dir warm wird und du das Gefühl hast, dass du dich anstrengst, aber gerade noch ein bisschen reden könntest. Das reicht dann.

Tochter Wie ist das bei Erkältungen? Sobald ich Husten oder Schnupfen habe, ist mir öfter schwindlig, ist der Blutdruck dann aktuell niedriger?

Andreas Kurzfristig ja. Während akuten Infekten gemessene Blutdruckwerte sind wenig aussagefähig, allein schon deshalb, weil man sich ja instinktiv weniger bewegt, wenn man sich krank fühlt.

Rosi Wie verhält sich der Blutdruck im Flugzeug? Kann ich mein Blutdruckmedikament einfach normal weiternehmen, wenn ich 8 Stunden fliege?

Andreas Im Flugzeug ist der Druck in der Fahrgastkabine ungefähr mit einer Höhe von 1800 Meter zu vergleichen, eine solche Druckveränderung hat auf den Blutdruck keine besonderen Auswirkungen. Da solltest du nur darauf achten, dich immer wieder ein bisschen zu bewegen, die Beine auszustrecken und auch mal kreisen zu lassen, und mindestens jede Stunde einmal aufzustehen. Das wirkt sich positiv auf den Blutdruck aus, der durch das lange Sitzen etwas sinkt, und reduziert außerdem das Risiko von Thrombosen.

Rosi Muss ich bei Bergwanderungen in großer Höhe mit Auswirkungen auf den Blutdruck rechnen, wenn die Luft dünner wird?

Andreas Die Höhe wirkt sich tatsächlich etwas aus, das fängt bei über 2000 Meter Höhe an und die Auswirkung wird mit zunehmender Höhe deutlich. Der Blutdruck ist dann niedriger. Wenn du also eine Tour aufs Matterhorn planst und einige Tage auf über 4000 Meter Höhe sein willst, solltest du dich vorher ärztlich beraten lassen.

3.2 Ernährung

Rosi Ein wichtiger Punkt ist eine sinnvolle Ernährung. Da gibt es unendlich viele mehr oder weniger sinnvolle Meinungen und Empfehlungen, die sich auch noch häufig ändern. Was sagt der Nephrologe dazu?

Andreas Vieles, was zum Thema Essen und Trinken geschrieben und gesagt wird, ist Ansichtssache, allerlei Übertreibungen und auch Sinnlosigkeiten und schlicht falsche Ratschläge sind auch dabei. Außerdem werden aufgrund laufender Forschung die Empfehlungen immer wieder angepasst.

Der nach meiner Ansicht beste Tipp ist, täglich die angebotene Vielfalt an Lebensmitteln zu nutzen und mit Freude zu essen. Es gibt, das gilt für gesunde Menschen wie auch für an ADPKD erkrankte Patienten im Stadium G1 bis G3, oft auch noch im Stadium G4, keine strengen Gebote oder Verbote. Kein Lebensmittel enthält alle Nährstoffe, keines ist vollständig verboten. Die Dosis ist entscheidend. Nur in speziellen Fällen, wenn Krankheitssymptome oder Mangelerscheinungen vorliegen, oder wenn bestimmte Mineralien bei den Blutkontrollen außerhalb der festgelegten Korridore liegen, sollte durch eine gezielte Ernährungsberatung, möglichst durch Fachpersonal mit detaillierten Kenntnissen über ADPKD, ein Essensfahrplan aufgestellt und eingehalten werden.

Tochter Also kann ich einfach essen, worauf ich Lust habe?

Andreas Weitgehend ja. Es kommt allerdings bei den verschiedenen Lebensmitteln auf die Mengen an. Jeden Tag nur Pommes und Sahnetorte wäre nicht sinnvoll! In vielen Veröffentlichungen wird die Zusammensetzung der täglichen Ernährung durch eine Lebensmittelpyramide oder ein Tortendiagramm dargestellt. Diese Darstellung zeigt, wovon der Mensch ungefähr wie viel zu sich nehmen sollte. Am Fuß der Pyramide stehen die Lebensmittel, von denen mengenmäßig am meisten verzehrt werden soll; an der Spitze, dadurch mit nur wenig Raum, ist aufgezeichnet, was selten und in kleinen Mengen auch mal gegessen werden kann (Abbildung 3-1, Abbildung 3-2). Deutlich ist eine große Vielfalt von Lebensmitteln zu sehen.

Tochter Dann ist das alles erlaubt? Auch die Sahnetorte?

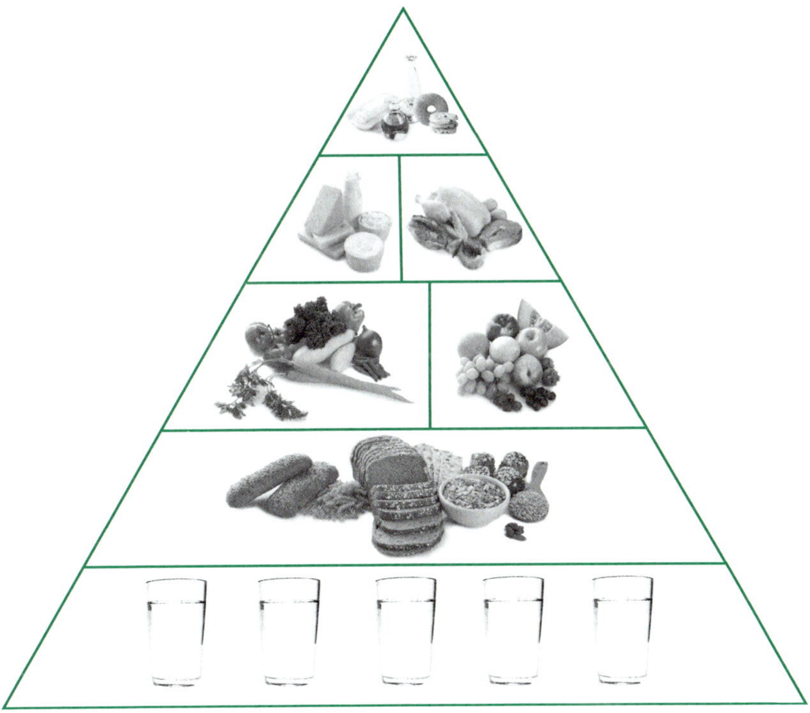

Abbildung 3-1: Ernährungspyramide

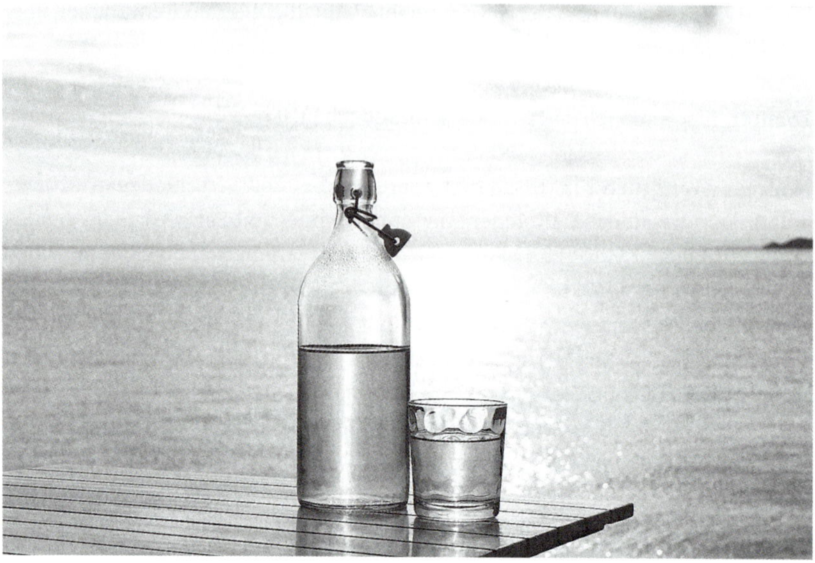

Abbildung 3-2: Getränke

Andreas Ja, wenn die Mengen stimmen. Von unten nach oben (Abbildung 3-1): Die Basis sind alle Arten von Getränken, davon braucht der Körper rein von der Menge her am meisten und am häufigsten. Auf der nächsten Stufe folgen Sattmacher, das sind Lebensmittel mit Kohlenhydraten, also Getreideprodukte, Kartoffeln, Reis, Nudeln und ähnliches. Auf der nächsten Ebene sind Obst und Gemüse abgebildet, ebenfalls möglichst mehrfach täglich zu verzehren. Auf der Stufe darüber, schon in kleineren Mengen, stehen Fisch und Milchprodukte. Die meisten Fachleute sind der Ansicht, dass diese Lebensmittel regelmäßig verzehrt werden sollen, weil lebensnotwendige Bestandteile darin enthalten sind. Das gilt auch für Fleischprodukte und Eier. Vegetarier und Veganer sind anderer Ansicht, und versuchen, diese Bestandteile durch den Verzehr anderer Nahrungsmittel zu ersetzen. Ganz an der Spitze steht dann tatsächlich ein Stück Sahnetorte, als Symbol für Genussmittel mit viel Zucker und Fett. Völlig verboten sind solche Genüsse nicht, jedoch sollten Menge und Häufigkeit innerhalb der gesamten Ernährung eines Menschen möglichst geringgehalten werden.

Rosi Mir wurde von Grapefruit abgeraten. Warum?

Andreas Beim Obst gibt es tatsächlich eine frühe Einschränkung, diese gilt auch für alle Menschen ohne Nierenprobleme: Sobald jemand bestimmte Medikamente einnimmt, auch Blutdrucksenker, sollte er auf Grapefruit völlig verzichten

(Abbildung 3-3). Da sollte man bei jedem ärztlichen Rezept am besten nachfragen, ob Grapefruits oder Grapefruitsaft weiterhin verzehrt werden darf.

Diese Früchte enthalten Furanocumarin, das die Wirkstoffe vieler Medikamente teils viel stärker, teilweise jedoch auch viel schwächer wirken lässt. Leider tritt dieser Einfluss auf die Wirkung von Medikamenten durch Grapefruitsaft auch dann noch auf, wenn einige Stunden zwischen dem Getränk und der Einnahme liegen. Diese völlig unkontrollierbare Auswirkung hat bei uns in der Hirslanden Klinik dazu geführt, dass wir den Patienten keinerlei Grapefruit auf dem Speiseplan mehr anbieten. Auch in einigen anderen Zitrusfrüchten ist dieser Stoff enthalten, zum Beispiel in Limetten, Limonen, Pampelmusen und Bitterorangen. Letztere werden zur Herstellung von Orangeat, Orangenmarmelade und manchen Likören verwendet. Alle diese Produkte sollten Sie nicht oder nur in sehr geringen Mengen verzehren, wenn Sie bestimmte Medikamente einnehmen. Mal ein kleines Stück Christstollen am Nachmittag, viele Stunden nach der morgend-

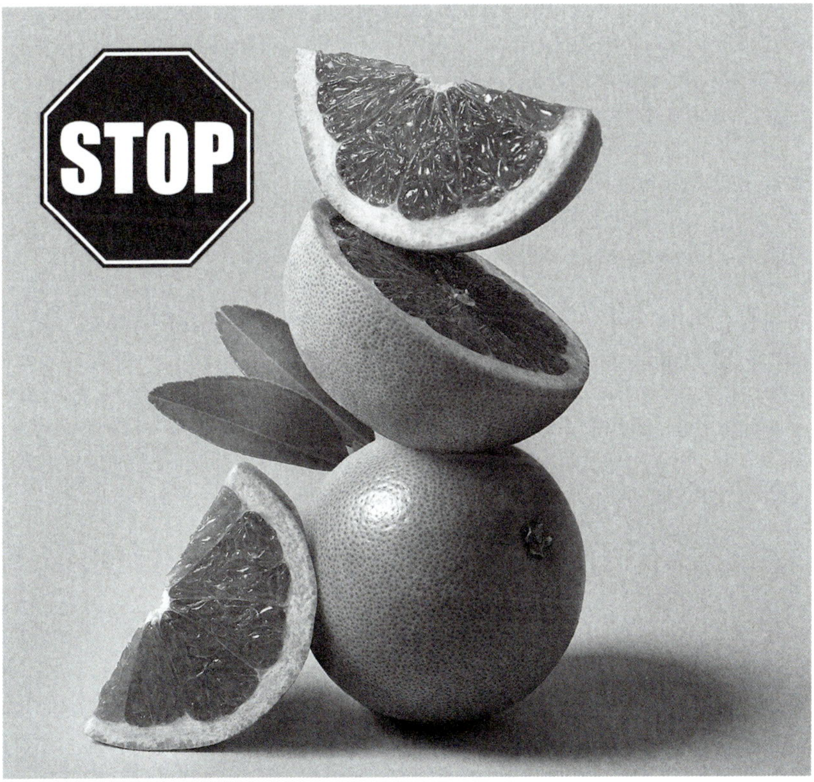

Abbildung 3-3: Auf Grapefruit sollte man verzichten, wenn man bestimmte Medikamente einnimmt, zum Beispiel manche Blutdruckmedikamente

lichen Blutdrucktablette, ist unbedenklich. Es kommt auf das jeweilige Medikament an. Ich empfehle, zu diesem Thema den Arzt nach der therapeutischen Breite des Wirkstoffs zu fragen. Wenn bei dem fraglichen Medikament eine vorübergehend höhere Konzentration tolerierbar ist, spricht nichts gegen ein gelegentliches kleines Stück Stollen.

Rosi Einmal habe ich gelesen, dass Knoblauch die Aufnahme von Medikamenten beeinflusst. Das sei bei Blutdruckmitteln so. Stimmt das?

Andreas Es kommt auf die Menge des Knoblauchs an und auf die Art des Medikaments. Knoblauch enthält Isoflanoide. Diese können bei einigen wenigen Substanzen die Wirkung verstärken. Insbesondere kommt dies bei Blutverdünnern in Betracht. Patienten, die ein solches Mittel einnehmen – am bekanntesten in dieser Gruppe ist der Wirkstoff Marcumar – sollten zumindest in den ersten Monaten der Einnahme vorsichtig beim Genuss von Knoblauch sein und größere Mengen davon besser meiden.

Wenn eine oder zwei Knoblauchzehen in ein Gericht oder in eine Schüssel Salat gegeben werden, und diese Mahlzeiten womöglich gemeinsam mit mehreren Personen verzehrt werden, ist der Genuss unbedenklich. Das Gleiche gilt für granulierten Knoblauch.

Rosi Was ist mit Bio und Vollkorn; ist das besser für mich?

Andreas Es ist nicht wissenschaftlich erwiesen, dass sich ein Bioprodukt im Vergleich zum konventionellen Produkt nachweisbar positiver auf die Gesundheit auswirkt. Ganz generell empfehle ich weniger oder nicht verarbeitete Nahrungsmittel, mit wenigen oder besser keinen künstlichen Zusatzstoffen und Aromen. Vollkorn oder zumindest weniger stark ausgemahlene Getreide enthalten ebenfalls viel mehr Nährstoffe als Weißmehl. Natürlich spielt der Geschmack eine Rolle – da gilt es, nach passenden Produkten zu suchen, die gleichzeitig schmecken und für die eigene Gesundheit zuträglich sind.

Tochter Innerhalb welcher Grenzen soll mein Gewicht liegen?

Andreas Insgesamt empfehle ich, das Normalgewicht anzustreben, dieses liegt bei einem BMI (Body Mass Index) von 18,5 bis unter 25. Übergewicht sowie auch Untergewicht sind eher ungünstig für die Nieren, unabhängig davon, ob es sich um gesunde oder kranke Menschen handelt. Der BMI wird berechnet aufgrund von Gewicht, Alter, Geschlecht und Körpergröße. Hierfür empfehle ich diesen Link: https://www.bmi-rechner.net/.

Rosi Darf ich mein Frühstücksei noch salzen?

Andreas Ein bisschen. Die meisten Menschen nehmen zu viel Salz zu sich, oft 5–11 g täglich. Das ist schlecht für die Nieren und erhöht den Blutdruck, was wiederum ebenfalls den Nieren schadet.

Ein gesunder Erwachsener braucht nur 2–3 g Speisesalz täglich, bei anstrengendem Sport etwas mehr. Es ist also wichtig, darauf zu achten. Das meiste Salz wird durch Fertigprodukte aufgenommen. Am besten ist es deswegen, überwiegend selbst zu kochen und dabei wenig Salz zu verwenden, und mehr mit Kräutern zu würzen.

Rosi Mineralwasser enthält unterschiedlich viel Natrium (Na). Ich schaue immer nach diesem Wert beim Einkaufen. Wie steht der Natriumwert im Verhältnis zum Salzgehalt? Natrium ist doch ein Element, und Salze sind eine Verbindung, wie eben Kochsalz (NaCl). Nützt es mir, wenn ich Wasser mit wenig Natrium trinke?

Andreas Der Salzgehalt im üblichen Mineralwasser ist sehr gering und trägt zur Gesamtbilanz deshalb kaum etwas bei. Somit nein.

Rosi Wegen Eiweiß habe ich auch schon Warnungen gelesen; wie viel davon ist in Ordnung?

Andreas Der Eiweißbedarf hängt von einigen individuellen Faktoren ab und wird häufig überschätzt.

0,7 g Eiweiß täglich pro kg Körpergewicht reichen. Bei einem gesunden Erwachsenen mit 70 kg Gewicht wären das 49 g Eiweiß. Einen Mehrbedarf haben Kraft- und Ausdauersportler, Kinder und Jugendliche, Schwangere und Stillende.

Sohn Und was ist mit Getränken? Muss ich mindestens eine bestimmte Menge trinken?

Andreas Da gehen die Meinungen weit auseinander. Von der Vorgabe einer bestimmten festen Menge halte ich nichts. Dazu sind die Menschen viel zu verschieden. Ich selbst habe zum Beispiel wenig Durst, viele meiner Bekannten brauchen viel mehr Flüssigkeit, und beides ist richtig.

Bei den meisten Menschen funktioniert der Flüssigkeitshaushalt einfach ganz natürlich. Wenn Flüssigkeit gebraucht wird, empfinden sie Durst, und trinken. Das ist übrigens auch bei Betroffenen von ADPKD ziemlich lange so; dieses Gleichgewicht funktioniert bis zum Verlust der Nierenfunktion. Sicher ist es gut, diesem Durst nachzugeben, Wasser greifbar zu haben und nicht oft und lange durstig zu sein. Der Körper drückt durch Durst ja deutlich aus, dass er Flüssigkeit braucht, und darauf sollten Sie hören.

Sohn Muss es immer nur Wasser sein? Ich habe viel Durst, was ist mit anderen Getränken? Geht auch mal ein Weißbier oder ein Glas Wein?

Andreas Niemand muss den ganzen Tag nur Wasser trinken! Trinken nach Durst bezieht sich nicht nur auf die Menge, sondern auch darauf, dass du trinken kannst, worauf du Lust hast. Vorrangig sind kalorienarme Getränke sinnvoll. Alles andere muss eben mitgerechnet werden bei der Gesamtmenge an täglichen Kalorien. Gut sind dünne Saftschorlen (ein Teil Saft auf zwei Teile Wasser) und Tee. Kalorienhaltige Getränke wie Limonaden, gesüßter Eistee, pure Säfte und Milch sind eher in kleineren Mengen empfehlenswert. Ansonsten wird es schwierig, im Rahmen der gesamten sinnvollen täglichen Kalorienmenge genug von allen Nährstoffen zu sich zu nehmen.

Alkohol ist ein spezielles Thema. Wenn keine anderen Gründe dagegensprechen, ist ab und zu mal ein Bier oder auch ein Glas Wein in Ordnung. Die Dosis macht das Gift. Gegen den Durst empfehle ich eher mal ein alkoholfreies Bier, oder die alkoholreduzierten Varianten, die neben einem ungefähr nur halb so hohen Alkoholgehalt auch deutlich weniger Kalorien enthalten.

3.3 Auskurieren von Infekten

Andreas Ein weiterer wichtiger Punkt, den jeder selbst beeinflussen kann, ist das eigene Verhalten bei anderen Erkrankungen. Jeder Infekt wirkt sich auf den ganzen Körper aus, und speziell eben auch auf die Nieren.

Tochter Was heißt jeder Infekt, meinen Sie jeden Schnupfen, jedes bisschen Halsweh?

Andreas Leider ja. Natürlich führt nicht jede kleine Erkältung, die in unserer Medizinersprache grippaler Infekt heißt, gleich zu einem völligen Versagen der Nieren. Nicht immer, aber recht oft, kann sich allerdings vorübergehend die Nierenfunktion leicht verschlechtern. In den allermeisten Fällen ist dies nur vorübergehend und nicht bleibend.

Sohn Aber ich habe keine Zeit, mich bei jedem Huster gleich ins Bett zu legen! Wie soll ich das denn meinem Arbeitgeber erklären?

Tochter Ich auch nicht! Bei meinem Studium verpasse ich jeden Tag Vorlesungen, Übungen, Seminare und Tutorien. Das kann ich nicht riskieren!

Andreas Es muss nicht immer völlige Bettruhe sein. Oft reicht es ja, direkt einen Gang zurückzuschalten, deutlich mehr zu trinken, Alkohol wegzulassen, mehr zu schlafen, und sich wärmer anzuziehen, je nach persönlichem Wärmeempfinden mit Mütze und Schal. Wichtig ist die Überlegung: Bin ich mir selbst das wert, ist mir meine Gesundheit wichtig genug dafür? Nach dieser Überlegung fällt es vielleicht leichter, bis zur Besserung der Symptome tatsächlich daheim zu bleiben.

Tochter Mama, du hast doch letztes Jahr von Ostern bis zum Sommer durchgehend Husten gehabt. Was war da los?

Rosi Stimmt! Das fing im April an, in der Woche nach einem Urlaub. Ich war der Ansicht, nicht daheimbleiben zu können wegen Terminarbeiten, dann wegen Ausflugsplänen, dann wieder wegen viel Arbeit, danach war eine Kollegin länger krank. Ich dachte wohl wirklich: Ohne mich geht es nicht. Bin ich mal einen Tag daheim geblieben, habe ich mich schon am nächsten Arbeitstag wieder irgendwie in den Zug zur Arbeit geschleppt und ins Büro. Erst nach über 4 Monaten mehr oder weniger anstrengendem Husten mit verschiedenen Medikamenten habe ich mich dann in einem Urlaub am Meer vollständig von dieser zähen Geschichte erholt. Das war übel; ich habe mir schon während dieser Zeit immer wieder vorgenommen, mich nicht mehr für so unersetzbar zu halten und mich künftig zu Hause zu erholen, wenn ich wieder krank werden sollte.

Sohn Ich höre dich immer wieder mal husten. Bist du nun wieder gesund?

Rosi Ja, mit Husten habe ich immer wieder mal zu tun. Anscheinend fühlen sich Viren und Bakterien wohl in meinen Atemwegen. Im Dezember ging das wieder ähnlich los wie im Frühling davor. Aber kein Vergleich zu den fast 4 Monaten im Frühling und Sommer davor! Ich bin diesmal gleich am dritten Tag des Hustens zum Arzt gegangen, habe in der Apotheke noch die empfohlenen pflanzlichen Mittel geholt, meine Krankmeldung an die Firma gemailt und bin daheimgeblieben, sogar noch mit zwei Verlängerungen, weil ich mich noch nicht richtig fit fühlte. Einige dringende Arbeiten habe ich von daheim aus online und am Telefon erledigt und delegiert, ansonsten viel getrunken, gelesen und geschlafen und kleine, langsame Spaziergänge in der Dezembersonne gemacht, warm eingepackt. Weitere Ausflüge fanden nur bis zum Supermarkt oder zu weiteren Arztbesuchen statt. In meiner ersten Arbeitswoche bin ich nach jeweils 5–6 Stunden nach Hause gegangen, und inzwischen fühle mich wieder richtig gesund. Auch die vielen Erkälteten um mich herum konnten mir seitdem nichts mehr anhaben. Beim Blutbild im Januar danach war tatsächlich die Nierenfunktion im Vergleich zum Oktober des Vorjahres wieder etwas gestiegen.

Tochter Wirkt sich jede Erkältung gleich deutlich auf die Blutwerte der Nieren aus?

Andreas Nein, das ist nicht immer direkt so, zumindest nicht bei den sogenannten banalen Infekten. Jedoch ist die Tendenz schon so, dass jede Infektion Spuren im Körper hinterlässt und es besser ist, diese möglichst zu vermeiden oder zumindest alles dafür zu tun, dass sie zügig und gründlich wieder ausgeheilt wird.

Sohn Wäre das mit einem Antibiotikum nicht schneller gegangen?

Andreas Nein. Die meisten dieser grippalen Infekte werden durch Viren ausgelöst, und dagegen sind Antibiotika völlig wirkungslos. Antibiotika wirken gegen Bakterien und sind im Fall einer bakteriellen Infektion in vielen Fällen sehr sinnvoll und retten Leben. Noch vor 50 Jahren sind Menschen an bakteriellen Lungenentzündungen oft gestorben. Antibiotika sollten jedoch gezielt eingesetzt werden, in korrekter Dosierung und Dauer. Bei falscher Anwendung können sie mehr Schaden als Nutzen bringen; Resistenzen und eine Störung der natürlichen Darmflora sind unerwünschte Wirkungen.

Rosi Was geht dadurch denn kaputt?

Andreas In erster Linie sind die schädlichen Wirkungen von Antibiotika bei den Darmbakterien, der sogenannten Darmflora oder auch Darm-Mikroorganismen-Gemeinschaft, zu beobachten. Menschen haben durchschnittlich 10–100 Billionen Bakterien aus ungefähr 1800 Gattungen mit bis zu 36.000 Arten im Darm, die vielfältige Aufgaben erledigen.

Zwar stellt sich nach einer antibiotischen Behandlung (Antibiose) nach einigen Wochen das ursprüngliche Gleichgewicht dieser Bakterienbesiedlung des Darms wieder ein; einfach auf Verdacht sollte jedoch eine solche Behandlung nicht erfolgen.

Tochter Aber wie kann ich das wissen? Gibt es einen sicheren Beweis, damit ich Antibiotika mit ihren Nebenwirkungen nur dann nehme, wenn sie wirklich nötig sind und helfen?

Andreas Einen sicheren Beweis hierfür gibt es nicht. Der Arzt wird auf der Basis der klinischen Untersuchungsergebnisse und der Entzündungswerte im Blut die Entscheidung treffen, ob es sich um einen Infekt handelt, welcher mit einem Antibiotikum behandelt werden muss. Ein Blutwert wird dabei oft bestimmt, das C reaktive Protein (CRP). Dieses Eiweiß, das bei einer Entzündung in der Leber gebildet und ins Blut abgegeben wird, steigt innerhalb weniger Stunden ab Beginn einer solchen Infektion um das 10- bis 1000-Fache an. Der Wert CRP beweist nicht das Vorliegen einer bakteriellen Infektion, aber gibt in der Gesamtschau einen wichtigen Hinweis darauf.

Sohn Das habe ich noch nie gehört. Kann das jeder Arzt herausfinden?

Andreas Ja, das geht durch eine einfache Blutentnahme, der Wert wird im Labor bestimmt und ist nach einigen Stunden bekannt.

Freundin Rosi, du hast mir das ja schon mal erzählt. Ich habe mir das gemerkt und mir vorgenommen, immer dieses CRP bestimmen zu lassen, bevor ich ein Antibiotikum nehme.

Nun war meine Tochter beim Arzt wegen heftiger Ohrenschmerzen und etwas Fieber. Bei Mittelohrentzündungen wurde ihr bisher immer ein Antibiotikum verordnet. Diesmal wurde ihr tatsächlich zum Bestimmen des CRP geraten!

Rosi Das klingt gut! Schade, euer Arzt ist für mich als möglicher Hausarzt zu weit weg. Was war bei deiner Tochter das Ergebnis?

Freundin Der Wert war nicht erhöht. Sie konnte sich dieses Mal das Antibiotikum sparen, und war nach ein paar Tagen mit reichlich Trinken, Nasenspray und ruhigerer Gangart wieder fit und bisher nicht wieder krank.

Andreas Am besten für die Nieren, wie natürlich auch für den ganzen Organismus, wäre es allerdings, Infekte möglichst gar nicht erst auftreten zu lassen.

Rosi Wie soll das gehen? Krankheitserreger sind überall. Was kann ich tun?

Andreas Am wirksamsten ist regelmäßiges **Händewaschen**. Richtig durchgeführt, wird der größte Teil von Krankheitserregern vernichtet, die sonst von Hand zu Hand zu Ansteckungen aller Art führen.

Freundin Was heißt richtig? Wasser und Seife, ein bisschen reiben, abspülen, das wird doch reichen? Nützt Wasser auch was, wenn es keine Seife gibt?

Andreas Leider reicht das nicht ganz. Erst einmal ist ein zwar kurzes Abspülen der Hände mit Wasser immer noch besser als gar nichts. Ein paar Faktoren steigern die Wirkung aber sehr:

Seife: Ohne Seife wird fast nur oberflächlich sichtbarer Schmutz abgespült. Die meisten Bakterien und Viren jedoch bleiben auf der Haut kleben.

Die Dauer: Als Richtwert gelten 20 Sekunden. Bei normaler Verschmutzung der Hände (also nicht gerade nach Gartenarbeit) werden damit über 99 % aller Keime abgetötet. Das klingt nach einer kurzen Zeitspanne. Wenn man beim Händewaschen allerdings wirklich einmal auf die Uhr schaut oder langsam auf 20 zählt, merkt man erst, dass man meist viel kürzer wäscht. Manchen Menschen hilft es, ein Lied dabei zu summen, evtl. auch nur in Gedanken. Ein Beispiel: Das Lied Happy Birthday, zweimal komplett gesungen, dauert etwa 20 Sekunden.

Wasserhahn und Seifenspender: Am besten sind berührungsfreie Vorrichtungen. Dort geraten vor, während und nach dem Händewaschen keine Keime vom vorigen Benutzer an die Hände.

Gründliches Abtrocknen: Auf richtig trockenen Händen haften weniger Krankheitserreger, weil die meisten davon sich eher in feuchtem Milieu wohlfühlen.

Das Vorher und Nachher: Am besten ist es, insbesondere in öffentlichen Bereichen und erst recht zu Erkältungszeiten, möglichst wenig Flächen anzufassen, an denen andere Menschen Keime hinterlassen haben könnten.

Die meisten Keime geraten erstaunlicherweise nicht direkt in den WCs an die Hände, sondern an Türklinken, beim Anfassen von Geld und von Computertastaturen in öffentlichen Bereichen. Nach dem Händewaschen also am besten noch ein Einmalhandtuch nehmen, oder den Ärmel, um die nächsten Türen zu öffnen.

Hände aus dem Gesicht: Keime auf den Händen kommen mit jeder Handbewegung zum Gesicht auf die Schleimhäute in Nase und Mund.

Papiertaschentücher nur einmal: Nach jedem Naseputzen bleiben Keime auf dem Papiertaschentuch, die beim nächsten Mal wieder zum Gesicht befördert werden.

Rosi Waschen mit warmem Wasser fühlt sich besser an. Werden dabei mehr Keime abgetötet?

Andreas Das nicht, die Temperatur hat auf die Reduktion von Mikroorganismen keinerlei Einfluss. Jedoch wird wegen des wohligen Gefühls mit warmem Wasser gerne länger gewaschen, und die Seife kann damit länger wirken und mehr Bakterien abtöten.

Freundin Sollte ich meine Hände regelmäßig desinfizieren? Bringt das was?

Andreas Das ist nur in Ausnahmefällen nötig, die meisten Menschen sollten das nur selten tun. Übermäßiges Waschen der Hände greift zudem den Säureschutzmantel der Haut an, macht sie rissiger und man riskiert damit womöglich, dass dadurch dann Krankheitserreger einfacher in den Körper gelangen können. Die Händedesinfektion ist sinnvoll:

- Vor und nach dem Umgang mit kranken Menschen, insbesondere mit ungeklärten Beschwerden.
- Bei Besuchen oder auch eigenen Aufenthalten in Krankenhäusern, dort auch bei jedem Betreten einer anderen Station und eines weiteren Krankenzimmers.

Freundin Empfehlen Sie eine Grippeimpfung? Sollten Menschen mit Nierenproblemen sich impfen lassen?

Andreas Ja, die Grippeimpfung ist sinnvoll! Gegen die vorher erwähnten banalen Infekte hilft sie allerdings nicht - sie ist eine Vorbeugung gegen die durch Viren verursachte Grippe, die jeweils in der kalten Jahreszeit mehr oder weniger stark grassiert. Jeder Patient mit Nierenproblemen sollte sich gegen diese saisonale Grippe impfen lassen. Ob jung oder alt, eine Infektion mit Influenzaviren kann sehr gefährlich sein, und außerdem kann man, wenn man sich damit infiziert hat, auch noch seine Mitmenschen anstecken.

Freundin Wie ist es mit Abhärtung, hilft Sauna, helfen Wechselduschen? Ich finde kaltes Wasser schrecklich, nutzt das trotzdem? Sollte ich diese Abneigung überwinden?

Andreas Abhärtung ist grundsätzlich gut, um das Immunsystem zu trainieren, und auch die Fähigkeit des Körpers, auf Temperaturunterschiede zu reagieren.

Dabei hilft es, auf sein Gefühl zu hören: Sauna tut gut, wenn sie Spaß macht. Damit signalisiert der Körper, dass es ihm wohltut. Wer kaltes Wasser absolut nicht leiden kann, braucht sich nach den Saunagängen dazu nicht zu zwingen. Ein kühles Luftbad und lauwarmes Duschen erfüllen den Zweck, den Körper nach der starken Erwärmung in der Sauna wieder abzukühlen, das kann auch bei demselben Menschen je nach Tagesform verschieden empfunden werden.

Freundin Kann ich mit bestimmten Nahrungsmitteln auch etwas erreichen?

Andreas Ja und nein. Das klingt mir zu sehr nach Ernährungsobsession, nach einem ständigen Kalorienzählen, nach dauernder Beschäftigung damit, was nun wofür gut oder nicht so gut ist. Das ist für die Nieren erst nötig, wenn die Funktion schon ziemlich gering ist, vorher nicht! Ganz allgemein ist gesunde, ausgewogene Ernährung mit reichlich Obst, Gemüse und vollwertigen Produkten geeignet, den Körper gesund zu erhalten, auch in Zeiten höherer Ansteckungsgefahr. Im Kapitel „Ernährung" ist das ausführlicher erläutert (Kap. 3.2).

Sohn Meine Frau möchte gern einen Hund haben. Sie argumentiert, das sei gesund - denn da müsse man jeden Tag bei jedem Wetter zweimal raus. Auch wenn es schüttet oder stürmt. Kann das denn gesund sein?

Andreas Auch wenn Sie das wohl nicht gerne hören: Ja! Tatsächlich werden an der frischen Luft die Schleimhäute in der Nase besser durchblutet, besonders wenn es kühler ist als in den Wohnräumen. Auch eine richtig mit Feuchtigkeit gesättigte Regenluft tut den Schleimhäuten gut und wirkt abschwellend. Dadurch können die feinen Härchen auf den Schleimhäuten der Atemwege ihre Aufgabe besser erfüllen, durch Bewegung, auch Flimmern genannt, Krankheitserreger nach draußen zu befördern, bevor diese sich in den Atemwegen vermehren und zu Infekten führen.

Sohn Bei Schmuddelwetter und vielen dienstlichen Terminen schaffe ich das nicht täglich. Bringt alle drei Tage ein längerer Spaziergang auch was?

Andreas Auf jeden Fall, die Regelmäßigkeit ist der Schlüssel zum Erfolg. Besser als einmal pro Monat eine große Anstrengung zu unternehmen, ist es sich täglich zu bewegen. Ein strammer kurzer Spaziergang reicht, um sich danach wieder wohlig warm zu fühlen und gut zu schlafen. Wenn das in den Alltag passt, als Fuß- oder Radstrecke zur Arbeit oder zum Mittagessen, muss man sich dazu nicht mal extra aufraffen.

3.4 Andere Untersuchungen, auch bei anderen Ärzten

Rosi Gibt es für Patienten mit ADPKD bei Untersuchungen auf andere Krankheiten irgendwelche Vorsichtsmaßnahmen und Einschränkungen?

Andreas Es kommt auf die Nierenfunktion an. Kontrastmittel bei Röntgenaufnahmen für CT (Computertomografie) werden über die Nieren ausgeschieden. Das kann ein Problem werden, wenn die Nierenfunktion eingeschränkt ist, daher sollten solche Kontrastmittel möglichst vermieden werden.

Rosi Aber sieht man dann auf den Aufnahmen noch genug?

Andreas Das ist genau das Problem: Wenn ohne Kontrastmittel die gewünschte Bildgebung zu undeutlich ist, bringt sie ja nichts. Es ist also immer ein Abwägen. Es gibt jedoch gute, nierenschonende Alternativen: So kann ein MRT oder ein Ultraschall mit Kontrastmittel gemacht werden, beide Untersuchungen belasten die Nieren nicht.

Rosi Was soll ich tun, wenn mir von einem anderen Arzt ein CT mit Kontrastmittel verordnet wird?

Andreas Als erstes solltest du immer den behandelnden Arzt direkt fragen, ob das für die vorliegende Fragestellung dringend nötig ist und ob es dazu eine Alternative gibt, zum Beispiel ein MRT oder ein Ultraschall mit Kontrastmittel. In Zweifelsfällen empfehle ich, diesen Arzt zu bitten, mit dem Nephrologen Kontakt aufzunehmen.

Rosi Wird zum Untersuchen der Nieren ein Kontrastmittel benötigt?

Andreas Es kommt drauf an. Für eine Größenbestimmung, also für die Ermittlung des Nierenvolumens (total kidney volume, TKV) ist kein Kontrastmittel nötig. Wenn es sich aber um die erste Untersuchung der Nieren mittels MRT handelt, setzen wir normalerweise ein Kontrastmittel ein, da die Aussagekraft besser ist als ohne Kontrastmittel und das MRT-Kontrastmittel die Nieren nicht schädigt.

3.5 Zum Arzt – wann und wohin?

Rosi Wann und wie oft sollten Menschen mit ADPKD zu welchem Arzt gehen? Sind Termine schon regelmäßig nötig, solange noch keine Symptome vorliegen?

Andreas Das hängt sehr vom Stadium der Erkrankung ab. Auch wenn jemand weit zu fahren hat – einmal im Jahr will ich meine Patienten mindestens sehen. Wenn die Erkrankung weiter fortgeschritten ist, also ungefähr ab dem Stadium G4, ist eine engmaschigere Kontrolle sinnvoll, ungefähr alle 3 Monate. In dieser Situation kann bei einer weiten Fahrstrecke jeder Bluttest vor Ort von einer Hausarztpraxis durchgeführt werden. Ich bekomme dann die Ergebnisse und telefoniere mit dem Patienten über das weitere Vorgehen.

Der Verlauf ist bei ADPKD nicht linear, und zudem individuell sehr verschieden. Manchmal bleibt über viele Monate und auch Jahre der Befund fast gleich, manchmal aber gibt es rasche Veränderungen. Bei einer regelmäßigen Überwachung merken wir das rechtzeitig und können zeitnah reagieren. Wir Nephrologen sind die Fachärzte für die Nieren. Bei uns sollten deshalb die Informationen zusammenlaufen, die das Krankheitsbild und die Begleiterkrankungen betreffen.

Rosi Mit welchen Beschwerden kann ich mich beim Hausarzt betreuen lassen?

Andreas Zunächst sind die Hausärzte, die ihre Patienten häufig schon viele Jahre lang kennen und außer der Nierenerkrankung auch andere akute oder chronische Krankheiten und auch die Familienumstände kennen, die ersten Ansprechpersonen für alle medizinischen Fragen. Nach Bedarf erfolgt eine Überweisung an die jeweiligen Fachbereiche.

Einige vorbereitende Tätigkeiten für die regelmäßigen Kontrollen in der Nephrologie können bei guter Zusammenarbeit von den Hausärzten vorab erledigt werden, vor allem die Blutwerte. Das ist auch schon in der Zeit sinnvoll, in der noch die jährlichen Besuche bei uns in der Ambulanz reichen. Dann können die Patienten zu uns fahren, wenn die Ergebnisse vorliegen, ich bekomme diese meistens online oder per Fax, und wir können die Werte gleich gemeinsam besprechen. Das erspart den Patienten die Wartezeit auf die Rückmeldungen vom Labor, es reicht dann dieser eine Termin bei uns im Haus.

Rosi Welche weiteren Fachärzte suche ich auf, und wie oft?

Andreas Das hängt von der individuellen Situation ab. Manches reicht einmal, manche Bereiche sollten regelmäßig überwacht werden. Im Kapitel über Begleiterkrankungen von ADPKD ist ausführlich beschrieben, welche weiteren Bereiche das sind (Kap. 1.3). Wegen der häufigen Begleiterscheinungen von ADPKD ist nach Bekanntwerden der Diagnose mindestens eine grundlegende Untersuchung beim Kardiologen sinnvoll, um Anomalien am Herzen auszuschließen, oder diese möglicherweise zu erkennen und zu behandeln. Je nach Bedarf kann dort eine regelmäßig wiederkehrende Überwachung vereinbart werden.

Ein weiterer Fachbereich ist die Neurologie. Patienten mit ADPKD entwickeln häufiger als die Durchschnittsbevölkerung Aussackungen in Blutgefäßen im Gehirn, sogenannte Aneurysmen. Das kann sehr gefährlich werden. Deswegen ist generell einmal ein MRT des Gehirns notwendig. Wenn dabei Auffälliges zu sehen ist, kann man mit kleinen Maßnahmen rechtzeitig eingreifen. Manchmal reicht auch eine weitere regelmäßige Beobachtung.

Bei auffällig lang andauerndem und häufigem Husten kann außerdem eine grundlegende Untersuchung der Bronchien angezeigt sein. Manche Patienten mit ADPKD entwickeln Aussackungen in den Bronchien, die mit einem speziellen Röntgenbild gut zu sehen sind. Hierfür ist der Lungenfacharzt der richtige Ansprechpartner.

Rosi Bei einem Verdacht auf Nierensteine wurde mein Mann mal von der Hausärztin zum Urologen geschickt. Passt das? Ich wäre zum Nephrologen gegangen.

Andreas Beides klingt logisch. Tatsächlich ist der Urologe der Facharzt für die ableitenden Harnwege, und damit auch zuständig für Nierensteine. Wir Nephrologen kennen uns auf diesem Gebiet auch aus und können mit einer Ultraschall-Untersuchung feststellen, ob und wo Nierensteine vorhanden sind und wie groß diese sind. Die notwendigen Maßnahmen können beide Fachrichtungen besprechen. Wichtig ist die Kommunikation des Urologen mit mir – als Nephrologe will ich solche Auffälligkeiten mindestens per Arztbrief erfahren, das ist wichtig für die weitere Behandlung.

Rosi Was mache ich bei gewöhnlichen Infekten? Bei hartnäckigem Husten liegt es nahe, außer zum Hausarzt zu einem Lungenfacharzt zu gehen. Wenn mir dort ein Antibiotikum angeraten wird, was rätst du mir?

Andreas Nicht alle Antibiotika sind für Patienten mit ADPKD geeignet. Du solltest jeden Facharzt auf deine Grunderkrankung hinweisen und um Prüfung bitten, ob das empfohlene Medikament für deine eingeschränkt funktionierenden Nieren geeignet ist.

Rosi Hm. Bei manchem Facharzt habe ich das Gefühl, dass die ADPKD nur wenig bekannt ist. Mir wurden von einem Orthopäden auch schon Schmerzmittel empfohlen, und bei meiner Rückfrage wegen Nieren hatte ich ein unsicheres Gefühl, ob ich das nehmen darf. Es hat sich später herausgestellt, dass das tatsächlich ein Mittel war, von dem von ADPKD betroffenen Patienten abgeraten wird. Was mache ich dann?

Andreas In einem solchen Zweifelsfall solltest du beim Nephrologen nachfragen, ob das verordnete Mittel für deine Nieren in Ordnung ist. Das hängt ja auch vom Stadium der Nierenfunktion ab, das wiederum der Nephrologe genau kennt.

Rosi Was tue ich, wenn ich mich nicht gut beraten fühle? Wenn Bedenken wegen meiner Nieren unbeachtet bleiben?

Andreas Du solltest möglichst zu Ärzten gehen, zu denen du Vertrauen hast, deine Fragen stellen kannst und verständliche Antworten bekommst. Wenn das nicht der Fall ist, ist längerfristig die Suche nach einem anderen Arzt meine Empfehlung. Allein schon die Gelassenheit, weil du dich gut betreut fühlst, hat eine messbare Auswirkung auf das Körpergefühl, auf die Psyche und auf den gesamten Krankheitsverlauf.

Rosi Das sehe ich auch so! Der Wechsel von einem Nephrologen mit für mich erschreckenden Sprüchen wie „Ihre Nieren sieht man kaum noch vor lauter Zysten“ zu einem anderen Facharzt dieser Praxis, und später wegen Tolvaptan zu Fachleuten für dieses Medikament hat mir sehr gutgetan. Wenn ich schon eine chronische Erkrankung habe, will ich mir nicht auch noch Gedanken darüber machen müssen, ob ich den Arzt nerve mit Rückfragen und ob dieser mir eigentlich vollständige Auskünfte gibt.

Generell bin ich der Auffassung, dass man sich im Leben allgemein und besonders, wenn es um die eigene Gesundheit geht, nicht mit einer mittelmäßigen Betreuung zufriedengeben sollte. In Zahlen ausgedrückt: 100 % Zufriedenheit über alle Jahre gibt es selten, aber gefühlte 90–95 % sollten es im Durchschnitt schon sein!

Ich habe schon erlebt, dass ein Arzt bei einer Rückfrage geantwortet hat, dass ich das Googeln sein lassen soll. Was sagst du dazu?

Andreas Google ist zweischneidig. Es liegt nahe, bei einer unbekannten Diagnose zuerst mal im Netz nachzuschauen. Grundsätzlich begrüße ich es, wenn Patienten sich möglichst gut mit ihrer Krankheit auskennen wollen. Vieles können Patienten tatsächlich im Internet erfahren. Aber es gibt eben auch teils sehr negative Kommentare und auch schlicht falsche Erläuterungen. Das kann Angst erzeugen, und Angst ist meist kontraproduktiv.

Ich frage deswegen meine Patienten besonders im ersten Gespräch, ob sie noch Fragen haben und biete an, dass sie mich oder mein Team bei dringenden Anliegen auch ohne speziellen Termin telefonisch oder per Mail erreichen können. Das gilt dann ebenso, wenn sie etwas im Netz gelesen haben, was sie beunruhigt oder zweifeln lässt. Zweifel bedeuten Interesse, und das wollen wir nutzen und Unklarheiten möglichst ausräumen.

Rosi Mir hilft zum Thema ADPKD besonders Facebook. Es gibt vom deutschen PKD e. V. außer den Vereinsinfos eine Gruppe allgemein über Zystennieren und eine spezielle Gruppe zu Tolvaptan. Dort habe ich besonders viel erfahren in der Zeit, als ich das erste Mal von der Möglichkeit gehört hatte, dass Tolvaptan für mich infrage kommen kann, und ich mir überlegt habe, ob und ab wann ich das nehmen will. In diesen Gruppen diskutieren Betroffene, es geht auch mal um profane Alltagsdinge wie Trinkwasserspender und den persönlichen Umgang mit dem nächtlichen Aufstehen wegen WC-Drang. Natürlich wird dort auch über die Auswirkungen des Medikaments auf die Nierenfunktion diskutiert. Ich kannte anfangs niemanden persönlich, der auch meine Krankheit hat, und fühlte und fühle mich mit diesen Gruppen viel weniger allein.

Empfiehlst du solche Portale deinen Patienten?

Andreas Ja, mit ein bisschen Vorsicht. Es kommt darauf an, ob sie ordentlich moderiert werden und sachliche Informationen gegeben werden. Der Austausch mit anderen Betroffenen kann helfen und eine sinnvolle Ergänzung zu der ärztlichen Beratung sein. Es gibt auch vom Schweizer Patientenverein die Seiten SwissPKD.ch und ADPKD.ch, teils in Deutsch, manches ist in Englisch. Das kann eine gute Sache sein, zusätzlich zu den direkten Infos meines Teams. Allerdings sind dort in den Gruppen überwiegend Menschen ohne medizinische Ausbildung aktiv. Im Zweifel bitte ich deshalb immer um eine kurze Rückfrage bei uns.

3.6 Medikamente und ihre Auswirkungen auf die Nieren

Freundin Wenn du krank bist und Medikamente brauchst, was darfst du noch einnehmen?

Rosi Es kommt darauf an – auf das Mittel und auf das Stadium der Nierenerkrankung. Ganz allgemein frage ich bei neuen Mitteln beim verordnenden Arzt oder auch in der Apotheke nach der Wirkung auf die Nieren. Allerdings wissen nicht alle Allgemeinmediziner, und insbesondere nicht alle Fachärzte anderer Fachrichtungen, über ADPKD und die Auswirkungen von Medikamenten auf die Nieren Bescheid. Meist schaue ich selbst noch nach dem Beipackzettel und frage außerdem zusätzlich beim Nephrologen nach. Die paar Stunden, bis ich per Mail das OK habe, warte ich lieber mit einer Einnahme.

Freundin Pflanzliche Mittel gehen doch immer?

Rosi Nein! Das ist ein weit verbreiteter Irrtum. Pflanzen haben Auswirkungen, denn sonst bräuchte man ja diese Mittel nicht zu nehmen. Lieber frage ich auch bei solchen Mitteln immer nach.

Freundin Welche Pflanzen und Tees sind kritisch?

Andreas Johanniskraut ist ein Beispiel, und zwar nicht speziell wegen der Nieren, sondern es hat eine Auswirkung auf die Konzentration mancher Medikamente im Blut. Zum Beispiel ist dann die Konzentration der Mittel, die nach einer Organverpflanzung (Transplantation) gegen die Abstoßung des erhaltenen Organs eingenommen werden müssen, zu gering und das kann zu schweren Folgen bis zur Abstoßung des Organs führen.

Dann gibt es noch die sogenannten Chinesischen Kräuter, auch bekannt unter dem Oberbegriff TCM (Traditionelle Chinesische Medizin). Diese können problematisch sein, da diese die Nieren schädigen können. Grundsätzlich ist Vorsicht geboten bei allen Arten von Kräutern und Tees, unabhängig von ihrer Herkunft. Sie können je nach den Bedingungen bei deren Produktion verunreinigt sein.

Rosi Sind homöopathische Mittel unbedenklich, gehen „Schüsslersalze"?

Andreas Ja, beides ist in Ordnung, sofern die Produktion einwandfrei ist.

Rosi Welche Nahrungsergänzungsmittel sind okay? Alle frei verkäuflichen?

Andreas Nein, auch hier kommt es darauf an. Es sollte keinesfalls ein Wirkstoffmix genommen werden, ohne genauer hinzuschauen. Generell gilt: Wer sich ausgewogen ernährt, braucht solche Mittel normalerweise nicht. Allerdings gibt es bei Sportlern bei manchen Mineralien einen erhöhten Bedarf. Aber manches nützt, manches schadet! Kalium wiederum ist bei Menschen mit eingeschränkter Nierenfunktion häufig in zu hoher Konzentration vorhanden, bei anderen ist der Spiegel dieses Minerals zu gering. Am besten ist deshalb eine Rückfrage beim Arzt, bevor ein Mittel gekauft und genommen wird. Aufgrund der ohnehin stattfindenden regelmäßigen Blutuntersuchungen kann der Arzt beurteilen, ob ein Wirkstoff ohne Bedenken genommen werden kann oder gar sollte.

Rosi Ich habe ab und zu Wadenkrämpfe. Fehlen mir Mineralien? Kann ich Mineraltabletten oder Mineralbrause einnehmen?

Andreas Möglich ist das, vielleicht fehlt auch nur eines! Das kann ein Bluttest zeigen. Wenn dabei ein zu geringer Magnesiumspiegel im Blut eindeutig festgestellt wird, kann Magnesium (Mg) zugeführt werden. Die Dosierung und die Dauer der Einnahme ist in jedem Fall mit dem Arzt zu besprechen, und bei der nächsten Blutuntersuchung sollte die Konzentration im Blut wieder untersucht werden, um die Auswirkung der Einnahme zu überwachen.

Wenn alle anderen untersuchten Mineralien in der passenden Konzentration im Blut festgestellt werden, empfehle ich dringend, gezielt nur das Mineral einzunehmen, das in zu geringer Menge vorhanden ist, also zum Beispiel nur reines Magnesium, und auch dies nur in einem engen zeitlichen Rahmen und einer nochmaligen Überwachung.

Rosi Magnesium ist bei mir getestet worden; die Konzentration in meinem Blut war in Ordnung. Gibt es im Zusammenhang mit ADPKD weitere mögliche häufiger vorkommende Mangelzustände?

Andreas Es besteht außerdem ein Zusammenhang mit einem Mangel an Vitamin D. Dieser kommt bei Patienten mit ADPKD öfter vor und kann mit Medikamenten gut behandelt werden.

Rosi Welche Auswirkungen haben Nahrungsmittel auf eingenommene Medikamente?

Andreas Da gilt es, die Anweisungen des Arztes und die Erläuterungen im Beipackzettel genau zu beachten. Manche Medikamente wirken am besten im leeren Magen, teilweise ist dann noch eine Weile abzuwarten, bis etwas gegessen wird. Einige Mittel werden am besten vom Körper aufgenommen, wenn sie zusammen mit dem Essen eingenommen werden, andere wiederum am besten, wenn die Einnahme nach dem Essen geschieht.

Rosi Bei Antibiotika wurde mir von Milch abgeraten, ich trinke aber sehr gerne Milch, esse öfter mal einen Jogurt, mag Trinkjogurt, und genieße auch immer mal Schokolade. Geht das?

Andreas Mit zeitlichem Abstand schon. Bei Milch und (Trink-)Joghurt empfehle ich, 2 Stunden Abstand zur Einnahme des Antibiotikums zu halten. Vorher und nachher! Bei der Schokolade denke ich hingegen nicht, dass es zu einem Einfluss auf die Wirksamkeit des Medikaments kommt.

Rosi Seit meiner sinkenden Nierenfunktion habe ich immer wieder einen Eisenmangel. Woher kommt das, geht Eisen auch durch die weniger aktiven Nieren verloren?

Andreas Nein, das nicht. Aber die Verfügbarkeit von Eisen im Körper ist häufig bei abnehmender Nierenfunktion nach und nach reduziert.

Rosi Kann das bei mir schon die Ursache sein?

Andreas Ja, das ist möglich. Eisenmangel kann vielerlei Ursachen haben. Bei Frauen ist immer auch ein Zusammenhang mit der Monatsblutung vorhanden, wenn dabei reichlich Blut verlorengeht. Auch viele andere Krankheiten stehen im Zusammenhang mit Eisenmangel.

Rosi In welchem Stadium der ADPKD geht dieser Eisenmangel los?

Andreas Das fängt ungefähr an, wenn die Nieren nur noch zu unter 50 % arbeiten, manchmal auch erst später. Bei Patienten mit einer Nierenfunktion von 20 % und weniger ist es oft schwierig, das Eisen für die Blutproduktion verfügbar zu machen. Zudem nimmt die Produktion von Erythropoetin ab. Gesunde Nieren bilden über 90 % des Hormons Erythropoetin. Dieses regt im Knochenmark die Bildung von roten Blutkörperchen an, den Erythrozyten. Dazu kommt noch, dass die dann gebildeten roten Blutkörperchen eine verringerte Lebenszeit haben. Diese Lebenszeit beträgt normalerweise ohnehin nur etwa 120 Tage, reduziert sich aber dann weiter auf nur noch 40–80 Tage. Außerdem ist auch noch der Einbau von Eisen in den roten Blutfarbstoff (Hämoglobin) gestört, der den Sauerstoff im Blut transportiert. Daraus resultiert eine Blutarmut, eine sogenannte renale Anämie.

Rosi Gibt es auch Medikamente gegen Eisenmangel?

Andreas Ja, es gibt die Möglichkeit, Eisen in Form von Tabletten zu sich zu nehmen. Ich empfehle diese Eisentabletten nicht, da sie zu wenig wirksam sind und oft zu Magenbeschwerden führen. Ich empfehle deshalb die Gabe von Eisen in Form von Infusionen, sollten die Eisenspeicher zu gering sein oder sofern eine Therapie mit Erythropoetin notwendig ist.

Freundin Kannst du noch Schmerzmittel nehmen? Was tust du zum Beispiel gegen Kopfweh?

Rosi Zuerst versuche ich generell, möglichst ohne Medikament auszukommen. Oft hilft Ausruhen, frische Luft, reichlich Trinken, Wasser und gern auch ein Glas Saft, und auch mal ein Espresso.

Freundin Aber wenn das alles nichts nützt?

Andreas Bei Schmerzmitteln sollte die Gruppe der NSAR-Medikamente (nichtsteroidale Antirheumatika) komplett gemieden werden. Solche Mittel werden häufig verordnet, wenn neben der Schmerzlinderung eine entzündungshemmende Komponente gewünscht wird, oft nach Operationen. Mittel mit diesem Wirkstoff sind Ibuprofen, ASS und Diclofenac, und einige weitere. Am besten sollte man jeweils im Beipackzettel nachschauen, und hellhörig werden, wenn von Entzündungshemmung die Rede ist.

Rosi Ist Novalgin als Schmerzmittel für mich okay?

Andreas Ja. In Novalgin ist der Wirkstoff Novaminsulfon enthalten. Für Menschen mit eingeschränkter Nierenfunktion, oder eben mit einer möglicherweise vorliegenden Nierenkrankheit (ohne dies bereits sicher zu wissen) ist dieser Wirkstoff geeignet. Für alle Medikamente gilt: Kein Medikament ist ohne Nebenwirkung und der behandelnde Arzt ist darum sehr sorgfältig dabei, das geeignetste Medikament zu bestimmen.

Rosi Novaminsulfon habe ich schon einmal als Tropfen verordnet bekommen, und früher mal als Tabletten. Was ist besser?

Andreas In der Wirksamkeit besteht kein Unterschied. Der Vorteil der Tropfen ist, dass man die Dosis stufenlos ausprobieren kann. Da empfehle ich, anstatt der im Beipackzettel empfohlenen 40 Tropfen zunächst mit 20–25 Tropfen zu experimentieren und mindestens 2 Stunden zu warten. Bei Bedarf kann dann nachdosiert werden. Wenn die Tabletten eine Kerbe haben und damit teilbar sind, ist ein Test mit einer halben Anfangsdosis ebenso möglich.

Rosi Bei den Tropfen habe ich nur das Problem, dass die Fläschchen durch die Kindersicherung nicht dicht sind. Für den Notfall, für die Handtasche und auf Reisen sind dann die Tabletten besser geeignet.

Freundin Geht auch Ibuprofen?

Andreas Nein! Das sollten Menschen mit eingeschränkter Nierenfunktion möglichst überhaupt nicht einnehmen, weder als Tabletten noch als Infusionen.

Rosi Nach einer Operation habe ich das mal bekommen. Ist es da in Ordnung?

Andreas Nein. Möglichst nie. Es wird oft mit der gleichzeitigen Hemmung von Entzündungen argumentiert. Ich rate dennoch generell davon ab.

Freundin Wie ist es mit Paracetamol?

Andreas Wenn Novaminsulfon nicht hilft oder nicht vertragen wird, ist bei gering eingeschränkter Nierenfunktion auch Paracetamol eine Alternative. Damit meine ich plötzlich auftretende Zahnschmerzen oder Ähnliches am Wochenende, bis am folgenden Werktag ein Termin beim Zahnarzt möglich ist. Natürlich gilt für alle Schmerzmittel, auch für die frei verkäuflichen: Einnahme so kurz wie möglich, und immer unter ärztlicher Kontrolle!

Rosi Gibt es weitere Möglichkeiten?

Andreas Es kommt auf die Art des Schmerzes an. Manchen Patienten helfen auch bei stärkeren Kopfschmerzen Koffeintabletten. Viele kennen diesen Effekt ohnehin, weil bei ihnen bei Kopfweh auch ein Kaffee oder ein Espresso eine schmerzlindernde Wirkung zeigt.

Freundin Kann ich dann noch schlafen?

Andreas Es kommt auf die Dosierung an und darauf, ob jemand Koffein gewohnt ist, und natürlich auf die Tageszeit. Ich empfehle deshalb, mit einer kleinen Dosis zu beginnen, und diese möglichst morgens. Wenn das Koffein wirkt, kann mittags noch eine Dosis gegeben werden oder spätestens am Nachmittag. Abends gebe ich höchstens noch die halbe Menge. Ich will ja nicht, dass der Patient dann die ganze Nacht wach bleibt und dadurch völlig erschöpft ist.

Rosi Gibt es weitere Möglichkeiten, wenn alle diese Mittel nicht wirken?

Andreas Da sind wir dann allerdings bei starken Schmerzmitteln, die in jedem Fall in ärztliche Hand gehören und verschreibungspflichtig sind, die Opiate. Einige Opiate sind auch geeignet bei Niereninsuffizienz, da diese kaum durch die Nieren verstoffwechselt werden: Tramadol, ein schwaches Opioid, kann in der Regel gegeben werden, bei schwer eingeschränkter Nierenfunktion ist jedoch eine vorsichtige Dosierung angezeigt. Bei den starken Opioiden empfehle ich Hydromorphon.

Rosi Machen diese Mittel süchtig?

Andreas Ja, die Gefahr besteht. Darum darf es nur unter strenger ärztlicher Kontrolle und für eine möglichst kurze Zeit genommen werden. Eine Suchtgefahr in psychischer Hinsicht besteht übrigens bei sehr vielen Medikamenten: Es geht einem besser, also will man dieses Gefühl wieder erreichen, und meint deshalb, das Mittel wieder zu brauchen.

Freundin Darfst du bei deiner verringerten Nierenfunktion noch Antibiotika einnehmen?

Rosi Es kommt auf das Mittel an. Wenn mir ein solches Mittel verordnet wird, frage ich in jedem Fall den verordnenden Arzt, ob ich das Medikament trotz meiner Nierenerkrankung nehmen darf.

Ich habe allerdings schon öfter bei Allgemeinmedizinern und auch bei Fachärzten anderer Spezialgebiete erlebt, dass sie mit der Bezeichnung meiner Nierenkrankheit nur wenig anfangen konnten. Zur Sicherheit frage ich deshalb generell zusätzlich beim Nierenfacharzt nach, ob dieser das vorgesehene Antibiotikum ebenfalls für mich empfiehlt. Auch hier nehme ich lieber ein paar Stunden Wartezeit bis zur Antwort in Kauf, bis ich mit der Einnahme beruhigt beginnen kann.

Freundin Ist es für die Nieren besser, bei einer Infektion schon früh im Verlauf ein Antibiotikum zu nehmen?

Andreas Nur, wenn es sich eindeutig um eine bakterielle Infektion handelt. Nur dann ist ein Antibiotikum sinnvoll und wirksam.

Rosi Darf ich mich noch impfen lassen? Gegen die Virusgrippe zum Beispiel?

Andreas Die Grippeimpfung empfehle ich allen meinen Patienten. Gerade bei einer verringerten Nierenfunktion ist häufig auch die Immunabwehr geschwächt, da ist diese Impfung sehr sinnvoll.

Rosi Sind Reiseimpfungen auch möglich? Ich habe die Idee einer Reise nach Indonesien, gibt es Besonderes zu beachten?

Andreas Auch hier bestehen keine Einschränkungen. Eine Rückfrage beim Nephrologen und beim Reise- und Tropenmediziner ist natürlich im Zweifel immer eine gute Idee!

Rosi Darf ich beim Zahnarzt noch jede lokale Betäubung bekommen?

Andreas Ja. Solche Betäubungsspritzen sind kein Problem für die Nieren. Auch Narkosemittel sind nicht per se nierenschädigend.

4 Persönlicher Umgang mit der Erkrankung

4.1 Mit ADPKD im Alltag

Rosi Was sollte ich im Alltag besonders beachten, was ist wichtig und was sollten Menschen mit ADPKD besser vermeiden? Worauf soll ich achten im Beruf, beim Sport, in der Freizeit, bei körperlicher Arbeit?

Andreas Das kommt aufs Stadium der Erkrankung an, und immer auch auf die persönliche Situation, auf Symptome, Beschwerden und Begleiterkrankungen. Ganz allgemein gilt: Lebe und genieße dein Leben. Einschränkungen – also was du tun oder eben nicht mehr tun darfst oder kannst – kommen noch früh genug.

Rosi Gilt das auch für die Ernährung? Kann ich weiterhin alles essen, worauf ich Lust habe?

Andreas Ja, das gilt sehr lange ganz besonders fürs Essen! Regelmäßig und genug zu trinken ist zudem generell wichtig. Eine bestimmte Menge mag ich nicht nennen. Es ist individuell sehr verschieden, wie viel Flüssigkeit ein Mensch braucht. Allgemein gilt der Rat, auf den eigenen Durst zu hören. Der Körper signalisiert deutlich, wenn etwas getrunken werden sollte. Das passt meist. Erst bei sehr alten Menschen geht das eigene Durstgefühl öfter zurück, und durch bestimmte Erkrankungen.

Beim Essen ist meine Einstellung: Solange die meisten Blutwerte im Rahmen liegen, kannst du mit Genuss essen, worauf du Lust hast. Natürlich ist eine gesunde Zusammensetzung der Mahlzeiten gut für dich – so wie für alle Menschen, ob gesund oder krank. Aber das sollte nicht zur Ernährungsobsession werden. Es nutzt niemanden, wenn du bei jedem Bissen Fettgehalt und Kalorien berechnest und auf Konservierungsstoffe achtest. Es reicht, wenn du solche Dinge insgesamt im Blick hast. Die Ernährungspyramide, die im Kapitel Ernährung ausführlich erläutert wird, dient als guter Hinweis für eine wohlschmeckende Zufuhr von allen wichtigen Nährstoffen, und der Genuss kommt dabei nicht zu kurz (Kap. 3.2).

Rosi Spielt Über- oder Untergewicht eine Rolle, beeinflusst das Körpergewicht den Krankheitsverlauf?

Andreas Nicht direkt. Allerdings ist es für die Nieren, wie für den ganzen Körper und die Gesundheit aller Organsysteme am besten, wenn das Gewicht im Rahmen bleibt. Großes Übergewicht belastet alle Organe, und bei Untergewicht besteht häufig die Gefahr einer Mangelernährung.

Rosi Ab wann gibt es Einschränkungen beim Essen und Trinken? Was muss ich bei fortgeschrittener Erkrankung beachten?

Andreas Bei den meisten Patienten mit ADPKD zeigen die regelmäßig ermittelten Blutwerte, welche Besonderheiten zu beachten sind. Erst wenn hier Auffälligkeiten auftreten, wenn bestimmte Mineralien in einer deutlich zu hohen oder zu geringen Konzentrationen im Blut nachweisbar sind, und insbesondere, wenn der Phosphatspiegel steigt (meist ist das erst in Stadium G4 der Fall), sollten bestimmte Nahrungsmittel nur noch in kleinen Mengen genossen oder sogar ganz gemieden werden.

Rosi Welche Lebensmittel betrifft das?

Andreas Hier geht es um sehr spezielle, persönliche Ratschläge. Das hängt bei vielerlei Nahrungsmitteln vom persönlichen, aktuellen Blutbild ab, vom Appetit allgemein und vom derzeitigen Befinden. Zum Beispiel kann es bei manchen Menschen mit hohem Kaliumspiegel im Blut ratsam sein, auf einige bestimmte Sorten Obst und Gemüse zu verzichten. Bei anderen Menschen im gleichen Stadium der Erkrankung kann wiederum die Kaliumkonzentration im Blut überhaupt kein Problem sein, sie dürfen dann weiterhin fast alle Obst- und Gemüsesorten essen, die sie gerne mögen.

Auch wegen der Eiweißversorgung kann eine Änderung von Ernährungsgewohnheiten nötig werden. All das verläuft sehr unterschiedlich. Deshalb will ich hier nicht generell von bestimmten Lebensmitteln abraten, das wäre viel zu allgemein. Hier ist bei Bedarf eine individuelle Ernährungsberatung notwendig, wo auch besonders geeignete Koch- und Backrezepte besprochen werden können.

Rosi In welchem Umfang ist Sport, und allgemein körperliche Anstrengung, auch bei Haus- und Gartenarbeit in Ordnung, was kann mir schaden? Was geht noch bei fortgeschrittener Erkrankung?

Andreas Regelmäßige Bewegung ist generell der sinnvollste Rat, den wir Ärzte allen Patienten geben können. In jedem Stadium wirkt sich Bewegung positiv auf das Körpergefühl aus. Welche Art der Bewegung, welche Sportarten für welchen Menschen passen, muss jeder selbst herausfinden – Näheres ist im Kapitel Sport erläutert (Kap. 4.3).

Bei körperlicher Anstrengung im Haus und im Garten kommt es auf das eigene Empfinden an, also auch auf die Tagesform. Auch bei solchen körperlichen Tätigkeiten hat die Bewegung meist positive Auswirkungen auf Gesundheit und Wohlbefinden. Das gilt ganz besonders, wenn sie an der frischen Luft stattfindet, und als Nebeneffekt noch den Genuss von selbst angebautem Obst und Gemüse und den Anblick von schönen Pflanzen liefert.

Auf den eigenen Körper zu hören, passt auch hier: Für manche Menschen sind mehrere kürzere Zeiten der Arbeit sinnvoll. Bewegung tut auch in kleinen Zeiteinheiten gut, jeder Schritt zählt! Eine Weile Unkraut jäten, eine Verschnaufpause mit einer Tasse Tee, danach eine Reihe Möhren ernten, und wieder eine kleine Pause, vielleicht mit einem Joghurt, in den selbst geerntetes Obst geschnitten wurde. Am besten ist es, sich je nach Lust und eigenem Leistungsvermögen zu bewegen. Das kann dann an einem Tag längere Abschnitte an anstrengenden Arbeiten bedeuten. An anderen Tagen sind womöglich mehrere Pausen nötig, und die solltest du dir dann auch gönnen.

Wenn passionierten Hobbygärtnern das Bücken schwerer fällt – und das kommt wegen der vergrößerten Nieren öfter vor – ist vielleicht ein Hochbeet eine sinnvolle Investition, wenn sie auf diese Tätigkeit und die selbst angepflanzten Nahrungsmittel nicht verzichten wollen.

Rosi Bei Gartenarbeit denke ich an die Sonne. Wie viel davon ist gesund? Müssen Menschen mit ADPKD Besonderes beachten?

Andreas Sonneneinstrahlung ist für Patienten mit ADPKD grundsätzlich nicht gesünder oder gefährlicher als für gesunde Menschen.

Wir Menschen brauchen die Sonne. Das Leben der meisten Lebewesen auf der Erde basiert auf dem Sonnenlicht. Besonders wichtig ist die Sonne für das allgemeine Wohlbefinden, für unser Immunsystem und für die Bildung von Vitamin D. Vitamin D wiederum sorgt dafür, dass der Körper Kalzium aufnehmen kann, was für unsere Knochen regelmäßig benötigt wird. Vitamin D ist auch in vielen Lebensmitteln enthalten; am natürlichsten erfolgt die Aufnahme jedoch durch Sonnenstrahlen. Hierfür nutzen schon ein paar Minuten Sonne täglich, am besten in der Mittagszeit.

Wichtig ist für alle Menschen, sich je nach Jahreszeit entsprechend zu schützen. Stundenlange Sonnenbäder sind schädlich, besonders in der Zeit zwischen 11 und 15 Uhr. Da steht die Sonne am höchsten, besonders im Sommer. Für empfindliche Hauttypen sind in dieser Zeit schon 20 Minuten Sonnenschein zu viel. Für solche Menschen ist reichlich Sonnenschutz gefragt mit hohem Lichtschutzfaktor, und am besten immer wieder das Suchen nach einem schattigen Plätzchen. Das Problem bei zu langer Sonneneinstrahlung ist hauptsächlich die Belastung der Haut durch UV-Strahlen. Wenn dadurch Sonnenbrand entsteht, erhöht dies jedes Mal die Gefahr, irgendwann Hautkrebs zu bekommen.

Rosi Ich friere viel mehr als noch vor ein paar Jahren. Kann das mit ADPKD zu tun haben? Kann Tolvaptan eine Ursache sein? Ich trinke seither im Herbst, Winter und Frühling große Mengen an Tee.

Andreas Grundsätzlich bewirkt ADPKD kein zusätzliches Kälteempfinden. Jedoch kann die zurückgehende Nierenfunktion in einem späteren Stadium indirekt zu stärkerem Frieren führen, wenn durch die zu geringe Ausscheidung zu viel Wasser im Körper verbleibt. Tolvaptan hat für den Wärmehaushalt im Körper ebenfalls keine direkte Auswirkung. Auch hier ist jedoch durch die größere Trinkmenge mehr Wasser im Körper, das bewirkt eine gewisse Kühlung. Warme Getränke sind dann eine gute Idee, um diesen Effekt abzumildern.

4.2 Berufswahl

Rosi Müssen Menschen mit ADPKD bei ihrer Berufswahl Einschränkungen in Kauf nehmen? Was ist zu beachten?

Andreas Wie so oft ist auch die Antwort auf diese Frage: „Es kommt darauf an“. Je nach Stadium der Krankheit während der Entscheidung für einen beruflichen Weg, und je nach individuellem Verlauf der Erkrankung gibt es für die meisten Menschen nur einige wenige generelle Einschränkungen.

Rosi Was bedeutet das im Einzelfall? Was geht immer, was gar nie?

Andreas Immer und nie sind zwei Wörter, die ich lieber nicht benutze. So allgemeine Aussagen sind kaum möglich. Fast immer sind Berufe mit geringer körperlicher Belastung möglich, also all die Tätigkeiten, in denen überwiegend am Schreibtisch gearbeitet wird. Es kommt vorrangig auf den persönlichen Verlauf der Krankheit an. Den meisten Patienten rate ich langfristig von Berufsbereichen ab, in denen regelmäßig große körperlichen Belastungen gemeistert werden müssen. Es sind dies vor allem solche Berufe, bei denen häufig schwer gehoben werden muss, insbesondere wenn dies zudem teils bei großer Hitze oder auch bei grimmiger Kälte geschieht.

Rosi Würde das heißen, dass eine junge Frau mit ADKPD sich von vornherein nicht für einen Beruf auf Baustellen entscheiden soll? Und ein junger Mann besser gar nicht erst Tierarzt werden sollte?

Andreas Hier kommt auf den individuellen Verlauf der Erkrankung an. Wenn jemand zwar weiß, dass er die Krankheit geerbt hat, aber im Alter von 16 oder 20 Jahren noch keine Beschwerden hat, sowie eine vollständige Nierenfunktion und noch kaum vergrößerte Nieren, dann kann es viele Jahre oder auch Jahrzehnte dauern, bis im speziellen Fall berufliche Einschränkungen notwendig werden. Es kann also ein junger Mensch durchaus Maurer lernen und auf Baustellen arbeiten. Womöglich wird es dann erst im Alter von 40 oder 50 Jahren nötig, den Schwerpunkt der Tätigkeit zu verschieben, auf eher verwaltende und organisierende Bereiche, was auch bei einem dann eventuell fortschreitenden Krankheitsverlauf möglich ist. Im Beispiel des Berufswunschs zum Tierarzt kann es ebenso laufen. Es kann sich dann vielleicht jemand im fortgeschrittenen Alter eher um kleinere Tiere in einer Klinik oder Praxis kümmern, wenn die schwerere Arbeit bei der Geburtshilfe in landwirtschaftlichen Betrieben aus gesundheitlichen Gründen nicht mehr ausgeführt werden kann.

Rosi Viele junge Menschen wissen nicht, ob sie ADPKD vererbt bekommen haben. Was rätst du diesen in Bezug auf ihre Berufswahl?

Andreas Das ist im Prinzip fast die gleiche Situation, wie wenn jemand zwar von seiner Erkrankung weiß, jedoch noch keine Beschwerden und Symptome hat. Fast alle Berufswege sind in bestimmten Maß variabel – das gilt auch für gesunde Menschen, die von keinem derartigen Risiko einer künftigen Erkrankung wissen. Meist bieten Fortbildungen und Umschulungen Wege, die bisherigen Kenntnisse und Fähigkeiten in einem ähnlichen Berufsfeld weiterhin zu nutzen, auch wenn mit der Zeit körperliche Einschränkungen auftreten.

4.3 Sport

Rosi Was muss ich beachten bei der Auswahl meiner Sportarten? Gibt es Verbote, was ist besonders gut geeignet, was ist mit Vorsicht zu genießen?

Andreas Generell ist regelmäßige Bewegung für den gesamten Körper gesund. Alle Organe werden besser durchblutet, die Blutfettwerte und der Blutdruck werden positiv beeinflusst, und für die Stimmung und die Kondition (die ja auch wieder die Stimmung beeinflusst) ist Sport positiv, ebenso für erholsamen Schlaf.

Das haben Studien bewiesen. Wenn wir ein Medikament zur Verfügung hätten mit so vielen positiven Effekten auf die Gesundheit wie der Sport, das zudem (fast) keine Nebenwirkungen hat, müsste jeder Arzt dieses jedem Patienten verordnen. Die Auswahl sollte in erster Linie danach gerichtet werden, was einem persönlich guttut. Es bringt nichts, sich zum Joggen zu zwingen, wenn man das nicht mag, sondern viel lieber im Wasser ist und sich dabei wohlfühlt. Natürlich spielen bei der Wahl auch die Überlegungen darüber eine Rolle, was einfach zu verwirklichen ist, ohne weite Anfahrtswege und Kosten. Denn nur die Art von Sport, die einfach durchzuführen ist und Spaß macht, wird auch durchgehalten und regelmäßig ausgeübt!

Rosi Gibt es Einschränkungen, wenn die Nierenfunktion nachlässt?

Andreas Nicht direkt. Auch bei nachlassender Nierenfunktion können die meisten Sportarten weiterhin ausgeübt werden. Vielleicht geht manches ein bisschen langsamer, ein Streben nach Bestzeiten und Leistungssport ist irgendwann nicht mehr sinnvoll. Allgemein wird die körperliche Belastbarkeit häufig nach und nach niedriger. Durch regelmäßiges Training kann sie jedoch erhalten oder gar erhöht werden.

Rosi Von meiner straffen Einstellung mit Blutdruckmedikamenten ist mir häufiger schwindlig. Wie wirkt sich das bei Höhenlagen aus? Zum Beispiel beim Wandern?

Andreas Da musst du vorsichtig sein. An solchen Tagen könnte es eine Lösung sein, morgens nur die Hälfte der normalen Dosis des Blutdruckmittels zu nehmen, du variierst damit ja ohnehin.

Rosi Muss ich etwas Besonderes beachten in größerer Höhe (Abbildung 4-1)?

Andreas Ja, da ist die Sauerstoffsättigung im Blut geringer. Nicht nur Schwindel kann dann ein Problem sein, sondern auch die Leistungsfähigkeit. Beim Bergwandern in großer Höhe, ungefähr ab 2000–3000 Metern Meereshöhe ist dann der Effekt deutlicher zu spüren: Man kann einfach nur langsamer gehen und braucht häufigere Pausen. Bei jeglicher Art von Sport gilt es vor allem, auf den eigenen Körper zu hören, und auf die unterschiedliche Tagesform.

Rosi Das ist schwierig, wenn ich mit einer Gruppe unterwegs bin. Miteinander macht Sport Spaß – aber ich will nicht dauernd die Bremserin sein!

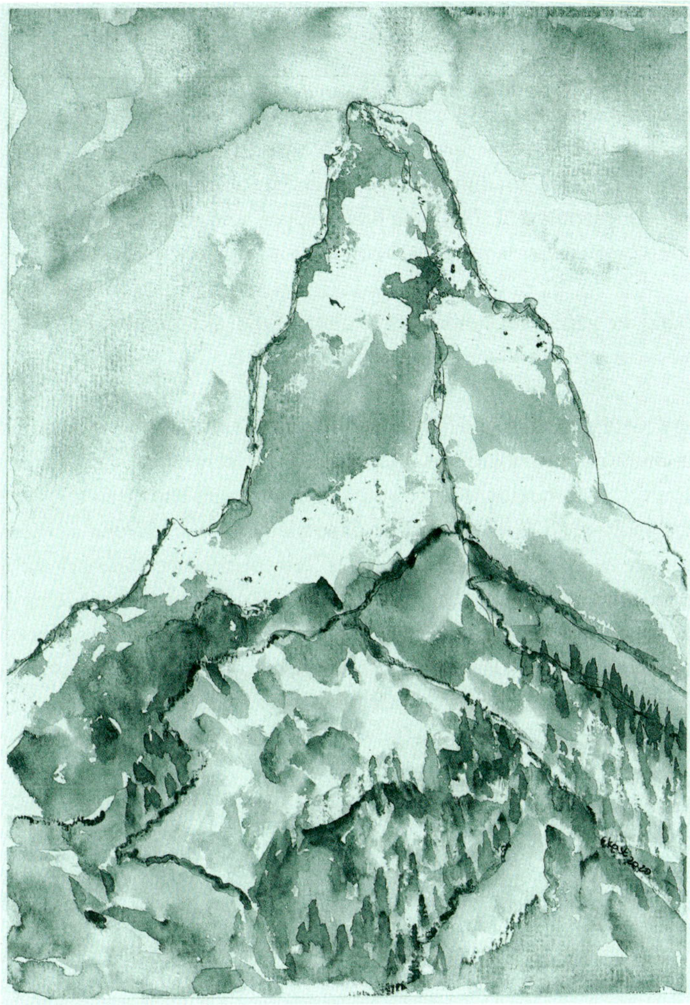

Abbildung 4-1: Bei Aufenthalt in großen Höhen sind Vorsichtsmaßnahmen zu berücksichtigen

Andreas Ja, das ist ein Konflikt. Ein bisschen Anstrengung, auch weil die anderen in der Gruppe noch durchhalten, ist ja durchaus gesund. Solange du gerade noch ein bisschen reden kannst beim Wandern, geht das schon eine Weile. Wenn es dir allerdings gar nicht mehr guttut, solltest du eine Pause einlegen. Vielleicht kannst du ja einen Teil eines solchen Wandertages mit der Gruppe unternehmen, und später, wenn das Tempo nicht mehr zusammenpasst, nach einer Pause langsamer deinen Weg fortsetzen und die anderen später wieder treffen.

Freundin Bei schlechterem Wetter gehen wir gern mal zusammen ins Fitnessstudio. Darf Rosi da weiterhin mit?

Andreas Wenn ihr es nicht übertreibt, geht das schon. Ich rate ab von Übungsgeräten, mit denen Druck auf den Bauch ausgeübt wird. Vorsichtig solltet ihr außerdem sein bei sogenanntem isometrischem Sport und übertriebenem Krafttraining, insbesondere für den Bauchraum. Spaß und gemeinsames gemäßigtes Trainieren sind okay, solange dabei keine Spannungen oder Schmerzen auftreten.

Rosi Ich gehe gern Langlaufen und Skifahren, einige Freundinnen von mir reiten. Wie reagieren die Nieren auf Erschütterungen?

Andreas Grundsätzlich sind die Nieren tief im Bauchraum gut vor Erschütterungen geschützt. Wenn allerdings die Nieren stark vergrößert sind, funktioniert diese Pufferfunktion leider nicht mehr so gut. Manche Patienten tolerieren das, weil ihre Sportart Spaß macht und sie dabeibleiben wollen. Wenn die Erschütterungen aber zu Schmerzen führen, ist es Zeit, über einen Wechsel auf andere Sportarten nachzudenken, die weniger Auswirkungen auf die Nieren haben. Langlaufen ist wegen geringerer Erschütterungen vermutlich besser und länger für dich durchführbar. Das Problem bei Erschütterungen ist hauptsächlich die Gefahr, dass Zysten platzen und einbluten. Das ist häufig sehr schmerzhaft, und manche Patienten fühlen sich anschließend tagelang krank.

Freundin Wie ist es mit Judo? Kampfsport macht mir Spaß, dürfen das Patienten mit ADPKD noch?

Andreas Ich bin kein Fan von Verboten. Von Kampfsportarten wird eher abgeraten, aber auch hier kommt es auf die persönliche Situation an. Solange ein Patient das gerne macht, die Nieren noch nicht besonders groß sind, und jemand dabei keine Probleme hat, ist es eben ein gewisses Risiko. Sobald Komplikationen auftreten, sollten diese Sportarten dann aber besser nicht mehr ausgeübt werden.

Freundin Gehen Volleyball und andere Mannschaftssportarten?

Andreas Auch hier besteht ein gewisses Risiko, denn dabei können einfach durch jeden Aufprall Erschütterungen auftreten, die nicht kontrollierbar sind.

Rosi Gibt es beim Schwimmen, Schnorcheln und Tauchen besondere Hinweise?

Andreas Schwimmen ist gut und geht fast immer. Schnorcheln ist wegen der geringen Tiefe kein Problem und in vielen Urlaubsregionen einfach entspannend und wunderschön, da gibt es keine Bedenken. Wenn jemand an Tauchen mit Sauerstoffflasche denkt, sollte er einen Taucharzt zu Rate ziehen.

4.4 Auf Reisen

Rosi Ich reise gern – dies gilt insbesondere im Hinblick darauf, dass das womöglich in einigen Jahren wegen Dialyse komplizierter wird und ich längerfristiger planen und organisieren muss. Manchmal habe ich das Gefühl, dass ich vorher jedes Jahr noch möglichst viel unternehmen will, was später nicht mehr geht: Rundreisen, größere Wanderungen und Ähnliches. Frei nach dem Motto in einem Lied von Konstantin Wecker: „Ich will noch eine ganze Menge leben".

Andreas Deinen Reisehunger kann ich gut verstehen. Tatsächlich gibt es, wenn das für dich irgendwann notwendig wird, fast überall auf der Welt die Möglichkeit für Urlaubsdialyse. Aber natürlich ist das teils schwieriger, und in manchen Staaten fallen Eigenanteile an den Kosten an.

Rosi Die Krankenkassen übernehmen solche Kosten auf Antrag, in manchen Fällen nur teilweise.

Andreas Wie in Deutschland gibt es auch in der Schweiz einige Einschränkungen nach Staaten innerhalb der EU, weiteren europäischen Staaten und einigen anderen Ländern mit Verträgen zur Kostenübernahme. Teilweise müssen die Patienten einen Teil der Kosten selbst zahlen. Da gibt es sehr unterschiedliche Erfahrungsberichte und Antragsverfahren. Ich empfehle, vor der Reise die Kostenübernahme mit dem Kostenträger abzuklären.

Rosi Erst einmal geht es mir um Reisen zum jetzigen Zeitpunkt und in den kommenden Jahren. Was kann ich mit einer zurückgehenden Nierenfunktion auf Reisen planen? Ab wann muss ich mit Einschränkungen rechnen?

Andreas Das kommt immer auf den allgemeinen Gesundheitszustand an, und auf das persönliche Befinden. Manche Menschen mit einer Nierenerkrankung sind häufig müde, dann sollte sich die Reiseplanung danach richten: Bei Besichtigungstouren sollten Erholungspausen eingeplant werden, bei längeren Reisen je nach Bedarf kürzere Tagesetappen oder auch Ruhetage.

Fast alles geht bei guter Planung. Allgemeine Empfehlungen gelten weitgehend wie daheim. Ausgewogene Ernährung, maßvoller Umgang mit Alkohol und vernünftiger Sonnen- und Hitzeschutz gehören dazu. Am Reisetag und am ersten Tag vor Ort sollte man sich nicht zu viel vornehmen, um erst einmal ankommen und sich an Klima, Zeitzone und an die neue Umgebung gewöhnen zu können. Das ist schonender und auch für Gesunde sinnvoll.

Rosi Müssen Patienten mit geringerer Nierenfunktion besondere Hygienehinweise beachten?

Andreas Da gelten nur die allgemeinen Regeln. Ein wichtiger Grundsatz beim Essen ist: Peel it, cook it, or forget it. Das heißt, Lebensmittel sollte man schälen, kochen, oder den Genuss bleiben lassen. Das gilt für alle Reisenden überall auf der Welt. Andere Vorsichtsmaßnahmen gelten für Menschen nach Organtransplantationen. Diese müssen Medikamente einnehmen, um die Abstoßung der gespendeten Organe zu verhindern. Dadurch wird die allgemeine Immunabwehr reduziert. Das Transplantationszentrum gibt Auskunft bei Reisen ins Ausland. Auch der Sonnenschutz ist hier noch wichtiger als für andere Menschen, weil häufig, ebenfalls durch das Unterdrücken der Abwehr (Immunsuppression) eine höhere Gefahr von Hautkrebs besteht.

Rosi Was ist zusätzlich wichtig?

Andreas Regelmäßig einzunehmende Medikamente sollten komplett für die Dauer der gesamten Reise mitgenommen werden. Eine Beschaffung in anderen Ländern kann schwierig sein, oft heißen die Mittel dort anders, sind anders konzentriert, oder sind gar nicht zu bekommen. Ich empfehle, ungefähr das Anderthalbfache des voraussichtlichen Bedarfs einzupacken. Je nach Klima und Umgebung könnte mehr benötigt werden als in der gewohnten Umgebung, außerdem könnte sich die Rückreise verzögern; da ist ein Vorrat eine gute Vorsorge und beruhigt.

Rosi Soll dieser Vorrat bei einer Flugreise komplett ins Handgepäck?

Andreas Das ist Ansichtssache. Auch bei von der Größe her eigentlich als Handgepäck einzustufenden Gepäckstücken wird inzwischen manchmal bei voll gebuchten Flugzeugen empfohlen oder gar verlangt, dieses zusätzlich für den Transport im Gepäckraum aufzugeben. Dann sind die Medikamente womöglich am Urlaubsort nicht sofort verfügbar, wenn man auf das Gepäck warten muss oder etwas verlorengeht. Ich plädiere deshalb dafür, die Medikamente in einem kleinen Handgepäckstück mitzunehmen, zum Beispiel in einem Bauchtäschchen.

Rosi Ist das in Ordnung bei der Sicherheitskontrolle?

Andreas Da kann es schon eine Rückfrage geben, insbesondere im Ausland, wenn die Medikamente und Beschreibungen von den Kontrollierenden nicht gelesen werden können. Für solche Fälle bieten wir ein ärztliches Schreiben an, mindestens auch in englischer, bei Bedarf auch in weiteren Sprachen, in dem die einzunehmenden Mittel aufgeführt werden und die Dosierungen. Dann kann der Reisende damit nachweisen, dass die Medikamente für den persönlichen Bedarf notwendig sind.

Rosi Und wenn ich im Ausland ärztliche Hilfe brauche?

Andreas Für alle Menschen, bei denen im Notfall irgendeine gesundheitliche Besonderheit beachtet werden muss, gehört gut auffindbar, am besten in die Geldbörse beim Personalausweis, ein Patientenpass. In der Hirslanden Klinik bieten wir einen solchen in Scheckkartengröße für die von ADPKD betroffenen Patienten an; ein weiteres Kärtchen gibt Informationen über den besonderen Flüssigkeitsbedarf aufgrund der Einnahme von Tolvaptan. Das sollte auf Reisen und auch im Alltag immer dabei sein! Für Reisen in Begleitung wäre sinnvoll, mindestens einen Mitreisenden auf diese Informationskarten aufmerksam zu machen, damit bei einem Notfall ein Sanitäter direkt dort nachschaut.

Rosi Gibt es bei Reisen in andere Zeitzonen besondere Hinweise?

Andreas Das ist ein wichtiger Punkt bei der Medikamenteneinnahme. Bei einer Abweichung von mehr als 2 Stunden würde ich die Einnahme vorsichtig und stufenweise der Ortszeit am Zielort anpassen, damit die Wirkstoffkonzentration nicht zu sehr abweicht. Für die Rückreise empfehle ich das gleiche Vorgehen in umgekehrter Richtung. Es kommt dabei stets auf das Medikament an, auch zu diesem Thema empfehle ich ein Gespräch mit dem behandelnden Arzt.

5 Familienplanung

5.1 Verhütung

Freundin Wie ist es mit der Verhütung? Gibt es für Patientinnen mit ADPKD Einschränkungen?

Andreas Ja. Es mehren sich die Hinweise darauf, dass Östrogenpräparate, zum Beispiel als Wirkstoff in der Pille, bei Patientinnen mit ADPKD das Wachstum von Leberzysten begünstigen. Ich rate deshalb, möglichst nur Verhütungsmethoden anzuwenden, die ohne oder mit sehr geringen Mengen an Hormonen auskommen; insbesondere Östrogene sollte nur in geringen Dosen eingenommen werden. Pillen nur mit Progesteron sind hingegen normalerweise unproblematisch.

Tochter Gilt das nur für die Pille? Mir wurde nach einigen Schwierigkeiten mit verschiedenen Anti-Baby-Pillen ein Nuva-Ring empfohlen. Da wird das Östrogen nicht eingenommen. Schadet es dennoch, wenn es nur lokal abgegeben wird?

Andreas Das ist nicht bekannt, aber es scheint unwahrscheinlich, dass diese geringe Menge Hormone, welche vor allem lokal die Gebärmutter erreicht, ein Problem darstellt. Der Nuva-Ring ist somit aus meiner Sicht für von ADPKD betroffene Frauen geeignet.

Tochter Es gibt auch Pillen ohne Östrogen. Was ist zu beachten, wenn ich eine Pille nur mit Gestagen nehmen würde?

Andreas Der Wirkmechanismus solcher Pillen ist anders. Sie werden auch Minipille genannt und verhindern nur zu 57 % den Eisprung. Bei herkömmlichen Pillen mit einer Kombination aus Östrogen und Gestagen wird der Eisprung in bis zu 99 % der Fälle verhindert.

Tochter Das klingt ziemlich unsicher.

Andreas Ja, diese Wirkung allein wäre nicht zuverlässig. Zusätzlich wird der Schleim am Gebärmutterhals so verdickt, dass Spermien nicht mehr zur Gebärmutter hindurch gelangen, und außerdem wird durch das Gestagen die Gebärmutterschleimhaut so verändert, dass sich, wenn es denn doch eine befruchtete Eizelle geben sollte, diese schwerer einnisten könnte.

Tochter Muss bei der Einnahme etwas Besonderes beachtet werden?

Andreas Ja, die Zeitfenster sind kleiner. Die Minipille muss täglich möglichst genau zur gleichen Zeit eingenommen werden, mit einer Überschreitung von maximal 3 Stunden. Bei Kombinationspräparaten ist eine Überschreitung von bis zu 12 Stunden normalerweise noch unbedenklich.

Tochter Wie steht es dann mit der Sicherheit?

Andreas Die Sicherheit von Verhütungsmethoden wird mit dem sogenannten Pearl Index ausgedrückt. Dieser sagt aus, wie viele Frauen bei einjähriger Anwendung einer bestimmten Methode ungewollt schwanger werden. Bei Kombinationspillen aus Östrogen und Gestagen beträgt dieser Index 0,2–0,5. Das heißt, von 1000 Frauen, die ein Jahr mit einer Kombinationspille verhüten, werden 2–5 schwanger. Bei den Minipillen, also reinen Gestagenpräparaten, liegt dieser Index auch bei stets pünktlicher Einnahme bei 0,8–1,5. Das bedeutet: Von den genannten 1000 Frauen werden innerhalb eines Jahres der Anwendung 8–15 ungewollt schwanger. Bei einigen neueren Gestagenpillen ist der Pearl-Index geringer, die niedrigen Werte von Kombinationspillen werden jedoch noch nicht erreicht. Die Ursache dafür ist das kleinere Zeitfenster für eine wirksame Einnahme. Das ist oft ein Problem für Vergessliche, Schichtarbeiterinnen, auf Reisen und auch bei Magendarmproblemen.

Tochter Wie sind die Nebenwirkungen im Vergleich?

Andreas Leider reagieren insgesamt mehr Nutzerinnen von reinen Gestagenpräparaten mit Nebenwirkungen wie Zwischenblutungen, Ausbleiben der Monatsblutung, Stimmungsschwankungen, Haarausfall und Hautproblemen.

Tochter Weniger Sicherheit und mehr Nebenwirkungen, das will ich lieber nicht riskieren. Welche Verhütungsmethoden empfehlen Sie für Frauen mit ADPKD?

Andreas Am besten ist es, auf hormonelle Verhütungsmethoden ganz zu verzichten. Eine gute Alternative ist eine Spirale, welche nur lokal eine sehr kleine Menge von Östrogen abgibt, eine sogenannte Minispirale (Infobox 5-1).

Infobox 5-1: Empfehlungen zur Verhütung

Parameter	Spezifische Bedeutung
Bedeutung	In Anti-Baby-Pillen enthaltenes Östrogen Auswirkung von Östrogenen auf Fortentwicklung von ADPKD
Gefahren und Risiken	Östrogenhaltige Verhütungsmittel verstärken Entwicklung und Wachstum von Zysten in der Leber
Alternative	Vermeiden der Einnahme von Östrogenen
Minipille	Ohne Östrogen, es ist nur Gestagen enthalten, Risiko: weniger Sicherheit, mehr Nebenwirkungen
Empfehlung	Hormone nur in lokaler Anwendung (Mini-Spirale)

5.2 Schwangerschaft

Rosi Wie ist es, wenn eine Frau mit ADPKD schwanger werden will? Ist die Fruchtbarkeit geringer?

Andreas Nein, die Fruchtbarkeit ist normal.

Rosi Gilt das auch für Männer, die gerne Vater werden wollen? Werden, wenn ein Mann ADPKD hat, gleich viele und gleich gut bewegliche Spermien produziert?

Andreas Ja, auch die Fruchtbarkeit des Mannes ist normal.

Rosi Gibt es für Frauen mit Kinderwunsch Besonderes zu beachten aufgrund ihrer Erkrankung? Vor einer geplanten Schwangerschaft, und während dieser Zeit?

Andreas Grundsätzlich sollten diese Frauen noch genauer auf ihre Gesundheit achten. Das erhöht die Chance, schwanger zu werden, sowie auch die Wahrscheinlichkeit, ohne gravierende gesundheitliche Probleme durch die Zeit der Schwangerschaft zu kommen.

Rosi Spielt das Alter der werdenden Mutter eine größere Rolle als bei anderen Schwangeren?

Andreas Ein Stück weit ja. Generell ist es für alle Frauen rein von der biologischen Seite am besten, eine Schwangerschaft im Alter von bis zu 35 Jahren zu bewältigen. Für Schwangere mit ADPKD gilt dies im verstärkten Maß.

Rosi Gibt es Besonders zu beachten? Soll eine Schwangere mit ADPKD öfter zur ärztlichen Kontrolle?

Andreas Ja. Generell sollten hier die Vorsorgeintervalle kürzer sein, und insbesondere der Blutdruck und Wasseransammlungen im Gewebe (Ödeme) sollten sehr genau im Auge behalten werden. Ich empfehle in der Schwangerschaft alle 3 Monate eine Kontrolle beim Nephrologen. Allgemein sollte jede werdende Mutter eine 24-Stunden-Notfallnummer bekommen für Rückfragen, wenn sie sich über eine Veränderung in ihrem Gesundheitszustand Sorgen macht. Dies gilt noch mehr für Schwangere mit ADPKD. Sofern bereits vergrößerte Nieren oder eine verringerte Nierenfunktion vorliegen, sollten die Überwachungsintervalle von Beginn an kürzer sein.

Rosi Gibt es weitere Risiken für die Mutter?

Andreas Ja, leider sind einige Risiken etwas höher als bei gesunden Schwangeren. Am häufigsten ist der Blutdruck während der Schwangerschaft erhöht. Diese Besonderheit kann aber oft gut mit Medikamenten beherrscht werden.

Rosi Besteht auch eine größere Gefahr für die Organe der werdenden Mutter? Gibt es bestimmte Gefahren?

Andreas Das Wissen darüber ist noch sehr spärlich. Ganz allgemein ist es von Vorteil, wenn vor Beginn der Schwangerschaft der Blutdruck und die Nierenfunktion normal ist. Es gibt zudem Hinweise, dass die Schwangerschaftshormone, insbesondere das Östrogen eher das Leberzystenwachstum begünstigen.

Rosi Besteht ein höheres Risiko, vorzeitige Wehen zu bekommen?

Andreas Bei guter Nierenfunktion und normalem Blutdruck der Mutter scheint das Risiko nicht erhöht zu sein.

Rosi Bestehen für das Baby während der Schwangerschaft bestimmte Risiken?

Andreas Nein, es gibt bisher keine Hinweise dafür, dass Neugeborene von Müttern, die von ADPKD betroffen sind, ein erhöhtes Komplikationsrisiko haben.

5.3 PID: Prä-Implantations-Diagnostik

Rosi Wie hoch ist die Wahrscheinlichkeit, dass ein Kind einer Mutter oder eines Vaters mit ADPKD ebenfalls mit dieser Erkrankung zur Welt kommt?

Andreas Der Begriff autosomal, welcher in der Abkürzung des Krankheitsnamen ADPKD enthalten ist, bedeutet, dass die krankheitsverursachenden Genveränderungen nicht auf den Geschlechtschromosomen X und Y lokalisiert sind. Daraus folgt, dass Männer und Frauen in gleichem Maß von ADPKD betroffen sind. Der Mensch besitzt von den PKD-Genen zwei Kopien (Allele). Dominant bedeutet, dass sich das krankheitsverursachende Gen immer gegen die gesunde Kopie durchsetzt und zur Krankheit führt (Phänotyp). Das krankheitsverursachende und das gesunde Gen werden mit der gleichen Wahrscheinlichkeit von 50 % an die nachfolgende Generation weitergegeben. Daraus folgt, dass unabhängig vom Geschlecht die Wahrscheinlichkeit, das krankheitsverursachende PKD-Gen geerbt zu haben, bei jedem Kind genau 50 % beträgt, wenn ein Elternteil von ADPKD betroffen ist.

Rosi Müssen Paare mit Kinderwunsch dieses Risiko in jedem Fall eingehen?

Andreas Bis zu Beginn der 2000er Jahre war das generell so, wenn jemand mit ADPKD sich eigene Kinder gewünscht hat. Es wird jedoch seit Langem intensiv auf diesem Gebiet geforscht.

Rosi Hat diese Forschung bereits Erfolg? Was können Menschen, die sich Kinder wünschen, heutzutage tun, dass diese die Erkrankung möglichst nicht erben?

Andreas Eine Möglichkeit hierfür ist die Präimplantationsdiagnostik (PID). Es ist damit die Untersuchung (Diagnostik) eines Embryos gemeint, bevor (prä) er in die Gebärmutter eingesetzt (implantiert) wird.

Rosi Seit wann gibt es das, was bedeutet das?

Andreas Diese Methode steht seit Anfang der 1990er Jahre zur Verfügung. Inzwischen sind weltweit über 10.000 Geburten damit zu verzeichnen. Gemeint sind damit mehrere Methoden von zellbiologischen Untersuchungen, sowie Untersuchungen bestimmter vererbter Merkmale (molekulargenetische Untersuchungen). Aufgrund von den Ergebnissen dieser Tests wird dann entschieden, ob ein durch eine Zeugung im Reagenzglas (IVF = In-Vitro-Fertilisation, Fertilisation = Zeugung) entstandener Embryo in die Gebärmutter eingesetzt wird.

Rosi Wie läuft eine solche PID ab?

Andreas Grundvoraussetzung ist, dass genügend Eizellen und Samenzellen produziert werden. Im natürlichen Zyklus einer Frau reifen meist mehrere Eizellen parallel in den Eierstöcken heran. Jedoch reift normalerweise in jedem Monat nur eine richtig aus. Für eine PID werden aber mehrere Eizellen benötigt. Deshalb werden der Frau etwa ab dem zweiten oder dritten Zyklustag Hormone gegeben, welche die Eierstöcke zur Bildung und Reifung von Eizellen anregen. Ziel ist es, dass mehrere Eizellen gleichzeitig zur Verfügung stehen, um sie dann entnehmen zu können. Mit einer Ultraschalluntersuchung der Eierstöcke kann kontrolliert werden, ob dies gelungen ist. Wenn dort etwa 10–12 Tage später mehrere reife Eizellen sichtbar sind, werden diese unter Ultraschallkontrolle mit einer sogenannten Punktion entnommen.

Rosi Wie geht man dabei vor, gibt es ein Risiko für die Frau?

Andreas Gewisse Nebenwirkungen während der Gabe der benötigten Hormone spüren die meisten Frauen. Das kann Unwohlsein sein, ein Spannen in den Brüsten, und auch ein Druckgefühl im Unterbauch. Die Entnahme der Eizellen selbst wird unter örtlicher Betäubung vorgenommen.

Rosi Was passiert dann, wie wird untersucht?

Andreas Zunächst werden in einer sogenannten Petrischale die entnommenen Eizellen mit dem gewonnenen Ejakulat des Mannes zusammengebracht, sodass eine Befruchtung stattfinden kann. Wenn dies aufgrund verringerter Bewegungsfähigkeit der Spermien nicht oder nur erschwert möglich ist, kann auch mit einer speziellen Methode, der ICSI, eine Samenzelle direkt in die Eizelle injiziert werden. Die einzelnen Eizellen werden dann 18 Stunden lang beobachtet und es wird überprüft, ob eine Befruchtung stattgefunden hat. Das ist unter dem Mikroskop gut sichtbar. Ebenso kann dort deutlich festgestellt werden, ob sich die befruchtete Eizelle planmäßig teilt und ob dabei äußerlich alles unauffällig aussieht. Bei solchen Eizellen werden einige Zellteilungen abgewartet, bis das Achtzellstadium erreicht ist. Alle diese miteinander verbundenen 8 Zellen enthalten das komplette Erbgut, das später in jeder Körperzelle des Menschen vorhanden ist. Das Besondere an diesen Zellen ist außerdem, dass jede der Zellen noch multipotent ist. Das bedeutet, dass sie sich in jede Art von Gewebe entwickeln kann, das im späteren kompletten menschlichen Körper erforderlich ist. Deshalb ist es jetzt möglich, bei jedem dieser Achtzeller eine oder zwei dieser Zellen abzuspalten und gezielt genau die Gene des Erbguts zu untersuchen, auf denen die fragliche Krankheit gespeichert sein kann, wenn sie denn vererbt worden wäre. ADPKD entsteht bei einer Veränderung an bestimmten Genen, die Suche nach krankmachenden Abweichungen kann also sehr genau erfolgen.

Rosi Wie lange dauert das, und wie wird danach geschaut?

Andreas Je nach Fragestellung und dem verwendeten Diagnoseverfahren dauert die Untersuchung in hierfür spezialisierten Laboren 24 Stunden bis zu 4 Wochen. Für die Untersuchung der Frage, ob ein bei den Eltern vorhandener Gendefekt in den untersuchten Zellen vorliegt, gibt es verschiedene Methoden.

Rosi Kann mit diesen Untersuchungen sicher ausgeschlossen werden, dass die Erbkrankheit weitergegeben wurde?

Andreas Der Ausschluss einer Erbkrankheit wie der ADPKD ist mit einer Wahrschenlichkeit von 90–95 % möglich, wenn in beiden untersuchten Zellen die entsprechenden Krankheitsmerkmale an den Genen nicht nachweisbar sind. In einzelnen Fällen gibt es aus technischen Gründen kein eindeutiges Ergebnis. Die befruchtete Eizelle wird anschließend mittels einer Spritze in die Gebärmutter gebracht, damit sie sich dort einnisten kann und entwickeln kann.

Rosi Klappt das meistens? Wenn gleichzeitig mehrere solche Mehrzeller in die Gebärmutter gelangen – entwickeln sich dann mehrere Babys?

Andreas Auch hier, wie bei jeder befruchteten Eizelle, die auf natürlichem Weg zur Gebärmutter wandert, gibt es wieder die Möglichkeit, dass es nicht beim ersten Versuch funktioniert, dass also kein Einnisten erfolgt. Wenn mehrere befruchtete Eizellen transferiert werden und die Einnistungen erfolgreich sind, entwickeln sich mehrere Babys. Mehrlingsschwangerschaften erhöhen jedoch deutlich das gesundheitliche Risiko für die Mutter wie auch für die Kinder.

Rosi Wenn nun mehr gesunde Embryonen zur Verfügung stehen, als momentan in die Gebärmutter eingesetzt werden sollen, was passiert mit diesen?

Andreas Für diesen Fall gibt es die Möglichkeit, die überzähligen Embryonen mit einer speziellen Technik bei sehr tiefer Temperatur (minus 182°C) aufzubewahren für den Fall, dass die aktuell verwendeten Embryonen sich nicht in der Gebärmutter einnisten. Die aufbewahrten Embryonen können dann für einen weiteren Versuch schonend wieder aufgetaut werden.

Rosi Ich erinnere mich an ethische Bedenken. Ist dieses Verfahren inzwischen erlaubt? Was müssen Paare beachten?

Andreas Das ist von Land zu Land sehr verschieden. Die Diagnose bei künstlich befruchteten Eizellen, also von im Reagenzglas entstandenen Embryonen, und die darauf basierende Entscheidung, die selektionierten Eizellen in die Gebärmutter einzupflanzen, ist in einigen Ländern generell verboten. Manche Staaten erlauben die PID nur unter bestimmten, genau definierten Regularien. Häufig müssen Paare mit Kinderwunsch vor der Durchführung dieser Methode ein ausführliches Gespräch führen mit einer sogenannten Ethikkommission. In der Schweiz gibt es erst seit der Änderung des Fortpflanzungsmedizingesetzes im Jahr 2014 in engen Grenzen die Möglichkeit, die PID-Technik zu nutzen. Auch in Deutschland ist inzwischen eine gesetzliche Grundlage für die Entscheidung geschaffen worden, ob eine PID durchgeführt werden darf. Die Bedingungen hierfür sind seit 2014 in der Präimplantationsdiagnostikverordnung verzeichnet. Es sind in den Bundesländern Ethikkommissionen etabliert, die über die Zulässigkeit der Methode entscheiden. Nur bestimmte, darauf spezialisierte Zentren dürfen diese Paare dann betreuen.

Rosi Einige religiöse Gruppen stehen diesen Auswahlverfahren kritisch gegenüber. Wie siehst du das, wie beurteilst du deren Gegenargumente?

Andreas Ich respektiere die Entscheidung von von ADPKD betroffenen Menschen, die Technik anzuwenden und unterstütze sie in ihrem Vorhaben. Mein oberstes Ziel ist es, die von ADPKD betroffenen Menschen bestmöglich individuell zu betreuen und deren Gesundheit zu fördern.

6 Auswirkungen auf Körper, Seele und Geist

6.1 Psychosomatik und ADPKD

Rosi Wie ist das bei ADPKD, gibt es psychosomatische Zusammenhänge?

Andreas Ja, die gibt es grundsätzlich bei allen Erkrankungen. Es ist unterschiedlich, wie stark sich diese auswirken. Selbst bei rein „mechanischen" medizinischen Problemen, die mit großer Wahrscheinlichkeit wieder vorbeigehen, bei einem Beinbruch oder ähnlichen Verletzungen, wirkt sich die Psyche aus auf die Grundeinstellung des Patienten, mit der Krankheit umzugehen. Da können durch Angst und Unsicherheit ausgelöste Muskelverspannungen der Genesung entgegenwirken.

Rosi Ist der Zusammenhang bei chronischen Krankheiten anders?

Andreas Generell ja. Wenn ein Patient erfährt, dass er eine chronische Krankheit hat, die höchstwahrscheinlich fortschreitet, ist er erst einmal geschockt. Nach und nach treten zwei Phänomene auf: die Verdrängung und das Beschäftigen mit der Krankheit. Je nach Typ des Menschen ist das sehr verschieden – außerdem auch je nach der Tagesform, beim gleichen Patienten.

Es hängt auch davon ab, wie sehr ein Mensch gerade mit anderen Themen beschäftigt ist. Da kann die Krankheit irgendwo im Hinterkopf zwar präsent sein, aber sie ist untergeordnet den vielen anderen aktuellen Anforderungen des Alltags und die Gedanken daran kommen nur selten ans Tageslicht.

Rosi Das erlebe ich auch so. Einerseits habe ich im Alltag an anderes zu denken und bin ganz froh darüber. Andererseits möchte ich möglichst viel über meine Krankheit wissen, um mich richtig zu verhalten. Dann surfe ich im Internet, lese Erfahrungsberichte von Betroffenen, besuche Symposien von SwissPKD oder vom PKD e. V. in Deutschland und tauche 1–2 Tage voll in das Thema ein. Manchmal habe ich aber einfach keine Lust dazu, genieße das Leben und hoffe, dass

Einschränkungen erst viel später kommen. Die Angst davor lasse ich lieber nicht zu oft hochkommen.

Andreas Das ist eine gute Grundeinstellung. Eine allgemeine Angst vor Krankheiten ist auch bei gesunden Menschen mehr oder weniger präsent. Das kommt oft durch aktuelle Anlässe mehr ans Tageslicht, wenn ein Freund oder Verwandter eine Erkrankung hat oder wenn eine Krankheit gehäuft in der Presse behandelt wird, die einen persönlich betreffen kann.

Da ist das sachliche Erforschen eine gute Sache. Oft beschäftigen sich die Menschen dann verstärkt mit gesunder Lebensweise, hören auf zu rauchen und kochen gesünder. Das ist für alle Organe gut, besonders wenn diese Veränderungen anhalten. Sich in eine allgegenwärtige Angst vor Krankheiten hineinzusteigern, ist jedoch problematisch und vermindert die Lebensqualität.

Rosi Was kann ich tun, um das zu vermeiden?

Andreas Da gibt es viele Möglichkeiten. Grundsätzlich bin ich ein Befürworter davon, über die eigene Krankheit Bescheid zu wissen. Wir bieten Flyer, Erfahrungsaustausch und auch Schulungen an. Die Realität entspannt, wenn sie gekoppelt ist mit fachlicher Unterstützung. Wenn meine Patienten zudem wissen, was sie selbst tun können, können sie gelassener mit womöglich auftretenden Symptomen umgehen und das ständige angstvolle Hinschauen bei kleineren Zipperlein verliert seinen Schrecken. Gleichzeitig empfehle ich, sich mit anderen Themen zu beschäftigen. Maßvolle körperliche Bewegung an der frischen Luft – so viel, wie eben der aktuelle Stand der Erkrankung zulässt – sind für das Allgemeinbefinden gut, für den Blutdruck und für den Blick auf andere Themen. Da kann der Weg zur Arbeit mit dem Fahrrad oder auch von der Bushaltestelle mit einem kleinen Schlenker durchs Grüne ein wohltuender Punkt im Alltag sein. Das geht nicht immer und jeden Tag. Entspannungstechniken für den Alltag können zusätzlich helfen, auch kleine Pausenzeiten von wenigen Minuten zu nutzen, um den Blutdruck zu senken und damit alle Organe zu entlasten.

6.2 Stress und Entspannung

Rosi Wie wirkt sich Stress auf die Nieren aus?

Andreas Stress ist in aller Munde. Als Stress bezeichnen wir zunächst einmal im neutralen Sinn alle Arten von Einwirkungen auf Körper und Psyche, die uns beanspruchen. Das geschieht durch äußere Reize auf uns Lebewesen und befähigt uns zur Bewältigung von Anforderungen. Dadurch entsteht eine körperliche und geistige Belastung. Durch eine akute Situation, ob als positiv oder negativ empfunden, werden von den Nebennieren die sogenannten Stresshormone ausgeschüttet: Katecholamine – besser bekannt als Adrenalin und Noradrenalin, und Glukokortikoide, aus denen u.a. über mehrere Zwischenstufen Cortisol gebildet wird. Dies sind biochemische Botenstoffe, die in besonderen Belastungssituationen bewirken, dass der Körper sich an die Situation anpassen und reagieren kann. Die Funktion dieser Stresshormone ist dabei, die Energiereserven des Körpers freizusetzen, damit er auf eine bestimmte Reaktion reagieren kann. Klassisches Beispiel aus der Anfangszeit der Menschen ist dabei, dass ein Mensch ein gefährliches Tier sieht und durch diesen äußeren Reiz eine Reaktion hervorgerufen wird – zu kämpfen oder zu flüchten.

Rosi Das klingt nun aber schon negativ?

Andreas Das wirkt so, weil es um eine Bedrohung geht, ja. Allerdings würde die Situation ohne Ausschüttung der Stresshormone und die dadurch mögliche Reaktion erst richtig negativ. Die Hormone befähigen den Menschen ja, in der Situation angemessen zu reagieren, mit viel Kraft zu kämpfen oder sehr schnell wegzurennen. Und diese ausgeschütteten Hormone werden durch die körperliche Umsetzung direkt verwendet, um die Energiereserven freizusetzen. Dann wirken sie im passenden Moment und richten im Körper keinen Schaden an.

Rosi Gilt das auch für sogenannten positiven Stress? Was ist das denn?

Andreas Als positiven Stress, auch Eustress (Eu steht für das griechische Wort gut) genannt, bezeichnen wir alle Situationen, in denen eine positive Kraft freigesetzt wird. Das ist zum Beispiel der Fall, wenn wir im Beruf oder in der Freizeit an einer herausfordernden, spannenden Aufgabe arbeiten, in der wir unsere Fähigkeiten einsetzen können, wenn wir Sport betreiben, und dabei mehr leisten, als wir bisher geschafft haben, wenn wir im Vergnügungspark Spaß am Fahren von gefährlich wirkenden Fahrgeschäften haben, oder wenn wir verliebt sind.

Es handelt sich also um Situationen, die aufregend sind, das ist mit Eustress gemeint, die Spaß machen, und in denen uns unsere Leistung, auch ein Uns-Selbst-Überwinden Freude machen, von diesen Situationen, von denen wir gern mehr erleben wollen. Dieser positive Stress steigert die Aufmerksamkeit, die Konzentration, die Motivation und auch die Leistungsfähigkeit auf gesunde Weise. Wir kommen besser klar mit einer Herausforderung und werden dabei und auch danach wiederum mit einer Hormonausschüttung belohnt, den sogenannten Glückshormonen, hauptsächlich mit Dopamin und Serotonin. Das stärkt unser Selbstvertrauen und wenn eine vergleichbare Situation wieder auftritt, trauen wir uns mehr zu, das hängt bewusst oder unbewusst mit der zuvor bewältigten herausfordernden Situation zusammen.

Rosi Wann wird Stress negativ?

Andreas Wann negativer Stress, auch Disstress genannt, entsteht, kommt auf die Art der Situation an, und auch auf die Dauer und Häufigkeit. Auch ein grundsätzlich befriedigender Beruf kann, wenn wir dabei in dauernder Hektik und ständiger hoher Beanspruchung leben, zu negativem Stress führen, der den Körper belastet. Dann bleibt auch der Spiegel des Hormons Cortisol im Körper durchgehend hoch, und das kann zu vielerlei Gesundheitsproblemen führen, auch zu einem schwächeren Immunsystem. Menschen reagieren dabei unterschiedlich. So kann eine mehrwöchige starke Beanspruchung während einer spannenden beruflichen Phase von manchen noch als positiver Stress empfunden werden, während andere schneller regelmäßige Pausen und Phasen der Entspannung brauchen, um die Beanspruchung nicht als insgesamt negativ zu spüren.

Rosi Ist bei solchem negativen Stress was dran an dem Satz „Das geht mir an die Nieren"?

Andreas Einen direkten Zusammenhang von psychischem Stress und der Nierenfunktion gibt es zwar nicht. Trotzdem rate ich dazu, auch in Zeiten hoher Belastung regelmäßige Pausen zur Erholung einzulegen – und zwar rechtzeitig, bevor man sich völlig kaputt fühlt!

Das kann jede Stunde ein kurzes Aufstehen und Sich-Strecken sein, ein kurzer Gang an die frische Luft, ein Glas Wasser, ein Kaffee, ein Gang zu einem Kollegen anstatt einer Mail, dazu das Benutzen einer Treppe statt einem Aufzug – alles, was in kurzen Momenten einer kleinen Erholung und Abwechslung dient.

Rosi Wenn ich bei der Arbeit unter Hochspannung stehe, erhole ich mich schlecht im Liegestuhl, das Gedankenkarussell dreht sich weiter. Was dann?

Andreas Es kommt darauf an, einen Ausgleich zu finden, der dir guttut. Das kann Ruhe oder auch Bewegung sein. Gerade bei einer überwiegend sitzenden Tätigkeit ist vielleicht Joggen oder Schwimmen ein besserer Ausgleich als das klassische Ausruhen. Körperliche Anstrengung senkt den Blutdruck, dient zum Abbau der beschriebenen Stresshormone und zum Gefühl, dass der Kopf frei wird.

Auch die Entscheidung, ob dieser Ausgleich durch Sport mit anderen Menschen gut für dich ist, oder zum Ausgleich besser eine Runde durch den Wald ganz allein für dich hilft, liegt bei dir. Am besten ist es, auf das jeweilige Bedürfnis zu hören. Das kann je nach Situation verschieden sein. Als geselliger Mensch macht

Sport vielleicht Spaß in einer Gruppe – nach mehreren Stunden anstrengender Gespräche kann an einem anderen Tag Bewegung allein die bessere Wahl sein.

Rosi Mir tut das Singen im Chor gut. Besonders nach einem Arbeitstag voller Termine, wenn ich abends eigentlich am liebsten aufs Sofa sinken würde und niemanden mehr sehen will – wenn ich mich zur Chorprobe aufraffe, fühle ich mich schon nach ein paar Minuten dort besser. Die Menschen dort treffe ich nur beim Singen, die Gemeinschaft tut mir gut, das gemeinsame Singen, die Konzentration auf Rhythmus und Text, das Hören auf Andere – das ist eine andere Welt, die mich erdet.

Wenn es aber manchmal doch Entspannung durch Ausruhen sein soll, was tut den Nieren gut?

Andreas Auch hier sagt das Körpergefühl meist deutlich, was das Beste ist. Warme Füße und ein warmer Rücken fühlen sich meist gut an, eine bequeme Lage, ein spannendes oder auch entspannendes Buch kann hilfreich sein, je nach Temperatur ein kühles oder warmes Getränk am Liegestuhl – da hast du freie Auswahl. Manchmal helfen spezielle Entspannungstechniken wie autogenes Training oder Fantasiereisen.

Rosi Dabei schlafe ich ein.

Andreas Ein klares Zeichen, dass du dich wirksam entspannst!

Rosi Wird das Bedürfnis nach Entspannung mit fortschreitendem Alter dringender? Oder geht das nur mir so? Mein Sohn hat schon an seinem 30. Geburtstag von „altersgerechtem Vorglühen“ gesprochen, als er sich vor dem abendlichen Weggehen einen Espresso gegönnt hat. Ich selbst merke, dass ich nach einer kurzen Nacht ab dem kommenden Nachmittag trotz Kaffee zwar aufgedreht, aber immer wieder viel schneller müde bin und am nächsten Abend sehr früh schlafen gehen muss. Das war mit 40 Jahren noch deutlich anders!

Andreas Ja, leider. Der Körper altert, sozusagen bereits von Geburt an. Das merkt man manchmal jahrelang nur kaum, und dann plötzlich sehr deutlich. Es ist kein Zeichen von Schwäche, auf ein höheres Bedürfnis nach Entspannung zu reagieren und sich Zeiten der Erholung zu gönnen, sobald der Körper signalisiert, dass er das braucht. Dazu sind ein bis zwei Urlaube pro Jahr viel zu wenig. Besser ist es, sich Pausen regelmäßig zu gönnen, als erst nach dem Auftreten von Krankheiten auf solche Ideen zu kommen!

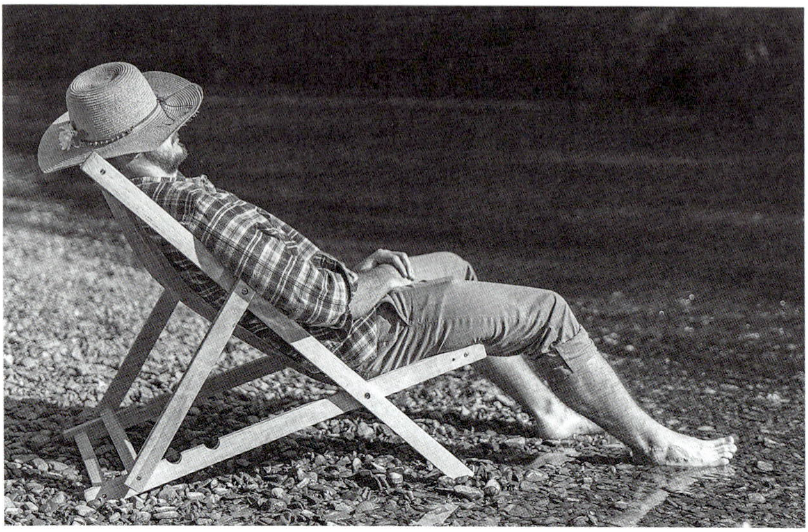

Abbildung 6-1: Entspannung jetzt! Dieses Buch zur Seite legen, ein Viertelstündchen dösen.

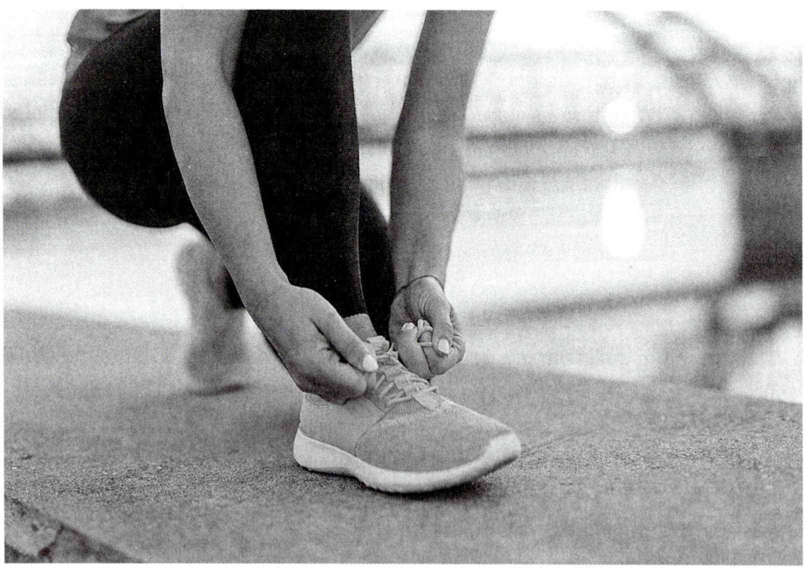

Abbildung 6-2: Oder rein in die Joggingschuhe, und raus ins Grüne!

Rosi Welche Entspannungsmethode ist am besten, was empfiehlst du?

Andreas Das solltest du ausprobieren! Jeder sollte verschiedene Methoden testen und entscheiden, was für einen selbst am besten ist. Am besten ist es, das zu tun, was für den jetzigen Moment passt. Die Art der Entspannung kann von Mensch zu Mensch und je nach Situation und Möglichkeit einer Pause ganz unterschiedlich sein. Schon 10 Sekunden bewusstes Genießen einer Landschaft oder auch eines Fantasiebildes, mit geschlossenen Augen, bewirken im Gehirn einen Erholungseffekt. Wichtig ist: Entspannung geht überall!

Rosi Fazit ist also, wie es diese Abbildungen zeigen (Abbildung 6-1, Abbildung 6-2).

6.3 Psychische Auswirkungen

Andreas Rosi, warum melden sich in diesem Kapitel so viele weitere Personen mit zu Wort?

Rosi Das liegt am Thema. Die psychische Situation mit ADPKD hängt stark mit dem Verlauf der Erkrankung und dem jeweiligen Stadium zusammen. Ich kann über meine letzten paar Jahre erzählen und über meine jetzige Situation.

Jedoch kenne ich nicht die psychischen Belastungen in den anderen Phasen, oder sie sind bei mir schon sehr lange her: Die Zeit des Verdachts, dass man die Krankheit haben könnte, die Jahre mit einer noch vollständigen Nierenfunktion, jedoch bereits mit dem Wissen um die Krankheit. Auch die Gedanken, Ängste und Hoffnungen in einem weiter fortgeschrittenen Stadium als meinem, und die Fragestellungen vor und nach einer Transplantation können die Betroffenen jeweils selbst am besten beschreiben. Außerdem sollen in diesem Kapitel einige Personen die psychische Belastung beschreiben, die sie als Angehörige eines Erkrankten erleben.

Andreas Wird auch die Situation direkt vor der Dialyse und während dieser Zeit ein Thema sein?

Rosi Diese sehr spezielle psychische Situation wird in den entsprechenden Kapiteln mit behandelt, um hier den Rahmen nicht zu sprengen.

Die Personen, die heute mit uns am Tisch sitzen, habe ich teils über virtuelle Erfahrungsgruppen kennengelernt, manche kenne ich schon lange, und weitere nach ersten Internetkontakten inzwischen auch live. Zum Schutz aller Personen sind generell die Namen, auch die Abkürzungen, sowie die Orte und GFRs komplett anonymisiert.

Rosi Herzlichen Dank, dass ihr alle euch heute für die Fragen von Andreas und von mir zur Verfügung stellt! Bitte stellt euch kurz selbst vor und beschreibt eure Situation in Bezug auf eure Nieren.

Andreas Auch von mir vielen Dank an Sie alle, dass Sie uns hier Ihre Erfahrungen beschreiben wollen!

A. Ich bin **26 Jahre alt**, und bin die **Tochter von C.** Derzeit wohne ich noch in Sachsen, bei meinen Eltern, in einer kleinen Stadt im Osten Deutschlands, nahe an der polnischen Grenze. Vor 4 Jahren habe ich von meiner Diagnose erfahren, **meine Nieren funktionieren noch vollständig**.

Andreas A., wie geht es Ihnen aktuell? Wie ist Ihre psychische Situation?

A. Mir geht es gut. Erst letzten Monat war ich wieder zur Kontrolle, es ist soweit alles noch in Ordnung. Alle Blutwerte passen. Auf dem Ultraschallbild sind viele kleine Zysten zu sehen. Das MRT hat wieder gezeigt, dass die Größe meiner Nieren bereits über dem Normalbereich liegt, das war auch schon vor einem und 2 Jahren so. Zum Glück hat das aber noch keinerlei Auswirkungen auf deren Funktion. Auch sonst fühle ich mich gesund. Ich hoffe, das bleibt noch lange so. Bei meinem Vater verläuft die Krankheit relativ spät, die Nierenfunktion nimmt erst ab, seit er Mitte 50 ist. Mir hat man schon öfter gesagt, dass der Verlauf häufig ähnlich ist, aber dass niemand das zuverlässig vorhersagen kann. Wenn das bei mir so wäre, würde ich erst in mehreren Jahrzehnten die ersten Probleme bekommen. Diese Aussicht entlastet mich ein Stück weit.

Allerdings ist das Thema Nieren im Hinterkopf präsent. Es kommt mir in unregelmäßigen Abständen in den Sinn.

Andreas Bei welchen Anlässen beschäftigt Sie das Thema?

A. Der Hauptanlass ist die jährliche Untersuchung. Dafür fahre ich von unserer Kleinstadt aus ziemlich weit; ich bin für die Hin- und Rückfahrt und die Untersuchungen jeweils einen ganzen Tag unterwegs. Vor dem Termin und auch in den Tagen danach, bis zur telefonischen Besprechung der Ergebnisse aus den Bluttests, ist das Ganze mehr in meinem Bewusstsein. Da bin ich schon ziemlich angespannt, und für mein direktes Umfeld manchmal schwer zu ertragen.

Ansonsten kann der Gedanke an meine Nieren mal beim Sport in meinem Kopf sein. Ich bin aktiv im Karateverein, kämpfe selbst und gebe Jugendtraining. Da geht mir schon mal durch den Kopf, dass Kampfsport längerfristig für mich schädlich sein kann. Sport macht mir aber großen Spaß; ich jogge, schwimme, gehe klettern. Hoffentlich geht das alles noch lange so weiter, ich schiebe momentan alle Bedenken immer schnell wieder zur Seite.

Andreas Warum wurde die Diagnose bei Ihnen gestellt? Gab es konkrete Symptome?

A. Ja, ich hatte Schmerzen im rechten Oberbauch; allerdings bestand der Verdacht auf Gallensteine. Bekannt war die ADPKD meines Vaters allerdings auch, wir sind bei der gleichen Hausärztin. Es waren aber davor in den Nieren keine Auffälligkeiten zu sehen gewesen. Bei dieser Ultraschalluntersuchung war dann sichtbar, dass die Galle in Ordnung war. Jedoch sah man deutlich am Rand beider Nieren mehrere große Zysten. Die Allgemeinärztin erkannte die ADPKD und brachte mir sehr einfühlsam bei, dass ich auch betroffen bin. Sie erklärte mir ausführlich, dass die Nierenfunktion mithilfe eines Bluttests gemessen werden kann, und ich bei ähnlichem familiärem Verlauf höchstwahrscheinlich noch einige Jahrzehnte ohne Probleme sein werde.

Andreas Wie ging es Ihnen danach?

A. Irgendwie war ich seltsam drauf, gleichzeitig war nun Klarheit über eine bisher ungewisse Situation, und das mit einer guten Prognose, die auch der Nephrologe einige Wochen später so formuliert hat.

Andererseits war nun eindeutig, was vorher noch im grauen Nebel gelegen war: Ich war betroffen. Es dauert Tage, Wochen und Monate, um mir dessen bewusst zu werden: Ich bin Trägerin eines Gendefekts. Ich fühlte mich unvollkommen, defekt, krank. Auch wenn ich nichts weiter merkte, keine Schmerzen hatte. Dieses Gefühl, eben nicht richtig gesund zu sein, hat mich sehr mitgenommen. Ebenso auch das Wissen, dass ich das nicht nur geerbt habe, sondern dass die Krankheit bei mir ja nicht aufhört, sondern ich diesen Gendefekt auch an mögliche Kinder weitervererben kann. Mein Freund hat mir in dieser Zeit sehr gutgetan. Er ist ein sehr ruhiger, überlegter Typ, und hat mir immer versichert, dass ich als Mensch für ihn wichtig bin und dass die Forschung weitergeht für mich und für mögliche gemeinsame Kinder, und dass sich für ihn an unserer Beziehung durch diese Diagnose nichts ändert.

Er hat mal den netten Vergleich gebracht, ich sei ja schließlich kein Auto, das in allen Einzelfunktionen perfekt funktionieren muss. Darüber lachen wir öfter mal gemeinsam, das ist so ein privater running gag geworden.

Andreas Das klingt erleichternd. Wie präsent ist das Thema für Sie inzwischen noch?

A. Es ist im Hintergrund vorhanden. Manchmal, wenn ich mit Freunden feiern bin, überlege ich mir schon kurz, ob das nächste Bier noch gut für mich ist im Bewusstsein meiner Krankheit, oder ob ich mir damit schade. Außerdem geht mir öfter durch den Kopf, inwiefern ich meinen Nieren schon geschadet habe, als ich von der Diagnose noch nicht wusste, durch hormonelle Verhütung, durch Lässigkeit beim Blutdruck, durch ungesunde Ernährung, durch schlecht auskurierte Erkältungen oder gar Blasen- und Nieren(becken-)entzündungen. Das lässt sich nicht mehr ändern, ich schiebe solche Selbstvorwürfe schnell wieder zur Seite. Aber sie treten immer mal wieder auf.

Ich schaue seit meiner Diagnose genauer hin, meide bestimmte Medikamente, esse bewusster, lese Kleingedrucktes; mein Alltag hat sich dadurch schon verändert. Auch wenn ich beim Arzt bin, frage ich bei jedem Mittel nach. Ich will jetzt nichts mehr falsch machen, was ich vermeiden kann. Freunde sagen zudem, ich sei empfindlicher geworden. Aggressiver, wenn mich etwas nervt, und gleichzeitig harmoniebedürftiger. Das ist seltsam für mich, dass anscheinend mein Innenleben nach außen spürbar verändert ist.

B. Ich bin **28 Jahre alt**, und der **Sohn von C.** Seit ein paar Jahren lebe ich bei Rostock, an der deutschen Ostseeküste. Mein Vater hat ADPKD, also könnte ich betroffen sein. **Bisher habe ich mich nicht untersuchen lassen**. Ich will es nicht wissen. Zumindest jetzt noch nicht.

Andreas B., wie geht es Ihnen aktuell? Wie ist Ihre psychische Situation?

B. Mir geht es gut; ich will nicht untersuchen lassen, ob ich betroffen bin. Einerseits würde ich manchmal gern Bescheid wissen, aber jetzt lieber noch nicht. Eine einmal erfolgte Diagnose hätte Auswirkungen auf die Möglichkeit, bestimmte Versicherungen abzuschließen, die einen danach nicht mehr aufnehmen; das will ich mir nicht verbauen. Auch kommt mit meinen Studienfächern auf Lehramt hauptsächlich eine Laufbahn im öffentlichen Dienst in Frage. Da würde ich nach einer Diagnose womöglich nicht mehr ins Beamtenverhältnis übernommen. Solange ich nicht weiß, ob ich betroffen bin, kann ich das Thema einfach verschweigen. Ich lüge damit ja nicht.

Eine Belastung im Hintergrund spüre ich allerdings schon ab und zu, durch die Ungewissheit. Wenn ich ADPKD von unserem Vater auch geerbt habe, was wäre dann mit einer Familiengründung? Ich wohne seit einem Jahr mit meiner Freundin zusammen, wir wollen irgendwann Kinder. Müsste ich davor nachschauen lassen? Andererseits wusste unser Vater nichts von seiner Krankheit, bis wir schon einige Jahre auf der Welt waren. Was wäre, wenn er sich solche Gedanken gemacht hätte, und sich gegen eigene Kinder entschieden hätte? Dann wären meine Schwester und ich ja gar nicht da.

Andreas Beschäftigt Sie öfter die Überlegung, ob und wann Sie bei sich nachschauen lassen wollen, ob Sie betroffen sind?

B. Ja schon, manchmal. Ich will es jetzt noch nicht. Manchmal würde ich es aber doch gerne wissen, andererseits befürchte ich, dass bei einer Ultraschalluntersuchung aus anderen Gründen ein Arzt mal zufällig seltsame Zysten sieht, näher hinsieht und mir dann unvorbereitet die Diagnose stellt. Mein Hausarzt weiß von der Möglichkeit und passt vorsichtshalber besonders gut auf meinen Blutdruck auf. Gleichzeitig weiß er, dass ich die Diagnose noch nicht haben will und respektiert das.

Komplett ausblenden kann ich das Thema aber nicht. Die Krankheit ist ja vorhanden in der Familie, und im Hinterkopf habe ich eben auch die Befürchtung, diese A.-Karte ebenfalls gezogen zu haben, gleichzeitig mit der Hoffnung, dass es mich nicht getroffen hat.

Richtig übel war für mich psychisch mal eine Information über die Vererbung, die sich als vollständig falsch erwiesen hat: Mir hat mal jemand erzählt, die autosomal-dominante Vererbung bedeute mit dem Wort dominant, dass das Gen, wenn es bei einem Elternteil vorhanden ist, sich bei Kindern in jedem Fall durchsetzt, ich also sicher betroffen sei.

Andreas Das ist nicht korrekt. Die Wahrscheinlichkeit der Vererbung von ADPKD beträgt 50 %, bei jedem Kind aufs Neue.

B. Ja, das hatte ich zum Glück bereits vorher so gehört. Ich habe dieser Person entschieden widersprochen, und von meinen gegenteiligen Informationen erzählt, was diesen Menschen ziemlich verblüfft hat. Zum Glück hat er direkt nachgelesen und mich am gleichen Abend noch angerufen und sich für seinen Irrtum entschuldigt. Dennoch habe ich in den paar Stunden nach dem Termin im Internet noch einmal recherchiert und schon daran gezweifelt, ob mein bisheriger Wissensstand womöglich falsch gewesen war. Das war ein Nachmittag mit großen Zweifeln.

C. Ich bin **64 Jahre alt** und der **Vater von A. und B.** Meine ADPKD wurde erst vor 10 Jahren eindeutig diagnostiziert. Davor war nur von einzelnen Zysten die Rede. Die **Nierenfunktion liegt noch bei etwa 48 %.** Seit Sommer 2015 nehme ich Tolvaptan.

Andreas C., wie geht es Ihnen aktuell? Wie ist Ihre psychische Situation?

C. Im Großen und Ganzen geht es mir gut. Anscheinend habe ich Glück im Unglück mit einem späten Verlauf meiner ADPKD. Meine Nierenfunktion ist seit meinem Beginn der Einnahme von Tolvaptan im Sommer 2015 fast unverändert. Ich konnte direkt nach der Zulassung des Medikaments für Deutschland damit beginnen und bin sehr froh darüber, dass es anscheinend bei mir gut wirkt. Meine Hoffnung ist, dass das noch eine Weile so bleibt oder meine Nierenfunktion zumindest weiterhin nur langsam zurückgeht. Manchmal überlege ich, was ich alles möglichst noch vorher machen möchte, solange ich Reisepläne nicht rund um regelmäßige Dialysetermine herum organisieren muss.

Natürlich mache ich mir Gedanken, wenn die Nierenfunktion schwankt, oder auch wenn einzelne Blutwerte außerhalb des Korridors sind. Auch wenn ich weiß, dass gewisse Schwankungen normal sind und die GFR immer nur eine Schätzung der Funktion ist, lässt doch jedes Sinken um ein paar Punkte mein Gedankenkarussell anspringen, und ich brauche immer ein paar Tage, bis ich wieder positiv in die Zukunft schauen kann.

Viel mehr belastet mich aber die Sorge um meine Kinder. Um meine Tochter, die von mir ADPKD geerbt hat, und um meinen Sohn, der die Krankheit ebenfalls haben könnte. Ich hoffe sehr, dass bei uns der häufig beschriebene ähnliche zeitliche Verlauf der Krankheit zutrifft.

Andreas Können Sie mit Ihren Ärzten über die Möglichkeit der Vererbung an Ihre Kinder sprechen, und über andere Sorgen im Zusammenhang mit der Erkrankung?

C. Das habe ich bei jedem Allgemeinarzt und auch bei jedem Facharzt versucht. Allerdings haben die Ärzte sehr unterschiedlich auf meine Fragen reagiert. Ich hatte leider öfter den Eindruck, dass ich damit störe, mit meinen Sorgen und Problemen den Ablauf in der Praxis aufhalte. Zum Beispiel gab es mal einen Urologen, der kaum nach ADPKD geschaut haben. Das sei nicht sein Fachgebiet. Da wurden zwar Nierensteine gefunden und behandelt, aber das war es dann. Erst meine hartnäckigen Rückfragen haben dazu geführt, dass ich irgendwann jährlich zur Kontrolle zum Nephrologen gegangen bin.

Auch sonst gab es sehr unterschiedliche Erfahrungen. Manche Ärzte nehmen sich reichlich Zeit, erklären, informieren und beantworten so viele Fragen, wie ich stellen will. Ich gehe inzwischen nur noch mit Spickzettel zum Arzt, damit ich nichts vergesse. Außerdem schätze ich sehr, dass ich bei meinem Nephrologen zwischendurch auch kurze akute Fragen per Mail stellen kann und zeitnah eine Antwort bekomme. So sieht gute Betreuung aus!

Andreas Wie sind die Auswirkungen Ihrer Krankheit im Alltag spürbar?

C. Ich stelle allgemein fest, dass ich empfindlicher geworden bin. Wenn jemand mir erzählen will, was normal ist, könnte ich aus der Haut fahren. Wer hat schon das Recht, zu definieren, was normal ist, erst recht für jemand anderen?

Besonders spürbar ist das für mich durch mein großes Wärmebedürfnis, und mein gleichzeitiges häufiges plötzliches Schwitzen. Ich weiß nicht, ob das mit der Krankheit zusammenhängt, mit meinem schwankenden Blutdruck oder mit der Einnahme von Tolvaptan. Es ist eben Fakt. Ich kann bei 22°C frieren, aber auch plötzlich nur noch das T-Shirt ertragen, weil mir heiß ist.

Es ist für mich schwierig, für mich zu sorgen und gegenüber dummen Kommentaren gelassen zu bleiben. Ich ziehe eben mehrere Schichten an, habe eine kleine Sitzunterlage dabei, nehme bei Veranstaltungen meinen Mantel mit in den Raum. Zudem komme ich möglichst zeitig, damit ich nicht gerade den Platz an der Durchgangstür erwische, und habe vom beginnenden Herbst bis zum späten Frühling meinen Becher mit Tee dabei. Insgesamt laufe ich einfach so rum, wie es mir guttut. Da gehört ein dickes Fell dazu, und das habe ich nicht immer. Andererseits will ich nun nicht als Mimose wahrgenommen werden, die man mit Samthandschuhen anfassen muss.

Gleichzeitig stelle ich fest, dass ich bei anderen Menschen genauer hinschaue und weniger urteile. Ein sichtbarer Bauch kann von übermäßigem Essen oder eben auch von großen Nieren kommen.

D. Ich bin **59 Jahre alt** und lebe in Deutschland, in der Nähe von Hamburg. Meine ADPKD ist bereits in einem weiter fortgeschrittenen Stadium, die **Nierenfunktion (GFR) liegt bei 31**. Seit 2 Jahren nehme ich Tolvaptan. Wegen verschiedener Begleiterkrankungen habe ich einen **GdB** (Grad der Behinderung) von **50 %**. Dieser in Deutschland gesetzlich geregelte Schwerbehindertenstatus (SB) aufgrund von bestimmten Erkrankungen bedeutet, dass ich einen verstärkten Kündigungsschutz genieße, eine Woche mehr an Urlaubsanspruch habe und einige weitere Vorteile.

Andreas D., wie geht es Ihnen aktuell? Wie ist Ihre psychische Situation?

D. Momentan ist wieder relative Ruhe eingekehrt bei mir, aber es ging mir im vergangenen Jahr deutlich schlechter als jetzt. Da war der Blutdruck am Schwanken, ich hatte regelmäßig wiederkehrend Schmerzen in der Nierengegend, und einmal war eine Zyste geplatzt (Zystenruptur) und das hatte einen Krankenhausaufenthalt zur Folge. Psychisch war ich da ziemlich schlecht drauf, ich hatte große Angst vor der Zukunft – privat und beruflich.

Andreas Wie haben Sie das gemerkt mit der geplatzten Zyste, wie wurden Sie während dieser Zystenruptur behandelt?

D. Ich hatte nach wochenlangen Schüben von auf- und abklingenden Schmerzen plötzlich Blut im Urin und viel größere Schmerzen als zuvor. In dieser Situation bin ich im Krankenhaus gelandet und mir wurde erst einmal Bettruhe verordnet während vielerlei Untersuchungen. Es war ein bisschen seltsam: Nach einem Tag waren die Schmerzen plötzlich fast weg, nur ein leichter Druck in den Flanken blieb übrig und eine große Erschöpfung. Die Ärzte haben mir erklärt, dass die akuten Schmerzen von einer inzwischen geplatzten großen Zyste gekommen waren, ebenso wie das Blut im Urin. Reste der geplatzten Zyste waren im Ultraschall noch zu sehen.

Andreas Wie ging es Ihnen dann?

D. Rein körperlich fühlte ich mich schnell viel besser. Dazu kam als direkter Trost ein geradezu wunderbarer zeitlicher Zusammenhang: Mein Vater, ebenfalls betroffen von ADPKD und zu dem Zeitpunkt seit 7 Jahren an der Dialyse, bekam über die Listung über die Organisation Eurotransplant eine Spenderniere. Er war gleichzeitig mit mir im Krankenhaus, nur ein paar Zimmer weiter, und ich konnte ihn schon während meines Aufenthalts dort besuchen und er mich auch. Wir durften gemeinsam erleben, wie seine transplantierte Niere ihre Arbeit aufnahm und es auch ihm täglich besser ging. Das hat meine psychische Belastung sehr gemildert. Ich war abgelenkt, und hatte gar nicht die Zeit, über meine Situation zu grübeln, vor lauter Freude über die Entwicklung bei ihm.

Dennoch, es bleibt die Angst vor einer Wiederholung einer Zystenruptur bei mir selbst, und vor der weiteren Entwicklung meiner Krankheit. Ich konnte schnell wieder arbeiten, das tut mir als Ablenkung gut – aber im Hinterkopf ist die Angst bei mir weiterhin vorhanden und kommt ab und zu zum Vorschein.

Andreas Wie nutzt Ihnen der Schwerbehindertenstatus? Haben Sie dadurch einen Kündigungsschutz?

D. Grundsätzlich ja. Eine Kündigung wäre zumindest für den Arbeitgeber dadurch viel schwieriger. Es müsste der Betriebsrat (im öffentlichen Dienst der Personalrat) angehört werden und die Schwerbehindertenvertretung. Erst nach Zustimmung dieser Gremien wird noch das Integrationsamt angehört. Diese Institution prüft sehr genau, ob anstatt einer Kündigung eine andere, krankheitsgerechte Beschäftigung im Betrieb möglich wäre, und ob womöglich die Kündigung aufgrund der Erkrankung erfolgt, und damit eine unzulässige Diskriminierung vorliegt. Die meisten Arbeitgeber scheuen diesen Weg und ziehen eine

Kündigung eines anerkannten Schwerbehinderten gar nicht in Betracht. Zudem habe ich einen zusätzlichen Urlaubsanspruch von 5 Arbeitstagen, also anstatt den üblichen 6 Wochen pro Jahr 7 Wochen Erholungsurlaub.

Andreas Dann ist dieser Status für Sie ein großer Vorteil, bedeutet jedoch für den Betrieb höhere Kosten?

D. Nicht unbedingt. Es klingt zunächst so. Jedoch müssen in Deutschland Betriebe mindestens 5% der Arbeitsplätze mit Schwerbehinderten besetzen, oder eine Ausgleichsabgabe bezahlen, wenn die gesetzliche Quote nicht erfüllt wird. Diese Abgabe bleibt dem Betrieb durch mich ein Stück weit erspart. Dazu kommt, dass die Abgabe progressiv steigt. Das heißt, für jeden unbesetzten Pflichtplatz muss eine Firma mehr Abgabe bezahlen. Das gleicht für den Betrieb die finanziellen Nachteile durch den Mehrurlaub aus; die Ersparnis beträgt deutlich mehr als die Kosten für die eine Urlaubswoche.

Andreas Das entlastet vermutlich auch Sie im Verhältnis zum Betrieb, wenn Sie einmal krankheitsbedingt weniger leisten?

D. Ein Stück weit ja. Ich weiß ja, dass die Mehrbelastung für den Betrieb vom Staat ausgeglichen wird. Eine gewisse Belastung ist allerdings das Bewusstsein, dass in Zeiten schwacher Konjunktur vor einigen Jahren andere Kollegen gekündigt wurden, für die es schwierig war, einen neuen Arbeitsplatz zu finden, obwohl diese länger im Betrieb beschäftigt waren als ich. Ein gewisser Neid auf mich und meinen Status war spürbar, ich fühlte mich indirekt verantwortlich für deren problematische Situation. Außerdem ist eben Fakt, dass im Betrieb gewisse neue Aufgaben nicht an mich gehen, weil befürchtet wird, dass ich höheren Anforderungen nicht gewachsen sein könnte. Das schmerzt, manches davon fände ich interessant und ich könnte es auch bewältigen. Da würde ich manchmal schon lieber selbst entscheiden, was geht und was nicht.

Andreas Wie belastend ist Ihre Krankheit für Sie im privaten Umfeld?

D. Das hängt stark damit zusammen, wie viel die jeweilige Person davon weiß, und außerdem von meiner Tagesform. Ich habe ja Wochen und auch Monate, in denen ich noch wenig davon merke, da läuft mein Leben ganz normal und ich fühle mich relativ unbelastet.

Manchmal jedoch, zu Geburtstagen oder zum Jahresbeginn, wenn viele gute Wünsche ausgetauscht werden, kommt das Thema mehr zum Vorschein. Da kann dann schon jemand ganz ahnungslos und wohlmeinend Wünsche aussprechen mit dem Nachsatz „Das Wichtigste ist Gesundheit.“. Das trifft mich. An manchen

Tagen könnte ich da schreien, widersprechen oder wegrennen. Dieser Wunsch klingt so logisch, reduziert aber in meinen Augen den Menschen auf seine fehlerfreie Funktion, die ich ja nicht mehr habe und auch nicht mehr erreichen kann. Bin ich als Mensch deshalb weniger wert?

Meist rede ich in einer solchen Situation nicht über meine Gefühle. Ich will die Person nicht verletzen, mich nicht in den Mittelpunkt drängen und schon gar kein Mitleid erregen. Aber es ist dann schwierig, äußerlich ruhig zu bleiben.

Wenn ich doch einmal über meine Krankheit rede, treffe ich häufig auf Unverständnis. Zysten klingen zunächst harmlos. Es kommen Kommentare wie „Die kann man doch bestimmt punktieren?", oder „Zysten sind doch immer gutartig?". Kaum jemand kennt die Krankheit ADPKD. Mitmenschen wundern sich, dass ich mir Sorgen mache. Selbst wenn ich dann erkläre, dass meine Nieren wegen der Zysten weiterwachsen und nach und nach das gesunde Nierengewebe verdrängt wird und es irgendwann zum Nierenversagen kommen wird, muss ich mir noch anhören: „Was regst du dich denn auf, es gibt doch Dialyse, da kann man ja gut weiterleben." Ja, schon. Klar, ich bin froh, dass es diese gibt. Aber es ist eben ein schwieriger Weg und ich weiß nicht, wie das bei mir laufen wird. Deshalb spreche ich kaum über meine Krankheit. Die Kraft für ausführlichere Erklärungen habe ich meist nicht.

E. Ich bin **36 Jahre alt**, lebe etwa in der Mitte von Deutschland, bei Kassel. Meine **GFR liegt bei 22**. Seit 4 Monaten nehme ich Tolvaptan. Ich bin selbstständig tätig und viel auf Reisen. Einen Unterstützungsantrag wegen Behinderung könnte ich vermutlich beantragen, das habe ich bisher noch nicht getan.

Andreas E., wie geht es Ihnen aktuell? Wie ist Ihre psychische Situation?

E. Ich habe bereits als Jugendliche einen ziemlich hohen Blutdruck entwickelt und muss seither mehrere Medikamente zur Senkung nehmen. Das muss immer wieder neu eingestellt werden, diese Situation belastet mich jedes Mal sehr, bis die passenden Medikamente gefunden sind und wieder ein stabiler Blutdruck erreicht ist. Außerdem habe ich bereits mit Mitte 20 deutlich vergrößerte Nieren gehabt. Jetzt, mit Mitte 30, geht die Nierenfunktion deutlich zurück. Das macht mir Angst. Wie wird das im Beruf sein, brauche ich noch mehr Medikamente? Wann muss ich regelmäßig zur Dialyse? Gibt es für mich die Möglichkeit, eine Niere transplantiert zu bekommen? Werde ich noch leistungsfähig genug sein, um mich und meine Familie ernähren zu können?

Da sind tausend Fragen, die mir durch den Kopf gehen. Auch ich bin eigentlich ein positiver Mensch – aber es fällt mir schon immer wieder schwer, zuversichtlich in die Zukunft zu schauen.

Das geht mir auch bei allerlei Zipperlein so, ob es Kreuzschmerzen sind oder ich mehrere Tage müde bin. Das kann alle möglichen anderen Gründe haben, manches geht eben schon nicht mehr wie im Jugendalter. Da habe ich dann einerseits Angst, dass die Nieren die Ursache sind, andererseits aber auch das Gefühl, dass ich mich in etwas hineinsteigere. Schließlich habe ich noch viele andere Organe und auch eine einfache Überlastung oder Verspannung oder auch berufliche Anspannung kann der Auslöser von Erschöpfung und Stimmungsschwankungen sein. Allerdings ist es für mich schon oft eine Belastung, eine Krankheit zu haben, die eben nicht heilbar ist, sondern fortschreitet.

Andreas Der Verlauf ist sehr unterschiedlich, das erleben wir in unseren Sprechstunden und es ist auch gut dokumentiert in publizierten Forschungsresultaten. Wie geht es Ihnen im beruflichen Alltag mit dem Wissen um Ihre Krankheit?

E. Die Ungewissheit, wie lange ich meine Arbeit noch in gewohnter Weise ausführen kann, ist durchgehend da. Natürlich denke ich nicht pausenlos daran, berufliche Anforderungen lenken ab und das ist auch gut so. Ich finde es im Außendienst und mit meinem durchgehenden Kundenkontakt generell besonders schwierig, krank zu sein oder nicht voll leistungsfähig.

Andreas Haben Sie schon über eine Änderung Ihrer beruflichen Situation nachgedacht? Wäre eine Reduzierung der Reisen möglich?

E. Ja. Aber bei meiner jetzigen Tätigkeit geht das kaum. Ich muss zu meinen Kunden persönlich hinfahren, darauf wird großer Wert gelegt. Ich habe insgesamt den Umfang meiner Tätigkeit reduziert. Diese geringere Gesamtarbeitszeit tut mir gut, dadurch komme ich früher nach Hause, habe auch einzelne freie Tage. Zudem habe ich – mit meinem Wohnsitz in der geografischen Mitte Deutschlands ist das relativ gut zu organisieren – seit einigen Jahren mehr und mehr Fahrten mit der Bahn eingeplant. Das ist manchmal ein bisschen zeitaufwendiger, gibt mir aber unterwegs ab und zu die Möglichkeit für Erholungspausen.

Ein Hintergrund der Bahnfahrten ist der Beginn der Einnahme von Tolvaptan. Auf den vielbefahrenen Autobahnen mit häufigen Staus hätte ich mir den Alltag mit diesem Medikament kaum vorstellen können, da wäre eine Einnahme nur an den Wochenenden infrage gekommen. Seit ich die meisten Strecken mit der Bahn fahre, ist das viel einfacher. Lästig dabei ist nur, dass ich nun außer meiner Aktentasche immer auch noch einen Rucksack mit mehreren Litern Wasser mit auf Reisen nehmen muss.

Andreas Wie ging es Ihnen psychisch, als Sie von der Therapiemöglichkeit mit Tolvaptan erfahren haben?

E. Mich hat die Nachricht von der Zulassung von Tolvaptan zu einem besonderen Zeitpunkt erreicht: Ich war mit meiner GFR bei der jährlichen Kontrolle noch bei 31, und der Nephrologe hat mir von der neuen Therapie erzählt. Er war einerseits überzeugt, dass ich die Bedingungen erfülle, das probieren zu können. Generell will er seinen Patienten so lange für diese Entscheidung Zeit lassen, wie sie eben dafür brauchen. Bei mir aber war seiner Auffassung nach Eile geboten: Die Zulassung galt damals für Stadium G1–G3. Da war ich also ganz knapp an der Grenze. Die GFR schwankt zwar. Aber für die Kostenübernahme durch die Krankenkasse zählt eben das jeweils aktuelle Messergebnis. Das hat dazu geführt, dass er mich gebeten hat, möglichst zügig zu überlegen, ob ich zumindest einen Versuch starten will. Es hätte ja sein können, dass ich bei einer weiteren Kontrolle schon 3 Monate später die Kriterien zum Therapiebeginn nicht mehr erfüllt hätte.

Andreas Das klingt nach einer belastenden Situation. Wie haben Sie sich entschieden?

E. Ich habe mit Hochdruck sehr schnell so viele Informationen wie möglich gesammelt und mir in der nächsten Woche bereits meinen nächsten Arzttermin geholt, um über den Start der Einnahme zu sprechen.

Das war ein großer Zwiespalt: Endlich gab es eine Therapie. Ich habe viel über Forschung gelesen und immer über die resignierende Antwort, dass keine direkte Behandlung möglich ist, sondern nur die Begleitumstände im Blick behalten werden müssen. Und nun sollte es endlich eine Möglichkeit geben, auch für mich? Mit einer Verzögerung des Krankheitsverlaufs. Keine Heilung, immer noch nicht. Aber eine Verzögerung, womöglich auch für mich, um ein Drittel? Würde es funktionieren, würde ich es vertragen? Musste ich das probieren? Aber wie würde ich das in mein Leben integrieren können?

Wenigstens wollte ich es versuchen! Es gab dann weitere Untersuchungen, die Ergebnisse waren in Ordnung und eine weitere Woche später habe ich die Therapie angefangen.

Ich vertrage es zum Glück gut, brauche eben mehr Flüssigkeit und muss öfter zum WC. Belastend war dabei vor allem in den ersten Monaten der Einnahme die ständige Erinnerung an meine Krankheit. Zweimal täglich durch die Tabletten selbst, und durchgehend durch die ständige Notwendigkeit, Wasser dabei zu haben und das nächst liegende WC im Blick zu haben. Auch der unterbrochene Schlaf spielte und spielt eine Rolle, anfangs war ich tagsüber öfter müde und habe mir seither angewöhnt, mittags ein kurzes Nickerchen einzulegen. Das ist manchmal lästig, es fällt auch mal auf. Seit ich vermehrt mit dem Zug zu Kundenterminen fahre, ist das einfacher geworden. Ich kann fast überall 10–15 Minuten einnicken, egal, wie viel um mich herum los ist. Insgesamt wiegt für mich die Hoffnung auf einen langsameren Verlauf der Krankheit die genannten Belastungen auf.

Andreas Wie belastet fühlen Sie sich psychisch durch die ständige Organisation von Wasser und WCs?

E. Mal mehr und mal weniger. Einerseits bin ich einfach hoffnungsvoll, dass ich durch die Einnahme mein jetziges Leben mit den vielen dienstlichen und auch privaten Reisen länger fortführen kann, wenn es wirkt und die Nierenfunktion langsamer zurückgeht. Diese Hoffnung tut mir gut, ich mag meine Arbeit. Auch privat reise ich gern, meist in entlegene Gegenden, liebe mehrtägige Wanderungen. Vieles davon wäre nicht mehr möglich, wenn ich auf Dialyse angewiesen wäre.

Andererseits erinnert mich das ständige Wassermanagement laufend an meine Krankheit, das belastet mich auch. Früher konnte ich das ganze Thema schon auch mal stunden- und tagelang völlig vergessen, das geht nun einfach nicht mehr.

Andreas Wie erleben Sie die psychische Belastung durch Ihre Krankheit auf privaten Reisen?

E. Private Reisen starte ich seit einigen Jahren hauptsächlich mit dem Gedanken „Jetzt erst recht“. Einige Reiseideen, die ich für irgendwann im Kopf gehabt habe, realisiere ich schneller als vorher – immer mit dem Bedürfnis, möglichst viel zu erleben, was jetzt noch geht.

So habe ich zum Beispiel letzten Sommer einen zehntägigen Segeltörn mit einer Gruppe unternommen, den ich mir ohne Erkrankung vielleicht so nicht geleistet hätte. Diese Reise habe ich sehr genossen!

Andreas Wie ging das mit Tolvaptan?

E. Das wollte ich auf dem Boot nicht ausprobieren. Ich habe komplett pausiert, bereits am Tag der Anreise zur Adria. Ich wusste, dass es an Bord für 15 Personen nur eine Toilette gibt. Da wollte ich mir die viele Trinkerei und die häufigen Toilettengänge sparen, auch um nachts die anderen Teilnehmer nicht zu stören.

Andreas Wie fühlte sich diese Einnahmepause für Sie an?

E. Wunderbar! Ganz weit weg, fast immer nur mit dem Blick aufs Meer, und ohne Gedanken an Krankheit, Wasserflaschen und Toiletten – das war Erholung rundum. Ein bisschen hat mich allerdings das schlechte Gewissen geplagt wegen meiner relativ langen Medikamentenpause. Ich weiß ja nicht, wie viel vom Rückgang meiner Nierenfunktion auf diese Pause zurückzuführen ist. Es fühlte sich ein bisschen an, als ob ich leichtsinnig auf meine Therapie verzichte, obwohl ich ja so froh war, dass ich gerade noch damit anfangen konnte.

Andererseits ist mir mein aktives Leben wichtig, und eben auch die Urlaube. Ich will nicht alles dem Medikament unterordnen, und wie umfangreich das Medikament bei mir persönlich wirken wird, werde ich sowieso nie wissen – egal ob ich es nun an 365 Tagen im Jahr einnehme oder vielleicht nur an 325 oder 340 Tagen.

Andreas Wie gehen Sie in Ihrem privaten Umfeld mit Ihrer Diagnose um? Wissen Angehörige und Freunde davon?

E. Einige ja. Das lässt sich schon allein aufgrund meiner Symptome nicht ganz vermeiden. Ich halte das Thema dennoch möglichst klein, will nicht nur noch wahrgenommen werden als „die mit den Nieren“ oder gar „die Niere“. Ich bin ich und habe noch ein paar andere Eigenschaften außerhalb meiner Krankheit! Das Reden über das Thema kann zwar einerseits wohltuend sein und entlastend. Andererseits zieht es mich aber auch runter, wenn die Krankheit zu viel Raum einnimmt. Da gibt es Situationen, wo weiteres Reden nur den Schmerz und die Angst verstärkt. Manchmal will ich deshalb einfach nichts mehr von dem Ganzen hören und nur mein Leben genießen.

Andreas Wusste auf Ihrem Segelboot jemand von Ihrer Krankheit?

E. Nur der Guide, für Notfälle. Ich hatte ihm gesagt, dass ich einen Krankheitspass mit Notfall-Telefonnummer beim Personalausweis habe in meiner Geldbörse, nichts weiter. Aber aus der Gruppe habe ich niemandem etwas erzählt. Da war ich einfach nur E., ich selbst, Mitglied der Gruppe, und habe das sehr genossen. Wenn ich mal eine Pause brauchte, habe ich das nicht weiter begründet, sondern nur von der Seeluft gesprochen, die mich so müde macht.

F. Ich bin **58 Jahre alt** und lebe in der Westschweiz. Vor 3 Jahren hat mein Mann mir eine Niere gespendet. Meine **GFR T** (das T steht für **transplantiert**) lag bei der letzten Kontrolle wieder bei einem **erfreulichen Wert von 45**.

Andreas F., wie geht es Ihnen aktuell? Wie ist Ihre psychische Situation?

F. Bei mir ist relative Ruhe eingekehrt. Über 3 Jahre nach der Transplantation sind zum Glück meine Werte gut bei den vierteljährlichen Kontrollen, das fühlt sich jedes Mal toll an! Vor diesen Terminen ist mir schon jeweils etwas bang. Ich genieße nun mein Leben mit der geschenkten Niere, nehme Natur und viele positive Kleinigkeiten viel bewusster wahr und hoffe, dass es so weiter geht. Wenn ich morgens mit dem Velo (Fahrrad) zur Arbeit radle, bin ich sehr froh darüber, dass ich wieder draußen aktiv sein und arbeiten gehen kann. Da kann es schon mal vorkommen, dass ich spontan absteige und ein paar Blumen bewundere oder den Ausblick auf den Fluss.

Andreas Wie belastend war das während des Rückgangs Ihrer Nierenfunktion?

F. Das war eine langjährige Zitterpartie. Ich habe bei jeder Untersuchung gehofft, dass es nur langsam weitergeht, da ich ja wusste, dass meine Nieren irgendwann nicht mehr funktionieren werden.

Einen Hoffnungsschimmer gab es für mich immer wieder, wenn von neuen Forschungsergebnissen die Rede war. Die Zulassungsstudien von Tolvaptan habe ich zum Beispiel genau verfolgt. Leider kam dieses Mittel für mich zu spät, ich konnte es nicht mehr ausprobieren.

Andreas Wann war die Rede von einer möglichen Lebendnierentransplantation?

F. Das war schon relativ früh der Fall, da war meine Nierenfunktion noch bei über 30 %. Mein Mann hatte gelesen, dass auch unter Nichtverwandten unter bestimmten Umständen eine solche Transplantation möglich ist, sogar bereits vor dem Eintritt der Dialysepflicht, und mir dieses wunderbare Geschenk angeboten. Wir haben dann mit meinem Nephrologen darüber gesprochen und zeitig die vielen notwendigen Untersuchungen durchführen lassen. Während dieser Zeit haben wir viel miteinander geredet, auch über das Risiko, das diese Operation für ihn enthält. Er war jedoch zuversichtlich, dass er gesund ist und das gut übersteht und wollte diese Möglichkeit unbedingt nutzen. Eher war ich besorgt um ihn – er hatte vor einigen Jahren Probleme mit dem Herzen, ich habe befürchtet, dass die Entnahme einer Niere ein zusätzliches Risiko für ihn darstellt. Das haben die Ärzte aber ausgeschlossen und uns diesbezüglich beruhigt.

Andreas Wie haben Sie sich in dieser Zeit informiert, wie ging es Ihnen während dieser Monate?

F. Viele Infos habe ich von meiner nephrologischen Praxis bekommen, und parallel dazu habe ich im Internet in mehreren Erfahrungsgruppen mitgelesen und auch viele Fragen gestellt. Eins war dabei zentral: Erfahrungen anderer Menschen sind interessant, jedoch liegt jeder Fall anders und ich war vorsichtig mit den Rückschlüssen auf meine Situation.

Andreas Wie sind Sie in Ihrem Verwandten- und Bekanntenkreis mit der Situation umgegangen?

F. Ich habe jeweils einmal offen über unsere Überlegungen gesprochen, und dann nur noch Fragen beantwortet, wenn welche kamen. Das Thema sollte nicht im Mittelpunkt stehen, ich wollte auch noch was anderes hören und erleben.

Für mich habe ich dabei festgestellt, dass sich meine bisherigen Freundschaften neu sortiert haben: Einige bisherige Freunde haben das für mich zentrale Thema einfach abgetan, es sind dadurch einige Kontakte eingeschlafen. Da gab es schon mal Kommentare wie „Ach, das ist ja nicht so schlimm, daran stirbt man nicht, es gibt ja Dialyse.“; oder auch doofe Sprüche, wenn ich beim Treppensteigen oder Wandern nicht mehr so schnell konnte wie früher. Einige Kontakte habe ich in dieser Zeit aktiv beendet. Für Smalltalk war mir die Zeit zu schade, und wirkliches Interesse war von einigen Seiten nicht mehr spürbar. Andere Freunde fragten allzu oft nach. Da habe ich freundlich deutlich gemacht, dass ich mich zwar über Anteilnahme freue, jedoch nicht dauernd über das Thema reden will. Das wurde zum Glück weitgehend akzeptiert.

Einige andere, vorher eher lose Bekannte, wurden mir und meinem Mann in dieser Zeit wertvoller. Außerdem habe ich sehr persönliche Kontakte zu mehreren Menschen aus den Erfahrungsgruppen aufgebaut, die gemeinsamen Erfahrungen, Probleme und Erfolge bieten schnell eine gemeinsame Ebene. Das ging teils virtuell, einige Personen habe ich auch persönlich kennengelernt. Beim Online-Kontakt habe ich als sehr wohltuend empfunden, dass ich mir die Zeit raussuchen konnte, wann ich reagiere und antworte. Ab und zu brauchte ich eine Pause vom Thema, dann war ich offline, und habe mich auch mal erst 3 Tage später wieder gemeldet.

Andreas Verfolgen Sie die aktuellen Veröffentlichungen über die Forschung? Wie geht es Ihnen damit?

F. Das habe ich, als bei mir und meinem Mann die Operation anstand, erst einmal sehr zurückgefahren. Vieles betraf mich nicht mehr oder nicht direkt. Unsere Tochter ist auch betroffen, irgendwann wird das Thema also wieder aktuell werden. Deshalb sind wir kürzlich zu einem Symposium in der Nähe gefahren, wir wollen auf dem Laufenden bleiben. Weite Strecken für zusätzliche Informationen sparen wir uns eher und wählen andere Ziele.

Manches schmerzt: Es hätte ja sein können, dass manche Therapie auch mir geholfen hätte. Andererseits sind wir sehr froh über jede weitere Forschung, weil diese unseren Kindern zugutekommen kann.

G. Ich bin **52 Jahre alt**, und wohne in Oberbayern, ganz im Süden Deutschlands. Seit über 5 Jahren bin ich ebenfalls **transplantiert**, meine Schwester hat mir eine Niere gespendet, die **GFR T liegt regelmäßig über 50**.

Andreas G., wie geht es Ihnen aktuell? Wie ist Ihre psychische Situation?

G. Mir geht es gut, fast zu gut. Ich habe manchmal ein bisschen Angst, dass ich mit meiner transplantierten Niere zu leichtsinnig werde und dafür irgendwann büßen muss. Die Werte sind okay, ich nehme meine Medikamente, und inzwischen denke ich lang nicht mehr so viel an meine Erkrankung wie noch in den ein bis zwei Jahren direkt nach der Transplantation. Einige Vorsichtsmaßnahmen, auch bei der Ernährung, sind aber weiterhin nötig und ich muss mir manchmal bewusst machen, dass diese mich mein Leben lang begleiten werden.

Andreas Wie war bei Ihnen die Situation während des Rückgangs Ihrer Nierenfunktion?

G. Da habe ich relativ lange wenig Beschwerden gehabt. Es war wie eine fiktive Gefahr, die irgendwann erst kommt, in weiter Zukunft. Beim Ausüben meiner Hobbies ging mir das Thema manchmal durch den Kopf. Zum Beispiel singe ich im Chor, da braucht man bei schwierigen Stücken viel Luft, und der Platz im Bauch wurde durch die wachsenden Nieren weniger. Wie lange würde ich das noch machen können? Da war oft die Rede davon, dass man mit Training mehrere Takte ohne Luftholen singen kann. Nur mit Training? Wenn die Luft mir bei anspruchsvollen Stücken nicht mehr reichen würde, wann würde ich damit aufhören müssen? Ich gehöre gern zu dieser netten Gruppe. Wenn ich nicht mehr mitsingen hätte können, wäre das komplett vorbei gewesen!

Andreas Haben Sie jemandem in Ihrem Chor davon erzählt?

G. Ja, ich habe einmal mit der Chorleiterin drüber geredet. Das war sehr entlastend, auch ihre Reaktion: Unauffälliges zusätzliches Atmen sei in meinem Fall natürlich okay. Das tat gut, ich singe nach wie vor dort, mit einer längeren Unterbrechung durch die Operation, und genieße die Gemeinschaft.

Andreas Wie war Ihre berufliche Situation in den Jahren des Rückgangs der Nierenfunktion und seit der Transplantation?

G. Problematisch fühlte sich das Wissen um meine Erkrankung während einer Arbeitssuche an, das war wegen einer Firmenschließung notwendig geworden: Ich wusste ja nicht, wie lange ich die angestrebte neue Tätigkeit vollständig ausüben konnte. Man muss zwar in Deutschland bei einer Bewerbung oder einer Vorstellung eine Krankheit nicht angeben, aber ein mulmiges Gefühl blieb dennoch. Ich habe zunächst nichts davon gesagt; das habe ich erst nach einigen Jahren getan und konnte dort dann reduziert weiterarbeiten, auch während der Dialyse.

Andreas Wann kam das Angebot Ihrer Schwester, Ihnen eine Niere zu spenden?

G. Das kam schon lange, bevor ich zur Dialyse musste. Ich konnte mich zunächst nicht entschließen, dieses Angebot anzunehmen. Meine Schwester lebt in Australien und hat zwei Kinder. Sie trägt ja auch für diese eine Verantwortung.

Sie hat das Angebot dann alle paar Monate wiederholt. Irgendwann habe ich mich bei meiner Krankenkasse erkundigt, wie das denn wäre mit der weit entfernt lebenden Spenderin. Das war für mich eine sehr erstaunliche Erfahrung: Der Mitarbeiter dort hat mich gründlich beraten, und mir versichert, dass alle Kosten meiner Schwester, auch für diese weiten Reisen und auch für ihren Verdienstausfall, vollständig übernommen würden.

Sie ist dann angereist, und die Voruntersuchungen waren positiv. Schon einige Monate später konnte die Entnahme einer Niere erfolgen, und das Einpflanzen bei mir klappte problemlos, schon nach wenigen Tagen stieg meine Nierenfunktion, und die geschenkte Niere funktioniert bis heute problemlos.

Andreas Wie geht es Ihnen mit dem Bewusstsein, ein Organ eines anderen Menschen zu tragen? Belastet es Sie, dass Sie außer Ihren Medikamenten gegen die Abstoßung auf weitere Dinge achten müssen?

G. Das fühlte sich anfangs etwas seltsam an. Inzwischen ist es normal. Ich habe mich daran gewöhnt, zum Beispiel auswärts keinen Salat zu essen, wenn ich nicht weiß, wie gründlich dieser gewaschen wurde. Es könnten Keime drin sein, die mir schaden. Jegliche Infektion ist wegen der unterdrückten Abwehr kritischer, ich weiß das und achte darauf, auch in der Erkältungszeit.

Lästig finde ich die große Vorsicht vor der Sonne. Das erhöhte Hautkrebsrisiko führt dazu, dass ich zwischen 10 und 17 Uhr nur noch im Schatten bin, und mich bei Wanderungen mit langen Ärmeln und langen Hosen bewege. Das stört. Aber es ist eben notwendig und ich habe mich daran gewöhnt. Manchmal machen meine Schwester und ich Witze darüber, zum Beispiel, dass mir als Träger eines weiblichen Organs Shopping nun mehr Spaß machen müsste.

H. Ich bin **51 Jahre alt** und wohne in der Nähe von Köln, in Deutschland. Von meiner Nierenerkrankung weiß ich schon seit Jugendzeiten. Mit Mitte 30 bin ich an die Dialyse gekommen und bald danach frühpensioniert worden. Meine erste transplantierte Niere, von einem Organspender, konnte ich gut 10 Jahre behalten, dann wurde sie abgestoßen. Nach knapp 5 Jahren erneuter Dialyse bekam ich eine weitere solche Totspende, diese **zweite transplantierte Niere funktioniert bis heute**. Meine **GFR T liegt zwischen 15 und 20**.

Andreas H., wie geht es Ihnen aktuell? Wie ist Ihre psychische Situation?

H. Momentan ist es in Ordnung. Ich habe durch die jahrelangen Dialysezeiten und dann durch meine zwei Transplantationen schon einige schwierige Zeiten erlebt und bin zufrieden, dass derzeit meine Blutwerte stabil sind. Die Belastung durch regelmäßige Untersuchungen und Schwankungen bei ohnehin schon niedriger Nierenfunktion bin ich gewohnt. Ich erreiche eben mit meiner gespendeten Niere nur 20 % der Normalfunktion und muss damit zufrieden sein. Auch meine Frau und mein Sohn, der zum Glück gesund ist, leiden mit. Das ist für mich ebenfalls eine Belastung. Ich kann eben nicht der große, starke Mann und Vater sein, der ich gern wäre. Durch meine frühzeitige Pensionierung ist bei uns alles anders. Meine Frau verdient den Lebensunterhalt, und ich kann nur durch meine Rente und einen kleinen Nebenjob mit dazu beitragen. Damit habe ich nach der ersten Transplantation anfangen können, das tut mir sehr gut.

Dennoch bin ich froh, zum zweiten Mal durch eine Organspende eines Menschen, der das vor seinem Tod so entschieden hat, schon seit einigen Jahren nicht mehr auf die Dialyse angewiesen zu sein. Diese Freiheit genießen wir sehr, reisen und nehmen unser Leben und unsere Freude an unserem inzwischen geborenen Enkelkind bewusst wahr.

Andreas Sie sprechen die Totspende an. Für viele Menschen ist das die einzige Möglichkeit, eine Transplantation zu bekommen. Wie geht es Ihnen bei Diskussionen über die gesetzlichen Voraussetzungen in verschiedenen Staaten?

H. Da schwanke ich zwischen Wut und Hilflosigkeit. Natürlich soll jeder über seinen Körper selbst entscheiden, auch was nach dem Tod damit geschieht. Die derzeitige Diskussion, inwieweit dieses Selbstbestimmungsrecht gilt, wenn jemand einfach nichts unternimmt, also auch nicht ausdrücklich einer Organentnahme widerspricht, macht mich einfach wütend. Wie vielen Menschen könnte viel früher geholfen werden, wenn auch in Deutschland die Standardvorgabe einfach wäre: „Wer nicht widerspricht, hat nichts dagegen?“ Das ist in vielen anderen Ländern so geregelt, und dort stehen deshalb viel mehr Organe zur Verfügung.

Immerhin ist das Thema in der Öffentlichkeit in Deutschland gerade sehr präsent. Ich habe Hoffnung, dass eine vernünftige Lösung gefunden wird, auch für die personelle und finanzielle Ausstattung von Praxen und Kliniken, die Transplantationen vorbereiten und durchführen.

I. Ich bin **28 Jahre alt** und habe selbst keine ADPKD. Mein Mann hat die Erkrankung von seinem Vater geerbt. Sein Vater hat mit Ende 50 noch keine Symptome, und mein Mann hofft, dass auch bei ihm noch lange Ruhe ist.

Andreas Wie geht es Ihnen? Wie ist Ihre psychische Situation?

I. Bei meinem Mann und mir könnte das Thema noch lange ruhen; sein Vater hat erst einen leichten Rückgang der Nierenfunktion und etwas vergrößerte Nieren. Wir hoffen sehr, dass der Verlauf bei meinem Mann ähnlich spät ist.

Uns beschäftigt momentan unser Kinderwunsch. Da gibt es ja die Möglichkeit der Präimplantationsdiagnostik. Wir könnten mittels künstlicher Befruchtung mehrere Embryonen untersuchen lassen, ob diese das Krankheitsgen tragen. Unsere Überlegung ist, ob wir das wollen. Es ist eine aufwendige Prozedur. Wir fragen uns, ob wir das nur wegen einer Krankheit, die ein Kind womöglich erst im Rentenalter stören würde, auf uns nehmen wollen. Eine Garantie für ein gesundes Kind gibt es ohnehin nicht, es geht ja nur um diesen einen Gendefekt. Andererseits wäre dies eine Chance, einem Kind die Vererbung dieser Krankheit zu ersparen. Wollen wir diese Möglichkeit wirklich ungenutzt lassen? Was ist, wenn bei einem Kind der Krankheitsverlauf früher beginnt, werden wir uns Vorwürfe machen?

Andreas Können Sie gut miteinander darüber reden?

I. Das wechselt. Wir wollen das nicht als Hauptthema unserer Beziehung haben. Aber die Frage ist eben da. Es wird hauptsächlich aktuell, wenn wir mit Freunden zusammen sind, die bereits Kinder haben, da ist unser Kinderwunsch eher präsent.

J. Ich bin **38 Jahre alt** und habe ADPKD. Wir haben zwei Kinder, die bereits auf der Welt waren, als ich meine Diagnose bekommen habe.

Andreas J., wie geht es Ihnen aktuell? Wie ist Ihre psychische Situation?

J. Mir selbst geht es gut. Die Nierenfunktion geht bereits zurück, Symptome habe ich noch keine. Ich hoffe, dass das langsam weiter geht. Ich wusste viele Jahre nichts von meiner Krankheit. Unsere Kinder haben wir ganz unbelastet von der Möglichkeit der Vererbung bekommen. Sie sind noch nicht untersucht.

Die psychische Belastung von mir und meinem Mann tritt vor allem zutage, wenn wir mit den Kindern beim Kinderarzt sind. Dort haben wir von meiner Krankheit und der Möglichkeit der Vererbung erzählt, und von unserer Überlegung, die Kinder, solange sie keine Symptome zeigen, nicht auf ADPKD untersuchen zu lassen. Der Kinderarzt kennt die Krankheit, ist mit unserem Vorgehen einverstanden, und überwacht bei den jeweiligen Vorsorgeuntersuchungen nur zusätzlich den Blutdruck.

Andreas Fühlt sich das richtig an, geht es Ihnen gut damit?

J. Meistens ja. Es ist schon über die Jahre manchmal das Gefühl, eine Art Zeitbombe durch Verschweigen verschwinden lassen zu wollen. Andererseits sind uns die versicherungsrechtlichen Auswirkungen einer Diagnose bewusst, und dieser Weg ist für uns richtig.

Andreas Ihnen allen herzlichen Dank für die Beschreibung Ihrer persönlichen Erfahrungen und Ihrer Situation!

Andreas **Rosi, und nun zu dir**: Seit wann fühlst du dich psychisch belastet im Zusammenhang mit deiner ADPKD?

Rosi Das ist schwierig zu sagen. Mir wurde nach dem Tod meiner Mutter noch Jahrzehnte lang gesagt, ich hätte „auch Zysten an den Nieren", aber nicht die gleiche Erkrankung wie meine Mutter, sondern eben nur Nierenzysten, und das sei eine „viel kleinere Nummer". Die wenigen außen liegenden Zysten seien nicht die gleiche Krankheit. Darum war meine psychische Anspannung ziemlich gering, das Thema blieb meist im Hintergrund.

Gleichzeitig stand aber im Raum, dass irgendwann, wenn auch nach Information der Ärzte eher deutlich später als bei meiner Mutter, auch bei mir Probleme mit den Nieren auftreten können. Ein Urologe sagte mir zwar mal, als ich Mitte 20 war: „Ihre Nieren können noch funktionieren, wenn Sie schon über 80 Jahre sind". Aber wer will das schon so zuverlässig vorhersagen? Zudem war das ja nicht der Facharzt für Nieren. Von der speziellen Fachrichtung der Nephrologie wusste ich damals noch nichts, in meiner Kleinstadt gibt es bis heute keine entsprechende Praxis.

Grundsätzlich bin ich ein sehr optimistischer Mensch. Allerdings gilt das nicht immer und das Thema beschäftigte mich immer wieder einmal, auch wenn ich das nach außen selten zeige. Die meiste Zeit habe ich aber möglichst nichts Weiteres von dem ganzen Thema wissen wollen. Ich merkte nichts, wollte mich gesund und lebendig fühlen, und das möglichst noch sehr lange.

Erst seit mir mit Ende 40 dann gesagt wurde, dass ich eben doch ADPKD habe, ist die psychische Belastung gestiegen. Es ist zwar immer wieder die Rede davon, dass ich wahrscheinlich einen milderen, langsamen Verlauf der Krankheit habe, aber was die Zukunft bringt, weiß eben niemand. Allerdings hatte ich nach wie vor keine Symptome, außer einem gut einstellbaren Bluthochdruck; es war nichts zu sehen, für mich nicht und für andere auch nicht. Wenn ich doch einmal an meine Erkrankung gedacht habe, habe ich das meist für mich behalten. Ich wollte nicht für eine jammernde Simulantin gehalten werden.

Andreas Wie hat sich die psychische Situation bei dir verändert, als dir dann definitiv die richtige Diagnose gestellt wurde? Wie ging es dir, als du wusstest, dass du ebenfalls ADPKD hast, und dass du über kurz oder lang mit Einschränkungen und einem Fortschreiten der Krankheit rechnen musst?

Rosi Das war schon seltsam. Nach jahrzehntelangem Abwiegeln von Seiten mehrerer Ärzte war nun plötzlich in meinem Bewusstsein das grässliche Wissen: „Ich habe das auch, irgendwann werde ich mit manchem zurückstecken müssen".

Jedoch war auch von diesem Zeitpunkt an noch einige weitere Jahre regelmäßig die Rede davon, dass meine Nieren trotz der vielen sichtbaren Zysten voll funktionieren, und dass ich mir keine Sorgen zu machen brauche, solange die Werte im Rahmen bleiben. Von einem „krea-blinden Bereich", also von der Tatsache, dass bei erstmaliger Überschreitung des Korridors für diesen Kreatininwert die Nieren bereits nur noch um die 50 % funktionieren, wusste ich sehr lange überhaupt nichts.

Andreas Heißt das, du hast einfach unbesorgt gelebt, das Thema verdrängt und dir keine weiteren Gedanken gemacht?

Rosi Naja, so ganz unbesorgt war ich nicht. Aber es hat sich auch nicht nach Verdrängen angefühlt. Von Natur aus bin ich einfach eher, wie wir Allgäuer sagen, „koi Hennele". Zu Deutsch: Mich wirft nicht alles gleich um, ich mache mir nicht pausenlos Sorgen über Dinge, die nicht aktuell sind, oder eben noch nicht. Das Thema stand einfach ziemlich im Hintergrund, weil ich es nicht für aktuell gehalten habe. Ich dachte, da kommt erst in vielen Jahren oder eher Jahrzehnten was auf mich zu.

Zudem hatte ich die Information, dass ich das alles fast gar nicht beeinflussen kann. Ich habe zwar ab dieser Zeit verstärkt versucht, halbwegs gesund zu leben und die Anweisung befolgt, besonders gut auf meinen Blutdruck zu achten, aber das war es dann auch schon.

Im turbulenten Alltag mit Beruf und Familie war ich froh über die beruhigenden Aussagen der Ärzte und über die jährliche Einschätzung der Hausärztin, dass alles in Ordnung sei. Von der Blutabnahme bis zum Gespräch über die Ergebnisse, da lagen damals meist jeweils einige Tage dazwischen, war ich allerdings einmal im Jahr schon etwas angespannt – und dann immer wieder sehr beruhigt und erleichtert.

Ich habe mich ziemlich gesund gefühlt, war nicht öfter erkältet als andere, habe Sport gemacht, wenn auch mit etwas unterdurchschnittlicher Kondition bei Bergwanderungen oder großen Radtouren. Das habe ich aber hauptsächlich auf meine Faulheit zurückgeführt, weil ich nicht regelmäßig genug trainiert habe. Auch meine kürzeren Beine, bei einer Körpergröße von nur 159 cm, waren mir eine logische Erklärung. Ich brauche ja für den gleichen Weg einfach mehr Schritte als andere.

Viele Jahre bin ich auch regelmäßig zum Blutspenden gegangen, insgesamt über 50 Mal. Manche Menschen habe ich ein paarmal im Jahr nur bei diesen Anlässen getroffen, und wir haben oft auf den Wartestühlen vor der Spende oder auch beim anschließenden gemeinsamen Essen darüber geredet, wie schön es ist, sich gesund genug zu fühlen, dass man sogar noch etwas davon abgeben kann.

Andreas Durftest du problemlos Blut spenden? Ist das in Deutschland durchgängig erlaubt mit ADPKD?

Rosi Es kommt darauf an. Die vielen Vorgaben auf den Fragebögen für die Zulassung zum Blutspenden dienen ja einerseits dem Schutz der Empfänger des Bluts, sollen andererseits aber auch den Spender vor gesundheitlichen Risiken durch die Blutabnahme schützen. In manchen Bundesländern wird man in Deutschland deshalb bereits komplett von den Blutspendediensten gesperrt, sobald ADPKD bekannt ist. Andere Blutspendeorganisationen gehen eher davon aus, dass eine solche Sperrung erst notwendig ist, wenn sich Symptome zeigen oder die Blutwerte deutlich schlechter werden.

Beim Blutspenden steht auf dem Fragebogen die grundlegende Frage: „Fühlen Sie sich gesund?“ Das war für mich ja kein Problem. Ich habe aus diesem Grund die Erkrankung nie angegeben; ich dachte, solange meine Blutwerte in Ordnung sind, kann mir das nicht schaden, und auch den Empfängern meines Bluts nicht. Auch der rote Blutfarbstoff (Hämoglobin, abgekürzt der Hb-Wert) war immer in Ordnung.

Andreas Wann hast du damit aufgehört?

Rosi Sehr spät, betrachtet von meiner rückblickenden Einschätzung aus, und mit dem Wissen, dass ich in den letzten Jahren dazugewonnen habe – Patienten mit ADPKD werden von manchen Blutspendediensten schon mit Bekanntwerden der Diagnose gesperrt. Ich war im Januar 2016 bei meinem leider allerletzten Blutspendetermin.

Darüber war mein Nephrologe in der Uniklinik Ulm ziemlich verwundert, er fand diesen Entschluss zu dem Zeitpunkt offensichtlich ein bisschen schräg: Ich bin tatsächlich noch einmal 2 Wochen nach dem MRT zur Bestimmung der Nierengröße (das war im Dezember 2015) in meiner Heimatstadt zum Blutspenden gegangen, als bereits besprochen war, dass ich bei Vorliegen der Eingangsbedingungen Mitte Januar 2016 mit der Einnahme von Tolvaptan beginnen werde.

Meine Motivation dazu: Ich wusste, dass das Blutspenden mit diesem Medikament definitiv für mich nicht mehr infrage kommt. Aber ich bin seit meinem 19. Geburtstag regelmäßig in Abständen von 3–9 Monaten zum Blutspenden gegangen, habe nur während Schwangerschaften und Stillzeiten länger ausgesetzt.

Bei meinem nächsten Termin in der Nephrologie, ein paar Tage nach dieser allerletzten Blutspendeaktion, war dann mein Eisenwert im Blut etwas niedriger als bei der Untersuchung 3 Wochen zuvor. Dem Nephrologen ist das aufgefallen, und er hat mich etwas besorgt nach möglichen Ursachen gefragt. Meine erst kurz zurückliegende Blutspende war die logische Ursache für einen gewissen, wenn auch mit diesem Hintergrundwissen nicht bedenklichen Rückgang dieses Blutwerts.

Freundin Wie hat sich für dich dieses letzte Blutspenden angefühlt? Das war ja in gewissem Sinn ein Abschied?

Rosi Oh ja. Das war eine etwas seltsame Situation. Ich saß sozusagen als unerkannte Kranke unter Gesunden, und niemand wusste davon. Allgemein gehe ich ja mit der Information über meine Krankheit sehr zurückhaltend um, erst recht gegenüber flüchtigen Bekannten.

Tatsächlich hat sich dann jemand nach der Blutspende am Ende des gemeinsamen Vesperns von mir verabschiedet mit den Worten „Tschüss dann, bis zum nächsten Mal“. Ich wusste aber, dass es ein solches nächstes Mal für mich nicht mehr geben würde. Sehr schade! Ich habe als Antwort nur freundlich gelächelt, mit Wehmut innendrin.

Bis heute ist es für mich jedes Mal ein kleiner Stich, wenn ich die Plakate oder Zeitungsankündigungen für die nächste Blutspendenaktion sehe. Objektiv klingt dieser Verzicht nicht tragisch, so ein bisschen nach einem Jammern auf hohem Niveau. Aber für mich ist es eben einer von vielen Schritten auf einer Art Abschiedsweg gewesen von meinem Bild von mir als relativ gesundem Menschen.

Wie ist das in der Schweiz geregelt? Dürfen Menschen mit ADPKD Blut spenden?

Andreas Grundsätzlich ja. Viele Menschen wissen ja nichts von ihrer Krankheit, und es gibt auch nach einer Diagnose häufig eine lange Zeit, oft Jahrzehnte, in der die Nierenfunktion noch vollständig erhalten bleibt und die Bildung der roten Blutzellen normal ist. Je nach aktuellem Stadium der Erkrankung kann eine Spende von 500 ml Blut jedoch ein spürbarer Nachteil sein, besonders, wenn bereits weniger rote Blutkörperchen gebildet werden.

Freundin Der Abschied von deinen Treffen mit den Blutspende-Freunden – das war aber nicht die erste deutliche psychische Belastung für dich?

Rosi Nicht direkt. Das war eher die erste notwendige Verhaltensänderung. Der erste richtige Schreck war im Herbst 2014 das Ergebnis der jährlichen Blutuntersuchung bei meiner Hausärztin. Da war mein Kreatininwert erstmals knapp über diesem erwähnten Korridorwert. Bald danach hatte ich in einer nephrologischen Gemeinschaftspraxis mehrere Untersuchungstermine. Dort war ich einige Jahre nicht mehr gewesen.

Andreas Was wurde dort untersucht?

Rosi Beim ersten Termin wurde die familiäre Krankheitsgeschichte genauer ergründet, und es fand eine Ultraschalluntersuchung statt. Dabei waren nun sehr viele Zysten außen an den Nieren und auch innerhalb zu sehen. Den schockierenden Satz des Arztes vergesse ich nie: „Ihre Nieren sieht man ja fast nicht mehr." Außerdem wurde Blut abgenommen zur weiteren Untersuchung, und ein weiterer Termin vereinbart.

Andreas Das klingt nicht gerade einfühlsam. Wie ging es dir danach?

Rosi Ja, das war heftig. Ich hatte Angst, dass es mir nun schnell sehr schlecht gehen wird. Es hat mir buchstäblich den Boden unter den Füßen weggezogen. Daran erinnere ich mich noch ziemlich lebhaft.

Erst einmal bin ich gar nicht direkt zum Auto gegangen. Ich hatte das Gefühl, in diesem Gemütszustand nicht fahren zu können. Zuerst bin ich in der Stadt eine Weile rumgelaufen und habe mir eine heiße Schokolade mit einem großen Stück Kuchen gegönnt. Gutes Essen und Trinken hilft mir meist, wenn ich völlig durch den Wind bin. Dann habe ich mich vorsichtig auf den Heimweg gemacht. Dennoch bin ich noch ziemlich verwirrt daheim angekommen. Zum Glück war mein Mann daheim, es tat mir sehr gut, über die Untersuchung und das Gespräch mit dem Arzt reden zu können, meine Angst abzuladen und mir gut zureden zu lassen. Am nächsten Tag habe ich telefonisch in der Praxis darum gebeten, meinen für 10 Tage später vereinbarten nächsten Termin zu einem anderen Nephrologen dieser Gemeinschaftspraxis zu planen, bei dem ich einige Jahre zuvor schon einmal gewesen war. Das war zum Glück ohne weitere Begründung möglich. Die Mitarbeiterinnen in Gemeinschaftspraxen kennen ihre Ärzte. Vermutlich war meiner Gesprächspartnerin am Telefon schon klar, aus welchem Grund ich das möchte.

Außerdem habe ich direkt am nächsten Tag zum besten Trost gegriffen, der mir einfiel, zum Träumen, und zum konkreten Umsetzen von Träumen: zu Reisekatalogen. Die Idee war schon am Abend entstanden, als mein Mann mich nach diesem grässlichen Arzttermin aufgefangen hatte. Wir hatten schon jahrelang von einer größeren Reise in die USA gesprochen. Meinem Mann fiel das im Gespräch ein, und er sprach davon, dass wir eine solche Reise gern im kommenden Jahr planen könnten. Das nun plötzlich sehr konkrete Blättern und Planen für das kommende Jahr war eine gute Ablenkung. Ich habe mich mit Bewertungsportalen, Schiffen und Erfahrungsgruppen beschäftigt, und mit Variationen von Reisen. Da blieb einfach wohltuend wenig Zeit übrig zum Grübeln, wie sich meine Krankheit weiter entwickeln würde.

Andreas Rosi, wie ging es weiter bei deinem nächsten Arzttermin? Was wurde gemacht, gab es neue Erkenntnisse? Ging es dir mit dem anderen Arzt besser?

Rosi Objektiv war eigentlich nichts besser, eher kamen weitere Ergebnisse zum Vorschein, die mir Angst machten. Es gab zunächst ein Gespräch über die Ergebnisse der Blutuntersuchung. Da war dann plötzlich die Rede davon, dass meine Nieren nur noch mit halber Funktion arbeiteten, die GFR lag bei 54. Das war ein weiterer Schock für mich. Ich wusste nicht, dass eine solche halbe Funktion lange erhalten bleiben kann und dass das noch nicht bedrohlich ist. Das hat mir der Arzt zwar direkt dazu ausführlich erklärt, aber der Schreck saß erst einmal. Bis im Jahr davor war ich nach der jährlichen Auskunft, dass meine Werte in Ordnung seien, ja immer davon ausgegangen, dass alles noch vollständig funktionierte.

Freundin Warum sagst du, es sei „eigentlich nichts besser gewesen"? Ich kenne dich, für mich klingt das hier nach besser und schlechter, oder wie meinst du das?

Rosi Es war zweischneidig: Die Faktenlage war deutlicher, die schlechte Nachricht damit sozusagen durch weitere Zahlen untermauert. Aber der Arzt hat sich viel mehr Zeit für meine Sorgen und Fragen genommen, und die erschreckenden Zahlen und Bilder damit in meinen Augen schon ziemlich schnell relativiert. Vor allem hat er mir in Bezug auf das Ultraschallbild sehr genau erklärt, dass Nieren oft noch ziemlich lange relativ gut funktionieren, auch wenn fast nur noch Zysten zu sehen sind und nur noch wenig Nierengewebe. Er hat mir auch gründlich dargelegt, dass der Verlauf der Erkrankung sehr unterschiedlich sein kann, und zudem, dass ich höchstwahrscheinlich noch einige weitere Jahre fast ohne Einschränkungen erleben werde.

Andreas Wurde auch von möglichen Therapien gesprochen?

Rosi Noch nicht direkt. Es gab nur eine beiläufig klingende Bemerkung, die mir ein bisschen gutgetan hat: Er hat mir versichert, dass an dieser Krankheit weltweit geforscht werde, auch an möglichen Medikamenten. Er lese regelmäßig aktuelle wissenschaftliche Veröffentlichungen, und er werde mir sagen, wenn für mich eine Therapie infrage käme.

Erst im Jahr danach, beim nächsten Termin, ist mir klar geworden, dass er damit schon die Zulassungsstudie für Tolvaptan gemeint hatte, die damals bereits über 2–3 Jahren am Laufen war.

Andreas Wie ging es dir nach diesem Arzttermin? Hat dich das Thema weiterhin sehr beschäftigt?

Rosi Immer mal wieder. Es war schon so ein immer wieder mal aufblitzender Gedanke, sozusagen im Hinterkopf, wann das Leben wohl schwieriger für mich werden würde. Aber mein Job, die aktuellen Reiseplanungen und vielerlei andere positive Themen haben mich beschäftigt und so konnte die Angst vor der Entwicklung der Krankheit meist im Hintergrund bleiben.

Andreas Wie ging es dir auf deinen Reisen, mit dem Wissen um die Entwicklung deiner Krankheit?

Rosi Mal so, mal so. Überwiegend war es eine gute Ablenkung, unterwegs zu sein. Mein Blick auf neue Städte und Landschaften war bewusster, nicht alles war also eine psychische Belastung, sondern ich habe tatsächlich auch den positiven Effekt gespürt, dass ich Situationen, Begegnungen und auch einfach gutes Essen weit von daheim mehr genossen habe als vorher.

Eine besondere Situation habe ich im folgenden Jahr mal frühmorgens auf hoher See erlebt: auf einem Kreuzfahrtschiff irgendwo zwischen den Bermudas und den Bahamas war ich, wie oft auf Reisen, sehr früh wach. Da verlasse ich öfter mal leise das Zimmer, oder auf dem Schiff eben die Kabine, und gehe schon eine Runde spazieren, auf dem Schiff damals an einem Tag bis aufs oberste Deck mit dem Blick ins Weite. Da habe ich am Ausguck jemanden getroffen mit einer Kaffeetasse, und habe mir auch schon einen ersten Kaffee und Wasser geholt – und gleich auch ein süßes Frühstücksstückchen dazu. Im Gespräch kamen wir dann darauf, dass wir beide was mit den Nieren haben, und u.a. deshalb diese Reise besonders genießen, weil es sein kann, dass für uns bei Fortschreiten der Krankheit irgendwann in ein paar Jahren das Reisen eher deutlich umständlicher sein wird.

Andreas Das klingt gar nicht nach psychischer Belastung, eher im Gegenteil!

Rosi Ja, genau so habe ich es empfunden. Es war eine besondere Erfahrung, dass dieser Mensch mir so offen von seiner Krankheit erzählt hat und ich ihm auch. Es tat so gut, mich in dieser Morgenstunde nicht allein mit meinen Gedanken und Sorgen zu fühlen! Er hat mir dann außerdem noch die Facebookseite „Nierenkrank“ empfohlen. Das habe ich mir mal gemerkt, sozusagen ganz im Hinterkopf, und das Thema dann wieder ausgeblendet; die Reise ging weiter, mit spannenden Zielen und Ausflügen.

Andreas Hast du dich nach dem Urlaub auf der empfohlenen Gruppe angemeldet?

Rosi Noch nicht. Ich wollte vorerst nicht zu viel von meinem Krankheitsthema wissen. Der Weg zur Gruppe wurde erst nach meinem nächsten Nephrologentermin aktuell, das war ein Jahr nach dieser Reise. Da war beim Arztgespräch zum ersten Mal die Rede von Tolvaptan. Es war nun zugelassen, der Nephrologe nannte mir den Wirkstoff, sprach davon, dass das eventuell für mich infrage käme, und sagte, ich könnte mich bei Interesse näher darüber informieren.

Andreas Wie ging es dir mit dieser Information? Klang der Hinweis auf die erste zugelassene Therapie für dich hoffnungsvoll?

Rosi Ja! Ich fand das megaspannend. Nach der bisherigen Information, man könne gegen die Krankheit direkt nichts tun, nur die Rahmenbedingungen ein bisschen beeinflussen, war das eine Superneuigkeit! Mein PC lief heiß, ich wollte so viel wie möglich über diesen Wirkstoff erfahren. Parallel habe ich mir ein zweites Facebook-Profil angelegt für die Krankheitsthemen, dieses mit meiner schon vorhandenen zweiten Mailadresse verknüpft und mich zur empfohlenen Gruppe angemeldet. Durch diese Maßnahme wollte ich möglichst schlecht auffindbar sein mit der Information, dass ich diese Krankheit habe.

In der Facebook-Gruppe habe ich schnell die spezielle Gruppe für ADPKD empfohlen bekommen, sowie den deutschen Patientenverein PKD e. V., und außerdem die noch spezifischere Gruppe zum Erfahrungsaustausch über Tolvaptan.

Andreas Wie ging und geht es dir damit, belastet dich die Einnahme von Tolvaptan?

Rosi Ja, ein Stück weit schon. Das war anfangs mehr; inzwischen ist das Wassermanagement, also die Wasserzufuhr und die Häufigkeit der WC-Besuche, weitgehend Routine, das gehört einfach zu meinem Alltag. Kommentare über meine Trinkmenge überspiele ich mit Humor – auch wenn es bissige Bemerkungen in meine Richtung sind. Wenn jemand erklärt, dass Trinken während eines Konzerts oder in einer Kirche „gar nicht geht“, dann denke ich mir meinen Teil, trinke vorher und wenn es nötig ist, eben auch unauffällig während einer Veranstaltung. Ich weiß, warum ich das brauche, und andere Menschen geht das nichts an. Zusätzlich habe ich inzwischen eine Bescheinigung für Veranstaltungen, bei denen die Mitnahme von Wasserflaschen normalerweise verboten ist, ich darf also auch dort Flüssigkeit mit hineinnehmen. Das ist gut zu wissen, es entlastet mich sehr.

In der ersten Zeit habe ich die Tabletten durchgehend zweimal täglich eingenommen, auch auf einer Reise. Erst nach 4 Monaten habe ich dann die erste Pause eingelegt, das war nur für einen Tag. Belastend für mich war in dieser ersten Zeit vor allem die Vorstellung, dass ich mit Pausen in der Einnahme dann automatisch Pausen in der Wirkung habe, die Zysten damit wie vor Beginn der Therapie weiterwachsen, und meine Nierenfunktion abnimmt.

Diese Überlegungen haben mich belastet, genauso wie es E. beschrieben hat. Es fühlte sich auch für mich irgendwie leichtsinnig an, auf eine Therapie freiwillig zu verzichten, nur aus Bequemlichkeit.

Darüber habe ich mit meinem Nephrologen gesprochen. Er gab mir den guten Rat: „Organisieren Sie Tolvaptan um ihr Leben, und nicht ihr Leben rund um Tolvaptan.“. Diese Empfehlung hat mir sehr gutgetan. Seither nehme ich Tolvaptan in meinem Alltag meistens. Wenn es aber mal nicht passt, mache ich Pause, beispielsweise bei weiteren Bus- oder Autofahrten, wenn ich in ein Konzert gehe.

Als Zahlenmensch schreibe ich mit, und habe festgestellt, dass ich in den Jahren 2016 bis 2019 jeweils deutlich über 90 % der möglichen Wirkstoffmenge genommen habe. Das ist für mich ein passender Kompromiss.

Andreas Du hast ab und zu auch von positiven Auswirkungen deiner Erkrankung gesprochen. Das klingt erst einmal seltsam. Wie meinst du das? Was ist anders?

Rosi Auf diese Frage möchte ich zunächst mit einem Satz eines von mir sehr geschätzten Schriftstellers, Amos Oz, antworten: „Der Architekt meines Körpers war genial, nur hat der Bauunternehmer bei den Materialien gepfuscht." Mir ist bewusster, wie dankbar ich auch mit meiner Erkrankung für mein Leben und viele Dinge in meinem Alltag bin. Ich achte auf gesunde und frische Lebensmittel, auf möglichst natürliche Körperpflege und auf Kleidung, die mir guttut. Auf Reisen und Ausflügen habe ich das Gefühl, dass ich vieles genauer sehe. Das kann eine Pflanze zwischen vielen Steinen auf 3000 Meter Höhe sein, eine Landschaft, oder ein besonders Kunstwerk. Vieles berührt mich plötzlich und intensiv. Beim Skifahren kann es vorkommen, dass ich mal zur Seite fahre oder eine Pause einlege, und einfach die Landschaft genieße. Früher hätte ich den Tagespass ausfahren wollen, solche Momente waren selten oder zumindest viel kürzer.

Manchmal denke ich, dass ich wahrscheinlich weniger Zeit für mein Leben habe und deshalb den Fokus genauer eingestellt habe, um in diese Zeit möglichst viel reinzupacken.

Andreas Die Lebenserwartung mit ADPKD ist nach aktuellem Stand der Forschung aber nicht signifikant geringer als in der Allgemeinbevölkerung. Da brauchst du dir nicht so große Sorgen zu machen! Bei gesundem Leben, guter Ernährung und regelmäßiger medizinischer Betreuung erreichen ADPKD-Patienten durchschnittlich ungefähr das gleiche Alter wie Menschen ohne diese Krankheit.

Rosi Gibt es inzwischen zuverlässige Vorhersagen über den weiteren Verlauf der Krankheit? Ich würde so gerne wissen, wie lange ich noch unbeschwert reisen kann, wie das in ein paar Jahren geht mit Bergwanderungen und Skifahren, und wie mein Alltag sich entwickeln wird.

Andreas Das ist ein Urbedürfnis von Menschen. Wir würden gern in die Zukunft schauen. Die Forschung versucht aufgrund von Modellen, eine Prognose des aktuellen und zukünftigen Verlaufs von vielen Krankheiten zu treffen. Solche Vorhersagen sind einerseits sehnlichst erwünscht. Manche Patienten wollen aber dann doch nicht zu viel wissen, und auch das hat seine Berechtigung und muss von uns Medizinern akzeptiert werden.

Rosi Ich kenne beides, die Neugier, und auch das Wegschieben von möglichen Informationen, die immer nur allgemeine Prognosen sein können und die ich sowieso am liebsten widerlegen würde, indem ich einfach länger relativ gesund und aktiv bleibe.

Andreas Nimmst du im Umgang mit anderen Menschen auch positive Unterschiede wahr?

Rosi Ja, auch da. Einerseits pflege ich mit manchen Menschen einen engeren Kontakt und mit anderen lasse ich den eher weniger werden. Das kommt vor allem vor, wenn mir jemand häufig Ratschläge geben will im Sinn von „du musst". Nein, ich muss nicht! Da wehre ich mich entweder oder wechsle das Thema. Ich selbst entscheide über mein Leben, und lasse seit einigen Jahren weniger zu, dass mir jemand anderes vorschreiben will, was ich zu tun und zu lassen habe.

Ein Problem dabei ist, wie und von wem ich mich höflich abgrenze, der mir nicht guttut, lange über eigene Krankheiten und Probleme redet und womöglich noch über Themen von Verwandten, die ich nicht einmal kenne. Da bin ich ungeduldiger geworden, zum Selbstschutz. Die beste Erfahrung in solchen Situationen mache ich mit Humor. Da sage ich schon mal, „Wir sind noch nicht so alt, dass wir stundenlang über Krankheiten reden; du warst doch erst auf Radtour am Bodensee, erzähl mal!"

Das Gegenteil geschieht, wenn mir ein Kontakt guttut, und auch wenn ich den Eindruck habe, dass ich meinem Gegenüber gerade guttun kann. Da denke ich gerade an eine gute Freundin, die seit über einem Jahr gegen Krebs kämpft. Ihre Krankheit ist akut lebensbedrohend, sie weiß nicht, wie lange sie noch leben wird. Da wird mir der Unterschied zu meiner Krankheit, besonders im jetzigen Stadium bewusst. Wahrscheinlich habe ich noch viel länger Zeit, das relativiert manche meiner Probleme.

Der Sinn meines Lebens kann nicht nur sein, dass es mir selbst gut geht. Wichtiger als früher ist mir auch, was ich allgemein für andere Menschen tun kann, und im Augenblick genau für den Menschen, dem ich gegenüberstehe. Es geht mir also nicht nur um meine Erwartung ans Leben, sondern auch darum, was das Leben von mir erwartet, wofür vielleicht gerade meine Krankheit einen Sinn bekommen kann im Umgang mit Mitmenschen. Auch den Blick auf die Qualität eines Lebens hat der Autor Amos Oz in weiteren Sätzen beschrieben, nun eher im Rückblick, als er bereits sehr krank war: „Du brauchst kein Mitleid mit mir zu haben. Mein Leben ist sehr gut gewesen. Viel besser, als ich je geglaubt hätte."

Andreas Wie geht es dir auf Reisen, kannst du dort auch positive Effekte feststellen?

Rosi Auf jeden Fall. Ich bin noch mehr unterwegs als früher, und habe bei den Treffen vom Patientenverein PKD e.V. und auch bei euch bei Suisse PKD Menschen kennengelernt, die ich ohne meine Krankheit nie getroffen hätte. Da ist ganz schnell eine intensive Zusammengehörigkeit da – allein aufgrund der Erkrankung. Oft ergeben sich dabei auch spannende Gespräche über ganz andere

Themen. Wir bestehen ja nicht nur aus unseren Nieren, sondern entdecken gemeinsame Hobbies und allgemeine Erfahrungen.

Dann sind da noch die zusätzlichen Städte und Landschaften, die ich durch diese Treffen kennenlerne: die hessische Bergstrasse, Zürich, Köln mitten im Karneval. Eins kam noch dazu: Ein Paar, das ich auf Facebook in einer PKD-Gruppe kennengelernt und in Freiburg live getroffen habe, hat uns inzwischen besucht, und ich plane, zur dort stattfindenden Fastnachtsveranstaltung, dem Basler Morgenstraich zu fahren. Da wäre ich ohne meine Krankheit nie hingekommen.

Andreas Wie reagieren die Menschen, wenn du von deiner Krankheit erzählst? Wie erlebst du das?

Rosi Es ist unterschiedlich: Viele fragen besorgt nach, und ich erzähle dann vorsichtig und, je nach Person, schonend von meiner Situation. Ich versuche, mein Gegenüber nicht zu überfordern, und meine, ich bin dabei sensibler und einfühlsamer geworden.

Wenn ich den Eindruck habe, es war heftig oder doch etwas viel, ernte ich Gelächter, wenn ich das Thema beende mit dem netten selbstironischen schwyzerdütschen Satz, den ich mal bei euch in Zürich gehört habe: „Jetzt häni mis Zwänzgi verbruucht.“

7 Behandlung im Verlauf der Erkrankung

7.1 Der Krankheitsverlauf

Rosi Wie verläuft eine ADPKD-Erkrankung? Ist es möglich, die Abnahme der Nierenfunktion je nach Messwerten ungefähr vorherzusagen?

Andreas Ja und nein. Die Nierenfunktion eines jeden Menschen entwickelt sich sehr individuell, eine Beobachtung der bisherigen Entwicklung lässt einen Ausblick in die Zukunft nur mit großen Einschränkungen zu. Selbst innerhalb der gleichen Familie kommt es häufig vor, dass sich bei dem einen Patienten die Nierenfunktion relativ lange stabil hält, und wenige oder auch keine Symptome und Beschwerden auftreten. Bei einem anderen Patienten derselben Familie kann jedoch die Erkrankung viel schneller fortschreiten.

Rosi Das klingt nach einer großen Ungewissheit. Ich würde gerne wissen, was wann auf mich zukommt! Dann könnte ich irgendwie hochrechnen, mit welchen Problemen ich in wie vielen Jahren zu rechnen habe.

Andreas Ja, diese Fragen sind für viele meiner Patienten eine hohe psychische Belastung. Tatsächlich ist die ganze Entwicklung meist nicht geradlinig. Es kann sein, dass viele Jahre lang die Funktion der Nieren fast gleichbleibt und der Patient einfach gar nichts merkt. Häufig bleibt ADPKD deshalb viele Jahre oder auch Jahrzehnte unbemerkt. Oft werden die Zysten in den Nieren nur zufällig entdeckt, manchmal bei einer Ultraschalluntersuchung aus ganz anderen Gründen.

Rosi Welche Laborwerte werden von den Nephrologen bestimmt, und wie müssten diese Werte bei gesunden Menschen sein?

Andreas Die Sollwerte kommen ein Stück weit aufs Alter des Patienten an. Wir messen im Blut ja zunächst das Kreatinin, international auch üblich in der englischsprachigen Schreibweise Creatinin. Dieses Kreatinin wird im Körper als harnpflichtiges Stoffwechselprodukt gebildet. Es muss von den Nieren über den Urin wieder ausgeschieden werden. Wenn die Nierenfunktion zurückgeht, verbleibt ein Teil des Kreatinins im Blut; das kann man messen. Aufgrund dieses Werts im Blut kann durch verschiedene Formeln unter Heranziehung von Alter, Geschlecht und Ethnie die GFR berechnet werden. Das ist die Abkürzung für die Glomeruläre Filtrationsrate. Die aktuellste und meiner Meinung nach beste Berechnungsmethode von den möglichen Formeln ist die CKD-EPI-Formel. Das Ergebnis der GFR ist ungefähr zu vergleichen mit der prozentualen Funktion der Nieren.

Rosi Bei mir wurde zusätzlich meine Größe und mein Gewicht erfragt für die Formel. Ist das genauer? Wenn ich diese beiden Werte in die Formel einsetze, ist der Wert um 2 Punkte höher, was stimmt?

Andreas Im Allgemeinen reicht eine Berechnung ohne diese beiden Werte, das nennt man eine Berechnung aufgrund der sogenannten normierten Körperfläche von 1,73 m^2. Nur wenn jemand sehr klein oder groß oder besonders leicht oder schwer ist, weicht das Ergebnis ein bisschen ab. Zwei Punkte sind allerdings ohnehin im Rahmen der normalen Schwankungen und sagen wenig aus.

Rosi Welche Rolle spielt das Alter? Müsste das Ergebnis bei einem gesunden Menschen ungefähr 100 % betragen? Nimmt die Funktion der Nieren mit der Zeit ab?

Andreas Ja. Gesunde junge Menschen kommen oft auf eine GFR von über 100, Werte von 120 oder auch 130 sind keine Seltenheit. Dabei ist bei gleichem Alter die GFR von Frauen im Durchschnitt ungefähr um 8 Punkte geringer. Mit fortschreitendem Lebensalter nimmt die Nierenfunktion nach und nach etwas ab. Das ist nicht bedenklich, sondern ein Rückgang von Funktionen findet in vielen Organen statt. Bei den Nieren beträgt dieser Rückgang ab dem 40. Lebensjahr durchschnittlich einen Prozentpunkt jährlich. Ein 70-jähriger Mensch hat also noch eine GFR von ungefähr 70, mit einem großen Schwankungsbereich. Das ist kein Problem, die Nieren filtern auch mit dieser GFR ausreichend. Nierenkranke spüren oft bei einer GFR von 40 oder geringer noch keine oder nur wenige Symptome.

Rosi Wenn die Nierenfunktion lange stabil geblieben ist, kann sie dann auch plötzlich rapide zurückgehen? Aus welchen Gründen?

Andreas Ja, das gibt es leider auch. Die Ursache ist einmal die Grunderkrankung. Bei ADPKD kommt es zu einem Rückgang der Nierenfunktion, und dieser Rückgang tritt bei manchen Menschen lange noch nicht auf und beginnt dann schleichend, teils auch in Schüben. Manchmal ist nach einem deutlichen Rückgang auch wieder einige Monate oder Jahre fast ein Stillstand festzustellen.

Auch andere Gründe können zu einer geringeren Nierenfunktion führen, teilweise nur vorübergehend. Während und nach einem akuten grippalen Infekt ist die Funktion geringer, sie geht aber meist wieder ungefähr auf den Ausgangswert zurück, wenn der akute Krankheitszustand überstanden ist.

Rosi Wie wird gemessen, in welchem Stadium meiner Erkrankung ich mich befinde?

Andreas Hierfür, wie für alle Nierenerkrankungen, gibt es zwei grundlegende Parameter. Das eine ist die beschriebene GFR. Hier wird in 5 Phasen eingeteilt, von G1 bis zu G5. Das G steht für die GFR, und die Zahl für das Fortschreiten der Erkrankung. Hier gilt die Einteilung wie in Infobox 7-1 gezeigt.

G5 wird generell mit einer GFR unter 15 definiert. Das bedeutet jedoch noch nicht, dass sofort ein Nierenersatz notwendig ist, auch wenn das Stadium als „Nierenversagen" deklariert wird. Wichtig: Es gibt Schwankungen, in den Messergebnissen liegt eine Varianz bis zu 15 %. Der Wert GFR heißt vollständig eGFR. Das e steht für estimated = geschätzt. Eine berechnete GFR von 40 bedeutet also, dass die tatsächliche Nierenfunktion momentan zwischen 34 und 46 % liegen kann. Außerdem bewegen sich die Messwerte nicht immer nach unten. Schwankungen sind auch nach oben möglich.

Rosi Das habe ich gemerkt. Einmal war meine GFR bei 44 und einen Monat später mal wieder bei 50, ein super Tag! Was kann die Ursache für solche Schwankungen sein?

Andreas Das kann von vielen Einflüssen kommen. Hauptsächlich wirkt sich die aktuelle Trinkmenge aus. Bei einer guten Hydrierung, wenn also gut getrunken wurde, liegen die Ergebnisse bei der GFR etwas höher. Auch Sport oder andere

Infobox 7-1: 5 Stadien der Nierenfunktionsstörung

Stadium	GFR	Nierenfunktion
G1	>90	Normal oder hoch
G2	60–90	Leicht verringert
G3a	45–59	Leicht bis mäßig verringert
G3b	30–44	Mäßig bis schwer verringert
G 4	15–29	Schwer verringert
G 5	<15	Nierenversagen

körperliche Anstrengungen, auch am Vortag, haben einen Einfluss auf die Messergebnisse.

Rosi Welche Werte sind außerdem wichtig zur Beurteilung der Nierenerkrankung?

Andreas Der zweite Parameter, den wir Nephrologen genau anschauen, ist die Eiweißausscheidung im Urin. Bei einem gesunden Menschen gehören Proteine mit mittelgroßer bis großer Molekülmasse nicht in den Urin. Der Nachweis des Eiweißes Albumin im Urin ist deshalb ein Zeichen für einen Nierenschaden und wird als Albuminurie bezeichnet. Die Albuminurie tritt im Verlauf von ADPKD oft bereits früh auf und ist ein Zeichen für eine Krankheitsprogression. Die Menge des im Urin befindlichen Albumin pro 24 Stunden wird in Abhängigkeit vom Kreatinin im Urin berechnet. Die so berechnete Albuminurie pro Tag wird in drei Gruppen unterteilt, jeweils ausgedrückt mit einem A für Albumin:
- A1: Albuminausscheidung im Urin ist kleiner als 30 mg pro Tag,
- A2: Albuminausscheidung im Urin beträgt 30–300 mg pro Tag,
- A3: Albuminausscheidung im Urin beträgt mehr als 300 mg pro Tag.

Rosi Ich erinnere mich an die Einheit für Eiweiß mit der Bezeichnung „24 h“. Musste dafür früher 24-Stunden-Urin gesammelt werden?

Andreas Ja, das war bis vor einigen Jahren üblich. Durch die Berechnungsmethode, bei der das im Urin nachgewiesene Eiweiß im Verhältnis zum enthaltenen Kreatinin betrachtet wird, ist ein solches Sammeln nicht mehr nötig.

Die Einteilung wird international nach KDIGO vorgenommen; KDIGO ist die englischsprachige Abkürzung für:
- K: Kidney – Nieren
- D: Disease – Krankheit
- I: Improving – Verbesserung
- G: Global – weltweit
- O: Outcomes – Ergebnisse

Diese KDIGO ist eine 2003 in Belgien gegründete, unabhängige und gemeinnützige Organisation zur Koordinierung von klinischen Leitlinien für das Gebiet der Nierenkrankheiten. Eine vollständige Definition des Stadiums einer Nierenerkrankung heißt zum Beispiel „G1 A2“. Das bedeutet, die GFR ist über 90, es ist jedoch bereits eine Menge von 30–300 mg Albumin pro Tag im Urin vorhanden.

Rosi Gibt es alle Kombinationen dieser zwei Werte? Also auch einen noch sehr guten Wert bei der GFR und einen schlechten beim Eiweiß, oder eine schon sehr schlechte GFR, jedoch mit sehr wenig Albumin im Urin?

Andreas Theoretisch sind alle Kombinationen aus diesen beiden Werten möglich. Sie treten allerdings unterschiedlich häufig auf. Meist nimmt die Nierenfunktion nach und nach ab, und im zeitlichen Zusammenhang tritt zunehmend Albumin im Urin auf. Das heißt, wenn die GFR unter 30 liegt, also im Bereich G4, ist es relativ selten, dass noch so wenig Albumin im Urin nachweisbar ist, dass das Ergebnis „G4 A1" lautet.

Rosi Was bedeutet diese Einteilung für den Patienten?

Andreas Die Einteilung nach KDIGO ist ein grobes Raster und sagt ungefähr aus, wie weit eine Nierenerkrankung bereits fortgeschritten ist. Daraus leiten wir Nephrologen auch die Häufigkeit der empfohlenen ärztlichen Untersuchungen ab. Patienten mit „G1 A1" bestellen wir, wenn keine anderen Gründe vorliegen, einmal jährlich zur Sprechstunde. Wenn bei einer Untersuchung das Ergebnis „G4 A3" lautet, sind häufigere Kontrollen notwendig, im Schnitt alle 4–6 Monate, damit Komplikationen der chronischen Niereninsuffizienz erkannt und behandelt werden können. Als alleinige Aussage sind diese Raster zu wenig. Viele weitere Faktoren spielen eine Rolle, wie das allgemeine Wohlbefinden, vorhandene chronische oder auch akute Symptome und Beschwerden. Auch viele weitere Blutwerte erlauben zusätzliche Aussagen, wie Mineralien, der Eisen- und Phosphatgehalt, der Blutzucker und der Blutdruck. Außerdem schaue ich bei jeder Untersuchung auf den allgemeinen Eindruck und darauf, ob sich Ödeme entwickeln.

Rosi Gibt es in der Therapie Unterschiede je nach Stadium?

Andreas Ja, bei der Therapie mit Tolvaptan. Ab Anfang 2015 war dieses für Europa zugelassen für Stadium G1 bis G3, ohne Unterscheidung nach der Albuminurie. In Deutschland wurde diese Zulassung ab Juni 2015 erteilt, und in der Schweiz ab November 2016. Seit Mitte 2018 wurde nach weiteren Studien an Patienten in einem fortgeschrittenen Stadium in Europa die Zulassung erweitert auch auf die Anwendung im Stadium G4; das haben Deutschland und die Schweiz übernommen. Die weitere Behandlung richtet sich jeweils nach den Blutergebnissen und nach Symptomen und Beschwerden. Bei manchen Patienten sinkt der Eisenwert, sodass ein Eisenpräparat empfohlen wird. Auch wenn die Mineralienwerte auffällig von den Normalwerten abweichen, empfehlen wir, die Abweichungen mit Medikamenten auszugleichen. Solche Behandlungen werden zwar mit fortschreitendem Stadium der Nierenerkrankung häufiger nötig, hängen aber nicht direkt damit zusammen, sondern werden immer individuell besprochen.

Rosi Kommen Ödeme mit fortschreitendem Stadium häufiger vor? Woher kommen diese? Verbleibt zu viel Flüssigkeit im Körper?

Andreas Ödeme sind eine Einlagerung von Wasser im Bindegewebe. Hauptsächlich treten sie in den Armen und Beinen auf, können aber auch Probleme in vielen anderen Bereichen bereiten. Oft sind diese Wasseransammlungen ein Warnsignal für eine abnehmende Nierenfunktion, das äußerlich sichtbar ist. Wenn nicht mehr genug Flüssigkeit ausgeschieden wird, wird das zu einer Gefahr für viele andere Organe und kann massive Atemnot, Übelkeit und Erbrechen verursachen. Ödeme entstehen zwar bei zu geringer Nierenfunktion, können aber auch andere Ursachen haben. Zum Beispiel bilden sich auch bei großer Hitze und nach langem Stehen nachmittags oder gegen Abend solche Wasserablagerungen an den Knöcheln. Im Gesicht oder an den Händen sind Wassereinlagerungen eher morgens zu beobachten. Diese Ödeme verschwinden bis zum Morgen oder Mittag wieder. Deshalb frage ich genauer nach Tageszeit, Häufigkeit, Dauer und den Begleitumständen des Auftretens im Zusammenhang mit der Außentemperatur. Auch bei bestimmten Allergien treten flüssigkeitsbedingte Schwellungen auf, häufig in der Heuschnupfenzeit. Für diese Ursache ist das Abklingen bei Regenwetter ein deutliches Indiz dafür, dass die Ödeme nicht von den Nieren verursacht werden.

Rosi Wie weiß ich, ob noch genug Urin gebildet wird? Muss ich den Urin auffangen, damit ich die Menge kenne? Oder was empfiehlst du?

Andreas Die tägliche Urinmenge liegt bei einem gesunden Menschen bei knapp zwei Liter. Ein erstes Indiz dafür, dass die Menge nicht mehr stimmt, ist die Häufigkeit der Toilettengänge. Wenn der Drang hierzu geringer wird, sollte die Urinmenge über 24 Stunden gemessen werden. Aufzuheben braucht man den Urin hierfür nicht. Es reicht, jeweils das Volumen zu messen und zu notieren.

Rosi Wie entwickelt sich die Urinmenge mit fortschreitender Nierenerkrankung? Wird irgendwann gar kein Urin mehr ausgeschieden?

Andreas Bei ADPKD meist schon noch. Es kommt auf die Ursache der Nierenerkrankung an. Bei vielen Erkrankungen der Nieren geht die Urinproduktion tatsächlich auf ein Minimum zurück. Es werden nur noch ein paar Tropfen produziert. Bei Menschen mit ADPKD bleibt jedoch häufig eine Restausscheidung; es werden noch 0,5–1 Liter an Urin täglich ausgeschieden. Auch wenn die Filterleistung nicht mehr oder kaum noch funktioniert, bedeutet das doch für diese Patienten, dass sie ihre Trinkmenge nicht so sehr einschränken müssen.

Rosi Gibt es je nach Stadium Verhaltens- und Ernährungsempfehlungen? Was geht wann nicht mehr?

Andreas Das kommt sowohl auf das Stadium als immer auch auf das persönliche Befinden und auf die weiteren Untersuchungsergebnisse an. Meistens gelten bis zum Stadium G3, häufig auch noch im Stadium G4, für lange Zeit die allgemeinen Empfehlungen, genug zu trinken. Hellgelber Urin ist das Indiz, dass die Menge passt. Außerdem ist es wichtig, sich gesund und vielseitig zu ernähren. Erst wenn bestimmte Mineralien wie das Kalium in zu hoher oder zu geringer Menge im Blut vorhanden sind, oder wenn die Menge des ausgeschiedenen Urins nicht mehr reicht, müssen einige Trink- und Ernährungsempfehlungen beachtet werden.

Rosi Was sollte getrunken werden, und wie viel?

Andreas Am besten sind Wasser und alle Arten von wässrigen Flüssigkeiten, wie Tee und dünne Fruchtsaftschorlen. Wenn das Leitungswasser in Ordnung ist, darf das der größte Teil der täglichen Trinkmenge sein. Wer mag, kann mit Sprudler-Geräten für Kohlensäure sorgen oder auch Mineralwasser kaufen. Letzeres gilt natürlich vor allem dann, wenn davon abgeraten wird, das Leitungswasser zu trinken, zum Beispiel in manchen Ländern oder auch in Häusern mit sehr alten Bleileitungen für das Frischwasser oder bei nachgewiesenen Keimen im Wasser.

Bei der Menge hilft am besten, auf das eigene Gefühl zu achten. Wer Durst hat, sollte trinken. Wenn der Körper mehr Flüssigkeit verbraucht, bei Sport oder hohen Temperaturen, hat man automatisch mehr Durst und sollte diesem nachgeben.

Rosi Gibt es schädliche Getränke? Wie ist es mit Alkohol?

Andreas Ein völliger Verzicht auf Alkohol muss nicht sein. Es kommt auf die Menge und die Häufigkeit an. Mal am Wochenende ein Glas Wein oder Bier ist meiner Einschätzung nach in Ordnung. Während der Einnahme mancher Medikamente ist allerdings von Alkohol abzuraten, da sollte der behandelnde Arzt nach der individuellen Beurteilung gefragt werden.

Rosi Darf ich Kaffee trinken? Und schwarzen Tee?

Andreas Beim Kaffee gehen die Meinungen und auch die Ergebnisse von Studien auseinander. Eine Zeitlang wurde von Koffein und auch von schwarzem Tee abgeraten. Es gibt inzwischen aber Studien, nach denen Koffein sogar einen positiven Effekt auf die Nierengesundheit hat. Auch hier vertrete ich die Auffassung, dass Koffein und auch das im Tee enthaltene Tein in vernünftigen Mengen genossen werden können.

Rosi Wie ist es mit Sport in den verschiedenen Stadien der Nierenerkrankung? Was darf ich wie lange noch machen?

Andreas Grundsätzlich ist in jedem Stadium der Erkrankung fast alles in Ordnung, was Spaß macht. Ich kann nur immer wieder wiederholen: Sport, zumindest moderate Bewegung, hat bei fast allen Krankheiten einen positiven Einfluss. Gradmesser, ob die Bewegung guttut, ist das Wohlgefühl während der Bewegung. Ein bisschen anstrengend darf es schon sein – es ist gesund, öfter mal etwas aus der Puste zu kommen. Wenn man dabei noch ein bisschen Luft übrig hat, um zu reden, ist die Anstrengung noch gesund. Ein weiteres Indiz ist das Gefühl danach, der gute Schlaf in der Nacht nach der Bewegung und das Gefühl am Folgetag. Wer dann manchmal ein bisschen Muskelkater hat, hat sich ordentlich bewegt und sollte das gern regelmäßig wiederholen.

Rosi Und wenn ich das Gefühl habe, bei Anstrengung weniger gut Luft zu bekommen?

Andreas Das kann verschiedene Ursachen haben: Wenn das Nierenvolumen zunimmt, haben die anderen Organe im Bauchraum weniger Platz. Das kann sich auf das Lungenvolumen auswirken, das Zwerchfell wird möglicherweise von den wachsenden Nieren nach oben gedrückt, und die persönliche Leistungsfähigkeit geht zurück.

Manchmal liegt das Gefühl, schneller aus der Puste zu sein, auch an einem sinkenden Eisenwert; es werden weniger rote Blutkörperchen gebildet, und diese haben eine kürzere Lebensdauer. Sichtbar ist dieses Problem am Hämoglobinwert, abgekürzt Hb: Das ist die Konzentration des roten Blutfarbstoffs. Wenn sie sinkt, kann weniger Sauerstoff im Blut gebunden werden, es ist bei Anstrengung dann nicht verfügbar und man wird kurzatmiger. Je nach Ergebnis dieses Messwerts empfehle ich ein Eisenpräparat, um den Mangel auszugleichen.

Allgemein kann es also sein, dass man mit fortschreitender Nierenerkrankung experimentieren muss, ob bei den bisher ausgeübten Sportarten eine etwas langsamere Gangart besser ist oder vielleicht auch andere Sportarten infrage kommen. Joggen kann dann mühsamer sein, jedoch Walken könnte passen. Wer bisher zügig gewalkt ist, kann vielleicht etwas mehr Zeit für die gleiche Strecke brauchen. Hauptsache, man bewegt sich! Beim Bergwandern kann die Auswahl etwas weniger steiler Wege hilfreich sein, vielleicht passt manchmal auch einfach ein Spaziergang im Hügelland mit ein paar Pausen. Wer gern Rad fährt, kann ebenfalls entweder die Länge der Touren oder die Steigungen etwas verringern, oder eventuell auch auf ein E-Bike oder Pedelec ausweichen.

Rosi Kann ich weiterhin Langlaufen und Skifahren gehen? Ich rase nicht, fahre hauptsächlich bei guter Sicht, und Buckelpisten sind nicht meins. Geht mein Schönwetter-Fahren auch noch im Stadium G4 oder G5?

Andreas Wenn du dich dabei wohlfühlst, weitgehend ja. Auch hier kann man ja bei Bedarf das Tempo variieren und wenn nötig, öfter mal eine Pause eingelegt werden. Da sollte jeder auf sein Gefühl hören, auch auf die aktuelle Tagesform. Ein gewisses Risiko besteht durch mögliche Stürze und durch Erschütterungen. Im fortgeschrittenen Stadium können dadurch Zysten platzen, das kann sehr schmerzhaft sein und zu sichtbarem Blut im Urin führen (Infobox 7-2; Blut im Urin kann jedoch auch Folge eines Harnsteins sein, Kap. 1.4). Ich empfehle da eher einfachere Pisten bei weichem Schnee, dann ist diese Gefahr geringer. Das Gleiche gilt für alle Sportarten, bei denen es häufiger zu Erschütterungen und Stürzen kommen kann. Wer ziemlich geübt ist, kann das vielleicht weitgehend vermeiden, ein gewisses Risiko bleibt jedoch. Das muss jeder Patient für sich selbst abwägen und entscheiden.

Rosi Es ist immer die Rede davon, dass vieles relativ lang möglich ist. Was ändert sich im Stadium G5?

Andreas Je nach Entwicklung von Nierenvolumen und -funktion, dem persönlichen Befinden und auch je nach der Urinmenge gibt es ab einer GFR von 15 und

Infobox 7-2: Blut im Urin (Hämaturie)

Medizinischer Parameter	Spezifische Beschreibung
Ausprägungen	Vorkommen von sichtbarem Blut im Urin (Makrohämaturie) Blut nicht im Urin sichtbar, sondern lediglich unter dem Mikroskop (Mikrohämaturie)
Typisches Auftreten	Bei Platzen einer Zyste in den Nieren (Zystenruptur)
Diagnose	Ultraschalluntersuchug Keine Untersuchung durch CT notwendig
Maßnahmen	Kontrolle des Entzündungswerts im Blut (CRP): Sofern kein Fieber und kein erhöhter CRP: Viel Trinken, kein Antibiotikum notwendig

darunter einige spezielle Empfehlungen für Ernährung und das Verhalten im Alltag. Dieses spezielle Thema behandeln wir im nächsten Kapitel.

7.2 Linderung von Beschwerden – was kann man in welchem Stadium tun?

Freundin Gibt es Möglichkeiten, die Auswirkungen deiner Krankheit zu lindern?

Rosi Ein weitgehend gesundes Leben mit Bewegung, Entspannung und ausgewogener Ernährung mit ausreichendem, regelmäßigem Trinken bringt schon einiges. Damit kann ich meine Bauchschmerzen im Zaum halten, die von zu fettem Essen oder von zu großen Portionen kommen können, weil die Nieren mehr Platz im Bauch beanspruchen.

Freundin Hast du Beschwerden? Schmerzen?

Rosi Kaum. Bei manchen Beschwerden weiß ich nicht, ob ein Zusammenhang mit der Erkrankung besteht. Häufigere Müdigkeit ist ein verbreitetes Symptom, aber das kann ja auch andere Ursachen haben. Kreuzschmerzen ebenso, die sind oft nicht so genau zu lokalisieren und haben vermutlich zumindest teilweise mit längerem Sitzen am Schreibtisch zu tun oder mit angespannter Haltung. Diese können aber auch von den Nieren und der veränderten Statik des Körpers verursacht sein.

Freundin Was tust du bei solchen Schmerzen?

Rosi Ich versuche möglichst, ohne Schmerzmittel auszukommen. Gegen Schmerzen, die von Verspannungen kommen können, hilft mir meist Wärme. Wenn es nicht gerade über 30 °C hat, gönne ich mir abends häufig eine Wärmflasche für den Rücken. Die wandert danach noch ins Bett zu den kalten Füßen.

Freundin Sind deine Nieren durch die Zysten größer und empfindlicher? Tut das weh?

Rosi Sie sind bereits deutlich vergrößert, auf einen Ultraschall-Bildschirm passen sie nicht mehr. Das Normalgewicht von zwei gesunden Nieren beträgt zusammen ungefähr 240 Gramm, meine Nieren sind inzwischen ungefähr 1200 Gramm schwer. Schmerzen habe ich dadurch bisher kaum, zumindest nicht eindeutig von den Nieren her.

Freundin Wie ist es mit dem Platz in deinem Körper?

Rosi Der Platz im Bauch ist genau das Problem bei den meisten Menschen mit ADPKD: Die wachsenden Nieren nehmen sich den Platz, und verdrängen damit andere Organe, dadurch entstehen mit zunehmender Größe häufig Schmerzen.

Freundin Wie wirkt sich das auf die anderen Organe aus?

Rosi Ich habe häufiger Probleme mit den Bronchien; das hängt vermutlich mit dem Platzmangel zusammen. Meine Nephrologin begründet das so: Die gesamten Atemwege haben weniger Platz, bedingt durch einen Hochstand des Zwerchfells. Dadurch werden sie nicht mehr so gut durchlüftet, da setzen sich schon ein paar wenige Keime schnell einmal ab. Im vergangenen Jahr hat das bei mir dreimal zu einer länger dauernden Bronchitis geführt. Auch Magen- und Rippenschmerzen können eine Folge davon sein, ebenso wird der Darm abgedrängt. Mein Allgemeinarzt hat mir bei einer akuten Bronchitis einmal „Bronchiengymnastik“ empfohlen. Die Übungen zielen darauf ab, den vorhanden Platz in den Bronchien zu weiten, um die Durchlüftung zu verbessern und zähflüssigen Schleim durch Abhusten nach draußen zu befördern, bevor er Probleme bereiten kann.

Freundin Dürfen dann Schmerzmittel genommen werden?

Andreas Ja, mit Einschränkungen: Im Punkt ‚Medikamente und ihre Auswirkungen auf die Nieren‘ (Kap. 3.6) wird das ausführlich beschrieben: Keine Mittel aus der NSAR-Gruppe, da diese die Nieren schädigen. Bestimmte Wirkstoffe schaden den Nieren, das ist im Kapitel „Medikamente“ näher erläutert. Novaminsulfon ist unbedenklich für die Nieren, es wird komplett über die Leber verstoffwechselt. Von vielen Patienten mit muskelbedingten Schmerzen wird die gleichzeitig muskelentspannende Wirkung als positiv empfunden. Als nächster Wirkstoff ist Paracetamol weitgehend unbedenklich für die Nieren. Generell sollten Schmerzmittel möglichst nur für einen begrenzten Zeitraum und nach Rücksprache mit dem Arzt verwendet werden.

Freundin Sind auch pflanzliche Medikamente gegen Schmerzen hilfreich, dürfen Menschen mit Nierenerkrankungen diese nehmen? Sind homöopathische Mittel erlaubt?

Andreas Manche pflanzlichen Mittel können nach vorheriger Rücksprache mit dem Nephrologen helfen. Wichtig ist dabei, auch bei rezeptfrei erhältlichen Mitteln unbedingt auf Wechselwirkungen (Interaktionen) mit anderen Wirkstoffen zu achten, die im gleichen Zeitraum eingenommen werden. Auch homöopathische

Mittel werden von manchen Patienten als hilfreich empfunden, gegen die Einnahme gibt es von meiner Seite keine Bedenken.

Rosi Bei solchen Überlegungen frage ich generell zuerst in der Apotheke nach, und dann noch beim Nephrologen, um ganz sicher zu sein.

Freundin Was kann man sonst noch tun?

Andreas Manche Ärzte versuchen, durch Punktion oder chirurgischer Abtragung von großen Zysten (Dekortikation) in den Nieren Platz zu schaffen. Leider ist das mit einem Risiko verbunden, es ist ja immer ein Eingriff in den Körper. Außerdem wirkt diese Maßnahme immer nur kurzfristig. Die Zysten bilden sich bereits nach wenigen Wochen neu, oder sie füllen sich wieder mit Flüssigkeit. Die Behandlung ändert außerdem nichts am Verlauf der Krankheit.

Rosi Kann eine sehr große Niere auch entfernt werden, um Platz zu schaffen?

Andreas Eine Entfernung einer Niere (Nephrektomie) wäre zwar möglich. Davon rate ich jedoch möglichst lange ab. Eine Niere, die zumindest noch teilweise funktioniert, auch wenn es nur noch 20 % sind, sollte möglichst nicht entfernt werden. Grade bei ADPKD liegt selbst bei nur noch geringer Funktion häufig eine Restausscheidung vor. Es wird also noch Urin produziert, selbst wenn bereits eine regelmäßige Dialyse stattfindet. Das führt dazu, dass der Patient sich bei seinen Trinkmengen nicht so sehr einschränken muss, als wenn gar kein Urin mehr ausgeschieden wird. Das trägt sehr zur Lebensqualität bei und muss gründlich gegenüber einer Entfernung der Niere abgewogen werden.

Rosi In welchen Fällen rätst du dennoch zur Entfernung einer Niere?

Andreas Das empfehle ich nur als Vorbereitung für eine Transplantation, sei es, weil die ADPKD-Nieren sehr groß sind und allein aufgrund ihrer Größe in der Vergangenheit Probleme verursacht haben oder bei häufigen Zysteninfektionen (Infobox 7-3), welche voraussichtlich nach der Transplantation wieder auftreten werden.

Freundin Wird es irgendwann eine Heilung dieser Krankheit geben?

Andreas Wir hoffen es. Forscher auf der ganzen Welt arbeiten an Methoden und Medikamenten – wir sind zuversichtlich, dass es weitere Fortschritte geben wird und irgendwann eine Heilung möglich ist. Derzeit setzen wir parallel zu weiterer Forschung auf das bisher einzige zugelassene Medikament mit dem Wirkstoff

Infobox 7-3: Zysteninfektion

Medizinischer Parameter	Spezifische Beschreibung
Symptome	Schmerzen in der Nierengegend Fieber Patient fühlt sich plötzlich sehr krank
Vorgehen	Rasche Diagnose notwendig
Diagnose	Untersuchung von Blut und Urin, allenfalls spezielle Bildgebung (PET-CT)
Anzeichen	Entzündungswert im Blut (CRP) erhöht Bakterien im Urin
Maßnahmen	Antibiotikum, bei Bedarf intravenös
Risiko	Bei Nichtbehandlung schwere Auswirkungen, Lebensgefahr!

Tolvaptan, das in den Studien durchschnittlich den Verlauf der Erkrankung um ein Drittel (Rückgang der Nierenfunktion) bis zu der Hälfte (Nierenwachstum) verlangsamt hat und beobachten weltweit, wie dieses Mittel nun bei einer größer werdenden Anzahl von Einnehmenden wirkt.

8 Therapie mit Tolvaptan

8.1 Erste Therapie für Menschen mit ADPKD

Freundin Gibt es noch keine Möglichkeit, deine Krankheit zu heilen?

Rosi Leider noch nicht. Es wird daran weltweit geforscht. Immer wieder werden Wirkstoffe getestet. Einen durchschlagenden Erfolg zur Heilung gibt es bisher leider noch nicht.

Freundin Kann der Rückgang der Nierenfunktion wenigstens irgendwie gebremst werden?

Rosi Ja, seit ein paar Jahren! Viele Menschen setzen große Hoffnung auf den Wirkstoff Tolvaptan, ich auch. Im Herbst 2015 ist mir dieses Wort zum ersten Mal begegnet. Da war dieser Wirkstoff nach einer weltweiten dreijährigen Zulassungsstudie (Phase-III-Studie, Näheres in Kap. 10) im Februar 2015 von der Europäischen Arzneimittelagentur (EMA) zur Zulassung empfohlen worden. Im Mai 2015 erfolgte die Zulassung für Europa mit dem Ziel, das Fortschreiten der ADPKD zu verlangsamen.

Freundin Heißt so auch das Medikament?

Rosi Nein. Das Medikament heißt Jinarc®, in den USA Jinarque®.

Freundin Ist der Wirkstoff ganz neu?

Andreas Nein. Der Wirkstoff ist bereits für andere Indikationen erforscht und 2009 für eine dieser Erkrankungen auch zugelassen worden, nämlich gegen einen zu niedrigen Natriumspiegel im Blut (Hyponaträmie). Der Handelsname für dieses Medikament ist Samsca®.

Ein weiterer Einsatzbereich besteht in der Behandlung von Wasseransammlungen (Ödemen), die durch Herzerkrankungen bedingt sind.

Rosi Seit wann besteht die Überlegung, dass Tolvaptan auch den Verlauf von ADPKD günstig beeinflussen könnte?

Andreas Seit Ende der 1990er-Jahre wird darüber geforscht, wie der Wirkstoff Tolvaptan sich auf den Verlust der Nierenfunktion und auf das Nierenwachstum von Menschen mit ADPKD auswirkt. Dies wurde zunächst in Tierversuchen getestet, und dann an Menschen in den sogenannten Phase-I- und -II-Studien. Näher ist das erklärt in Kap. 11.

8.2 Voraussetzungen

Freundin Können seit dieser Zulassung für Europa auch Patienten auf der übrigen Welt das Medikament Jinarc® bekommen?

Rosi Das kommt darauf an, je nach Land dauert dies unterschiedlich lange. Jeder Staat, auch innerhalb von Europa und der Europäischen Union, hat eigene Abläufe und Vorgehensweisen zur Regelung von Verfügbarkeit und Verschreibungsfähigkeit von Medikamenten. Außerdem müssen jeweils noch Verträge mit Kostenträgern geschlossen werden. In Deutschland folgen dann Verhandlungen mit den Verbänden von gesetzlichen und privaten Krankenkassen.

Andreas In der Schweiz muss von den Krankenversicherungen eine sogenannte Kostengutsprache beantragt werden.

Freundin Unter welchen Bedingungen können Patienten in Deutschland das Medikament einnehmen?

Rosi In Deutschland ist die Bedingung für die Verordnung an einen Patienten an das Stadium der Nierenerkrankung gekoppelt. Außerdem ist Voraussetzung, dass es sich bei dessen Erkrankung um einen raschen Verlauf der ADPKD handelt. Das ist definiert durch ein Gesamtnierenvolumen von mindestens 1500 ml, beide Nieren zusammengerechnet. Zusätzlich gibt es noch eine Formel für kleinere Personen. Da wird das Volumen der Nieren ins Verhältnis gesetzt zur Körpergröße.

Sohn Du bist ja eher klein. Hat sich das bei dir bei der Beurteilung ausgewirkt, ob du die neue Therapie bekommen kannst?

Rosi Ja, bei mir ist meine Körpergröße ins Verhältnis gesetzt worden zur Größe meiner Nieren. Meine Nieren hatten Ende 2015 zusammen ein Volumen von 1250 ml. Somit hätte ich die Mindestgröße für die Therapie noch nicht erreicht gehabt. Durch die Berechnung im Verhältnis zu meiner Körpergröße von 1,59 m konnte ich das Medikament aber bereits ab Januar 2016 bekommen. Zusätzlich gibt es eine Einschränkung beim Stadium: Mit der Verordnung durfte nach bis Mitte 2018 gültiger Regelung im Stadium G1 bis G3 begonnen werden, das entspricht einer noch fast vollständigen Nierenfunktion bis zu einer Funktion von mindestens noch 30 ml/min/1,73 m^2. Inzwischen wurde in Deutschland nach weiteren Studien eine Erweiterung der Verordnungsmöglichkeit auf bestimmte Patienten im Stadium G4 beschlossen.

Rosi Wie sind in der Schweiz die Bedingungen, damit der Wirkstoff Tolvaptan zur Behandlung bei ADPKD verordnet werden darf?

Andreas In der Schweiz beginnt die Möglichkeit der Verordnung bereits bei einem Volumen von 750 ml in Summe beider Nieren. Tolvaptan kann in der Schweiz ebenfalls begonnen werden, sofern die Nierenfunktion mindestens 15 ml/min/1.73 m^2 beträgt, das heißt bis zum Stadium G4. Daneben müssen Kriterien erfüllt sein, welche eine rasche Progression der Krankheit anzeigen. Zusätzlich wird in der Schweiz eine Kostengutsprache verlangt. Das bedeutet, die Therapie muss vor der Verschreibung durch den Vertrauensarzt der Krankenkasse bewilligt werden.

Freundin Was passiert, wenn während der Einnahme die Funktion unter die Schwelle von GFR 15 ml/min/1.73 m^2 sinkt?

Rosi Dann dürfen in Deutschland Verordnung und Einnahme fortgesetzt werden.

Andreas Das gilt auch für die Schweiz, die Therapie darf fortgesetzt werden. Es wird weiter daran geforscht, inwiefern das Medikament auch in diesem Stadium wirkt.

8.3 Wirkung

Rosi Woraus besteht dieses Tolvaptan, wo kommt es vor?

Andreas Das Molekül kommt nicht in der Natur vor. Es wird synthetisch über mehrere Produktionsschritte hergestellt und hat die Strukturformel: $C_{26}H_{25}ClN_2O_3$ und wird wie in Abbildung 8-1 gezeigt dargestellt.

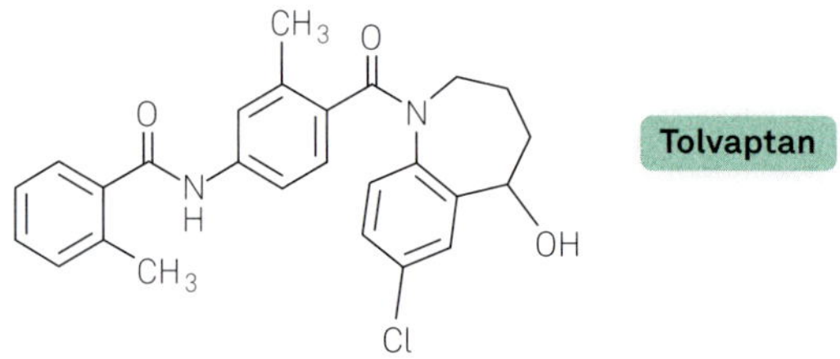

Abbildung 8-1: Die Molekülstruktur des Medikaments Tolvaptan

Rosi Das sieht kompliziert aus. Wie wirkt das im Körper?

Andreas Das Medikament hemmt in der Niere die Wasseraufnahme, indem es das Hormon Vasopressin im Sammelrohr der Nieren daran hindert, die Kanäle für Wasser zu öffnen. So verlässt unter Tolvaptan das Wasser den Körper, anstatt von der Niere in den Körper zurückgewonnen zu werden. In der Fachsprache sagen wir deshalb: Es ist ein Vasopressin-Rezeptor-Antagonist (Infobox 8-1).

Rosi Was bewirkt es damit im Körper?

Andreas Tolvaptan verdrängt sozusagen das Hormon Vasopressin direkt an der Stelle, wo dieses sonst andockt. Dadurch wird die Produktion eines weiteren Hormons reduziert, des cAMP (Cyclisches Adenosinmonophosphat).

Rosi Werden dadurch weniger Zysten gebildet?

Andreas Ja, es führt dazu. Das schnelle Wachstum, die schnelle Vermehrung von Gewebe, definiert durch Zellteilung und Zellwachstum, nennen wir Zellproliferation. Dieses Wachstum ist bei den Zysten unerwünscht, das Tolvaptan dämpft diese Entwicklung. Es werden damit weniger Zysten gebildet, und die bereits vorhandenen Zysten wachsen langsamer.

Rosi Hat Tolvaptan auch einen direkten Einfluss auf den Wasserhaushalt?

Andreas Ja, es kommt gleichzeitig auch zu einer vermehrten Wasserausscheidung, das nennen wir Aquarese. Die Einnehmenden müssen häufiger zur Toilette, und haben dadurch mehr Durst. Das regelt der Körper automatisch.

Infobox 8-1: Tolvaptan

Medizinischer Parameter	Spezifische Beschreibung
Bedeutung	Substanz im Medikament ‚Jinarc®‘
Zulassung	Seit 2015 für Europa zur Behandlung bei ADPKD
Medikament für	Verringerung des Zystenwachstums in den Nieren Verlangsamen des Rückgangs der Nierenfunktion
Wirkung	Hemmt die Wasseraufnahme in den Zysten (Aquaretikum)
Hormoneller Hintergrund	Verhindert das Andocken von Vasopressin an den Nieren (Vasopressin-Rezeptor-Antagonist)
Durchschnittlicher Erfolg	Verringerung der Zunahme der Nierengröße um die Hälfte Reduzierung des Rückgangs der Nierenfunktion um ein Drittel
Effekte bei Einnahme	Erhöhung der Ausscheidung von Wasser mit dem Urin Häufigerer Drang zum Wasserlassen Verstärkter Durst
Gefahren und Risiken	Bei mangelnder Flüssigkeitszufuhr: Dehydrieren In Einzelfällen Erhöhung der Leberenzyme
Kontrollen	Regelmäßige Überwachung der Blutwerte für die Leber: – Monatlich während der ersten 18 Monate der Einnahme – Vierteljährlich ab dem 19. Monat der Einnahme – Bei erhöhten Leberwerten engmaschige Folgekontrollen

Rosi Hm. Werden dann auch mehr Mineralien ausgeschwemmt?

Andreas Nein, zum Glück nicht. Das ist der entscheidende Unterschied von herkömmlichen Wassertabletten, wir nennen solche Arzneimittel auch Diuretika, die zum Erhöhen der Urinmenge eingesetzt werden. Beim Einsatz von Tolvaptan wird nur reines Wasser ausgeschieden, der Mineralstoffhaushalt wird damit nicht beeinflusst.

Rosi Wirkt Tolvaptan? Gibt es Nachweise dafür?

Andreas Ja, in der dreijährigen Zulassungsstudie, bezeichnet als TEMPO 3/4, waren 1445 Studienteilnehmer beteiligt, davon etwa zwei Drittel mit Tolvaptan im Vergleich zu einem Drittel mit einem Placebo. Dabei konnte gezeigt werden, dass die Nierenfunktionsverschlechterung, das Wachstum der Nieren, die Nierenschmerzen und die Rate von Niereninfektionen mit Tolvaptan im Vergleich zu Placebo vermindert werden konnte. Die Studie wird im nächsten Kapitel genauer beschrieben.

8.4 Von der Diagnose zur Therapie

Freundin Es gibt also erst seit ein paar Jahren eine Therapie für deine Krankheit. Konntest du vorher auch schon irgendwas tun?

Rosi Lange Jahre kannte ich ja nicht einmal meine richtige Diagnose. Ich wusste, dass ich eine Erkrankung an den Nieren habe, und glaubte den Ärzten, dass das weniger schlimm ist als bei meiner Mutter. Ungefähr von 1986 bis 2007 gab es nur den Rat, auf den Blutdruck zu achten und einmal jährlich die Nierenwerte zu überwachen. So lange diese in Ordnung seien, brauchte ich mir keine Sorgen zu machen.

Freundin Bist du diesem Rat gefolgt?

Rosi Ja, und ich bekam jeweils die Auskunft, die Werte seien in Ordnung. Das hat mich jedes Jahr sehr beruhigt. Der Blutdruck war sogar meist relativ niedrig, nach einigen Minuten Sitzen gemessen. Die Information war dann immer, mit zu niedrigem Blutdruck könne man uralt werden, das sei kein Grund zur Sorge. Ich habe einfach gehofft, dass alles noch lange so bleibt.

Freundin Ab wann gab es Alarmzeichen?

Rosi Alarmzeichen klingt allzu dramatisch. Es ging ab dem Jahr 2007 zunächst lediglich um meinen Blutdruck. Die Werte waren plötzlich öfter zu hoch. Ich sollte parallel auch mehrmals täglich selbst messen. Zusätzlich wurde die erste Langzeit-Blutdruckmessung über 24 Stunden angelegt, da ergaben sich Blutdruckspitzen.

Freundin Musst du seither Medikamente nehmen gegen Bluthochdruck?

Rosi Ja. Dagegen habe ich mich zuerst gesträubt. Jeden Tag Medikamente nehmen? Musste das sein? Ich erinnere mich noch, wie ich mit meiner Ärztin verhandelt habe, ob nicht eine Ernährungsumstellung und mehr Sport reichen würde, um den Blutdruck zu senken.

Freundin Hat sie mit sich handeln lassen?

Rosi Nur vordergründig. Sie hat mir sehr deutlich gesagt, dass das nicht reichen werde. Aber ich solle das eben ein paar Wochen probieren, selbst meine Blutdruckwerte messen und dann wiederkommen. Einen Monat später wurde dann wieder in der Praxis ein deutlich zu hoher Blutdruckwert gemessen, in der 24-Stunden-Messung ebenfalls mehrmals am Tag. Ich habe dann mit dem verordneten Medikament angefangen.

Freundin Ist das immer das gleiche Mittel in der gleichen Dosis?

Rosi Nein. Ich hatte ab dieser Zeit alle paar Monate Termine für Messungen und Gespräche, und bin mehrfach auf einen anderen Wirkstoff oder auf eine neuere Variation der gleichen Substanz umgestellt worden. Auch die Dosis wurde variiert. Es wurde dann besprochen, dass ich bei aktuellen Spitzen in den Blutdruckwerten die Dosis eigenständig geringfügig erhöhe, das klappt ganz gut.

Freundin Wann hast du dann definitiv erfahren, dass du ADPKD hast?

Rosi Das war 2010. Meine Hausärztin hatte da wieder einmal einen Ultraschall gemacht und auf meine Rückfrage geantwortet: „Ja, das sind dann jetzt schon Zystennieren."

Freundin Aber das war es ja schon immer?

Rosi Ja. Diese Verzögerung in der Information war vermutlich gut gemeint und sollte mich ruhig bleiben lassen. Aber es hat eben nicht gestimmt. Allerdings hat mir das in den Jahren davor ein paar Sorgen erspart. Meine Ärztin wusste, dass es keine Therapie gab, und das große Risiko, den Blutdruck, hat sie im Blick gehabt – so gesehen ...

Freundin Bist du dann mal zum Nierenfacharzt gegangen?

Rosi Ja, bald danach. Er hat einige weitere Bluttests angeordnet. Diese wurden mit mir besprochen, und er hat selbst noch einmal mit Ultraschall alles genau angeschaut.

Andreas Wie waren die Ergebnisse?

Rosi Im Arztbrief ist von zahlreichen Zysten die Rede, und von klar sichtbaren Rändern der Nieren. Die Nierenwerte seien in Ordnung, von GFR war noch keine Rede. Ich war erst einmal beruhigt.

Freundin Wann solltest du wiederkommen?

Rosi Das muss ich vor Erleichterung überhört haben. Es soll wohl von einem jährlichen Intervall die Rede gewesen sein. Ich war erst im Oktober 2014 wieder dort, und ziemlich erstaunt, dass er die lange Zeit seit dem letzten Termin bei ihm gerügt hat.

Freundin Gab es 2014 einen aktuellen Anlass dafür?

Rosi Ja. Das war nur ein kurzes Stutzen meiner Hausärztin bei der Besprechung der allgemeinen jährlichen Vorsorgeuntersuchung: „Das Kreatinin ist ... in Ordnung." Ich bekam den Ausdruck mit, habe gegoogelt und festgestellt, dass der Wert erstmals knapp über dem Grenzwert lag, das war auch im Ausdruck schon zu sehen. Daraufhin habe ich einen Termin beim Nephrologen vereinbart.

Andreas Eine gute Idee! Bist du danach dann wieder beim jährlichen Checkup gewesen?

Rosi Ja, im Oktober. Blutwerte und Ultraschall waren ähnlich, es gab zum Glück nicht viel Neues zu sehen. Besonders schockierend waren die Bilder da nicht mehr. Mit dem Hintergrundwissen und den Erklärungen vom Vorjahr konnte ich da viel gelassener hinschauen.

Freundin Wann und wie hast du von der neuen Therapie mit Tolvaptan erfahren?

Rosi Der Nephrologe hat mir zuerst nur das Wort aufgeschrieben. Er war der Meinung, in meinem Stadium und mit meiner Nierengröße könnte das Mittel für mich infrage kommen, es sei nun in Deutschland zugelassen. Dafür müsse man mich dann noch genauer untersuchen. Er hat mir geraten, mich selbst zu informieren und mir zu überlegen, ob das neu zugelassene Medikament für mich interessant wäre.

Freundin Wie hast du dich da gefühlt?

Rosi Schon auf der Heimfahrt war Hoffnung und Neugier, ich wollte so viel wie möglich wissen. Mir kam die empfohlene Facebook-Gruppe „Nierenkrank" in den Sinn. Dort war ich bisher noch nicht aufgetaucht. Ich wollte vermeiden, dass ich im Internet mit meiner Krankheit zu finden bin, man weiß ja nie, wer das liest. In den Jahrzehnten meiner Berufstätigkeit im Personalwesen bin ich in dieser Hinsicht besonders vorsichtig geworden.

Freundin Datenschutz und Facebook, wie passt das zusammen?

Rosi Ich habe mir ein Profil mit Decknamen angelegt, eben als Rosi. Viele Teilnehmer sind dort mit Spitznamen oder nur mit Teilen ihres richtigen Namens aktiv. Ich hoffe, das erschwert das Auffinden. Über die Gruppe „Nierenkrank" wurde mir die spezielle Gruppe „Zystennieren-Forum (ADPKD) des Vereins PKD Familiäre Zystennieren e.V.". empfohlen. Seither bin ich dort Mitglied und habe Zugang zu vielen Infos auf den internen Vereinsseiten, und auch zur speziellen Selbsthilfegruppe zu Tolvaptan, die Gruppe heißt: „Zystennieren – Tolvaptan". Inzwischen bin ich dort in beiden Gruppen aktiv, in denen sich Betroffene, Angehörige und Interessenten mit ADPKD und Tolvaptan austauschen, und gebe dort auch meine Erfahrungen weiter.

Freundin Hast du dann von diesem Arzt das neue Medikament verschrieben bekommen?

Rosi Das war leider nicht so einfach. Ich sollte mich ja gründlich informieren und wiederkommen. Im November wollte ich deshalb meinen nächsten Termin vereinbaren. Allerdings wollte dieser Arzt mir frühestens nach weiteren 3 Monaten wieder einen Termin geben. Den Grund dafür konnte ich nicht herausfinden. Vielleicht war sein Terminkalender einfach ziemlich voll. Womöglich lag es auch daran, dass für gesetzliche Krankenversicherte zu dieser Zeit die Kostenübernahme für das Medikament noch nicht komplett geklärt war, und auch die Kosten für die weiteren Untersuchungen. Eventuell wollte er auch zunächst erste Erfahrungen abwarten, es war auch von einem Symposium die Rede, das er demnächst besuchen wolle.

Andreas Musstest du diese 3 Monate warten?

Rosi Nein, so viel Geduld hatte ich nicht. Zudem hatte ich in diesen Erfahrungsgruppen mehrfach die Empfehlung gelesen, für das neue Medikament möglichst in ein spezialisiertes Zentrum zu gehen. Ich habe deshalb geschaut, wo es in der Umgebung ein solches Zentrum geben könnte, in der Uniklinik in Ulm in der ambulanten Nierensprechstunde nach einem Termin speziell für das neue Medikament gefragt; bereits 2 Tage später konnte ich hinfahren.

Andreas Hatten die Nephrologen dort bereits Erfahrung mit Tolvaptan?

Rosi Noch nicht. Das war vermutlich der Hauptgrund, warum ich so schnell kommen konnte. Die Ärzte dort hatten die Forschung verfolgt, kannten die Zulassungsstudie und die Ergebnisse und waren sich einig, dass ein geeigneter Patient die neue Therapie bekommen sollte. Ich war dort die erste Patientin, die nach einer Verordnung gefragt hat. Entsprechend aufmerksam war die Betreuung. Der Arzt hat mir gesagt, dass er das im Team besprechen werde, hat mich gründlich untersucht und sich noch weiter informiert.

Freundin Wie war das mit der Kostenübernahme?

Rosi Für die Untersuchungen in der nephrologischen Ambulanz der Uniklinik wollte diese einen Überweisungsschein haben; den habe ich von meiner Hausärztin bekommen. Damit waren die Kosten für die Untersuchungen erst einmal geklärt. Wegen des Medikaments – ich hoffte ja, dass ich das bekomme! – habe ich parallel selbst bei meiner (gesetzlichen) Krankenkasse nachgefragt. Die Antwort war eindeutig:

- Wenn der Wirkstoff zugelassen ist,
- wenn er Mittel der Wahl ist (bestes Mittel für die Behandlung),
- **oder** (wie in diesem Fall) wenn dies das einzige Mittel zur Behandlung dieser Krankheit ist,
- **und** wenn mein Arzt das verordnet,

„dann werden die Kosten selbstverständlich übernommen". Über diese Antwort meiner Krankenkasse habe ich mich sehr gefreut!

Freundin Wie ich dich kenne, warst du außerdem am Surfen im Internet für weitere Infos?

Rosi Ja, und nicht nur das. Auf der speziellen Facebook-Gruppe „Tolvaptan" waren erste Erfahrungen zu lesen. Außerdem gab es, zeitlich ideal, im Dezember 2015 in Köln einen Infotag vom PKD e.V., auf dem auch die Zulassung von Tolvaptan ein Thema war. Dort bin ich hingefahren und habe viele weitere Informationen bekommen – live und mit der Möglichkeit, direkt nachzufragen. Das war die Fahrt wert!

Andreas Wie sind die Untersuchungen in Ulm weitergegangen, wann konntest du loslegen?

Rosi Dort wurden nach dem Gespräch nochmals Bluttests und eine Ultraschalluntersuchung gemacht. Ich konnte auf die Laborergebnisse warten; schon eine Stunde später wurden diese besprochen.

Ein MRT folgte Ende Dezember, ein weiterer Bluttest im Januar, und dann hatte ich das Rezept für die Startdosis in der Hand. Mitte Januar konnte ich an einem arbeitsfreien Dienstag mit der Einnahme beginnen.

8.5 Erfahrungsaustausch bis zum Beginn der eigenen Einnahme

Freundin Du erzählst immer wieder vom Erfahrungsaustausch. Hatte schon jemand Erfahrung, obwohl die Zulassung für Deutschland erst im Juni 2015 erfolgte?

Rosi Zum Glück ja. In der Gruppe zu Tolvaptan war es allerdings zu Anfang so, dass viele dort um Aufnahme gebeten haben, aber nur wenige berichtet haben. Das hat sich nach und nach gewandelt. Immerhin haben die wenigen, die schon mit der Einnahme begonnen hatten, auf die vielen Fragen geantwortet.

Freundin Das heißt aber, die Erfahrungen bezogen sich generell nur auf 3–4 Monate der Einnahme?

Rosi Einige schon. Aber – und das hat mich auch sehr verblüfft und gefreut – dort waren auch einige Teilnehmer aus verschiedenen Studien vertreten, die auf mehrere Jahre an Erfahrungswerten zurückgreifen konnten.

Freundin Haben diese auch von der Entwicklung ihrer Nierenfunktion und -größe berichtet?

Rosi Ja, und die meisten dieser Zahlen waren sehr ermutigend. Natürlich war das ein weiterer Ansporn für mich, möglichst bald anzufangen.

Freundin Gab es auch negative Rückmeldungen?

Rosi Ja, es haben auch einige erzählt, dass sie die Einnahme abgebrochen haben. Dafür gab es verschiedene Gründe. Bei einigen waren die Trinkmengen zu groß, einige kamen mit den häufigen WC-Gängen nicht zurecht.

Freundin Hat dich das nicht abgeschreckt?

Rosi Ich hatte natürlich schon auch Zweifel, ob das bei mir klappt. Einen Versuch wollte ich auf jeden Fall starten, aufhören kann man ja immer noch. Ich wollte es wenigstens probieren.

Freundin Es war die Rede von sehr engen Abständen bei der Blutwertkontrolle wegen der Leber. Ist das gefährlich? Hattest du deshalb Bedenken? Hat deshalb jemand die Einnahme abbrechen müssen?

Rosi Davon hat zum Glück niemand aus den Gruppen erzählt. Die Kontrolle der drei Leberwerte ist in den ersten 18 Monaten der Einnahme jeden Monat vorgeschrieben. Die Nephrologen unterschreiben, dass sie ohne die entsprechende Kontrolle kein weiteres Rezept ausstellen. Durch die häufigen Kontrollen würde man aber sehr schnell eine Abweichung der Werte merken und könnte reagieren. Bedenken hatte ich deswegen nicht, wenn ich auch jedes Mal gespannt war auf meine Werte und immer erleichtert gesehen habe, dass meine Leber auf die Substanz nicht negativ reagiert. Viele in den Gruppen standen den häufigen Kontrollen ziemlich positiv gegenüber, fühlten sich sicher durch die engmaschige Betreuung und durch die regelmäßige Möglichkeit, Fragen zu stellen.

Freundin Wie lief das in der Gruppe? Wurdest du einfach so aufgenommen?

Rosi Damals ja. Auf meine Anfrage in der Gruppe „Zystennieren" kam die Aufnahme in die Gruppe, und die Bitte, mich kurz vorzustellen. Dort habe ich nach Tolvaptan gefragt und den Hinweis auf die spezielle Gruppe zu diesem Thema bekommen. In der speziellen Tolvaptan-Gruppe wird inzwischen aus Datenschutzgründen bei jedem Aufnahmeantrag geprüft, ob der Antragsteller Mitglied des Vereins PKD e. V. ist, und es werden nur noch Mitglieder aufgenommen.

Freundin Wie ist das Klima in den Gruppen? Stehen die Teilnehmer der neuen Therapie positiv gegenüber?

Rosi Nicht alle. Es gibt dort auch einige Patienten mit negativen Erfahrungen, zudem viele Fragen und viele Zweifel. Gerade im Jahr 2015 war das Thema ja noch sehr neu und auch Bedenken wegen der Auswirkungen auf die Leber und wegen der Flüssigkeitsmengen waren ein Thema. Das hat sich bei den meisten Posts inzwischen zu positiven Einschätzungen entwickelt, weil es einfach viel mehr Rückmeldungen gibt.

Freundin Wie hast du dich dort vorgestellt, wie viel hast du erzählt?

Rosi Die Posts habe ich noch gespeichert. Inzwischen kann ich das wie eine Art Tagebuch verwenden.

„Erstmal vielen Dank für die prompte Aufnahme! Ich bin auf Tolvaptan als Möglichkeit hingewiesen worden beim Nephrologen letzte Woche. Habe erbliche Zystennieren, GFR war vor 11 Monaten noch 60, nun 51. Ich wohne im Allgäu, bin 53 Jahre alt."

Freundin Was hast du dort so gefragt?

Rosi Am Anfang ging es mir hauptsächlich darum, wohin ich zur Betreuung und für die Rezepte gehen soll. Meine Anfrage war deshalb:

„Und noch zu Regionen. Ich wohne ziemlich im Süden Deutschlands, im Allgäu, also wäre eine Betreuung in Baden-Württemberg oder Bayern gut. Hat jemand hier Erfahrung mit Nephrologen/Praxen ..., die Tolvaptan bereits verschrieben haben und betreuen? Nächste Unikliniken mit medizinischer Fakultät wären von hier aus Tübingen oder München. Vielleicht gibt es weitere Möglichkeiten?

Freundin Hast du brauchbare Antworten bekommen?

Rosi Leider zunächst nicht. Es war einfach niemand aus meiner Region in der Gruppe. Ich habe dann selbst weitergesucht. Ich war zunächst gar nicht auf die Idee gekommen, dass es in Ulm an der Uni ebenfalls eine medizinische Fakultät gibt und eine nephrologische Ambulanz. Darum habe ich dann allgemeine Fragen gestellt zum Alltag mit Tolvaptan: *„Wie ist es euch denn die ersten Tage/Wochen mit Tolvaptan ergangen? Konntet ihr arbeiten gehen, wie waren welche Nebenwirkungen?"*

Freundin Hast du darauf mehr Echo bekommen?

Rosi O ja. Dann kamen schnell einige Antworten, die überwiegend sehr ermutigend waren. Die Ratschläge waren hauptsächlich, darauf zu achten, dass Wasser und WCs in der Nähe sind. Zur Arbeit sind die Berufstätigen weiter gegangen, und an weiteren Nebenwirkungen war hauptsächlich von leichtem Schwindel und etwas Übelkeit in den ersten Tagen die Rede, das klang ziemlich harmlos.

Freundin Waren die Berichte und Antworten in den Gruppen deine einzigen Informationsquellen?

Rosi Nein, du kennst mich ja, Neugier ist sozusagen mein zweiter Vorname. Ich bin in den PKD e. V. eingetreten und habe dort systematisch die gesamte Wissensdatenbank zum Thema ADPKD und zur neuen Therapie gelesen. Außerdem gab es den erwähnten Infotag des Vereins in Köln im Dezember 2015. Da war die neue Therapie mit Tolvaptan ein großer Themenbereich. Ich habe den Freitag für die Fahrt investiert und eine Übernachtung, um an einem langen Samstagvormittag fundierte Infos aus erster Hand zu bekommen. Ein paar Mitglieder aus dem PKD e. V. habe ich gleich auch live kennengelernt. Das war natürlich noch besser als ein nur virtueller Austausch. Außerdem habe ich einen kompletten Ordner mit Infos mit nach Hause genommen: Die genannte Wissensdatenbank gibt es auf Anfrage auch in gedruckter Form zum Blättern. Ich hatte also für meinen Heimweg gleich nochmal reichlich Lektüre zum Nachlesen.

Freundin Hattest du weitere Quellen für deine Neugier?

Rosi Ja, im Internet gab es allerlei Treffer bei der Suche. Allerdings waren auch irreführende Hinweise dabei, deshalb meine Anfrage in der Facebook-Gruppe im November 2015:

„Auf dem Beipackzettel von Tolvaptan (im Internet) habe ich gelesen, dass die Einnahme im Krankenhaus eingeleitet wird. Wie war das bei euch? In welchen Krankenhäusern wart ihr ambulant dort oder stationär, wie lange? Wie engmaschig war dann die folgende Überwachung? Danke für eure Erfahrungen!

Freundin Musste jemand ins Krankenhaus für den Therapiebeginn?

Rosi Nein, man musste nicht stationär aufgenommen werden. Es war in diesem Fall lediglich so, dass nur ein Nephrologe, welcher in einem Krankenhaus eine ambulante Praxis führte, das Medikament verordnen konnte. Die Patientin musste also nicht ins Krankenhaus im Sinne einer Aufnahme für ein paar Tage, sondern einfach in die ambulante Sprechstunde zu einem Nephrologen, der in einem solchen Krankenhaus tätig ist. Das war während der Zeit der Zulassungsstudie der Fall. Die Daten aus der Studie sollten ja zentral gesammelt und ausgewertet werden, deshalb wurden die Studienteilnehmer in den nephrologischen Ambulanzen von teilnehmenden Kliniken betreut. Inzwischen ist die Verordnung in Deutschland auch durch niedergelassene Nephrologen möglich, unabhängig von deren Tätigkeit in einem Krankenhaus. In Zusammenarbeit mit solchen Nephrologen haben nach und nach auch einige Allgemeinärzte nach Unterzeichnung der Schulungsunterlagen die Berechtigung erworben, das Medikament direkt zu verordnen.

Freundin Wie standen die Krankenkassen zu Anfang dem neuen Medikament gegenüber?

Rosi Das habe ich mich auch gefragt, als ich beim niedergelassenen Nephrologen, der mir ja den Wirkstoff als mögliche Therapie für mich genannt hatte, keinen weiteren Termin bekommen hatte. Aus diesem Grund habe ich mich Anfang Dezember 2015 wieder an die Gruppe gewendet mit der Frage, ob auch andere Interessenten ähnliche Probleme haben:

Nach ein paar seltsamen Erfahrungen (ich bin gesetzlich versichert) wegen Terminvergabe und einem Vertrösten auf Januar 2016 frage ich mich: Geht Tolvaptan aufs Budget? Die Untersuchungen, die Verordnung, die laufende Betreuung?

Der PKD e.V. hat sich intensiv mit dem Thema befasst; einige gesetzliche Krankenkassen haben sich wohl damals auch gegen die Kosten für das neue Medikament gewehrt. Es kostet immerhin über € 2400,00 pro Vier-Wochen-Packung!

Die Information war zunächst:

Bei niedergelassenen Nephrologen wird das Budget belastet. Da es die einzige Therapie ist, werden die Kosten von den Krankenkassen voll übernommenen. Wir empfehlen, die Erstberatung in einem ADPKD-Kompetenzzentrum durchführen zu lassen.

Ein Gruppenmitglied konnte als Mitarbeiterin einer ärztlichen Praxis jedoch berichten, dass mit einem speziellen Kennzeichen das Mittel nicht auf das festgelegte Budget läuft.

Freundin Da kam das Informationsangebot in Köln im Dezember 2015 sicher grade zur rechten Zeit. Was hast du dort erfahren?

Rosi Das war spannend. Tolvaptan war das Hauptthema, und in Köln waren bereits mehrere hundert Patienten in Behandlung mit dem neuen Medikament, Prof. Benzing und einige seiner Kollegen haben ausführlich darüber berichtet. Dort waren auch einige Teilnehmer während der Zulassungsstudie betreut worden, die Erfahrungen reichten also teilweise über 3 Jahre zurück. Wir Teilnehmer konnten viele Fragen stellen, deutlich über die geplante Zeit hinaus, und haben viel erfahren. Zum Glück hatte ich mir zum Anschauen der Stadt einige Stunden Puffer eingeplant und einen späten Zug für meine Heimfahrt gebucht, so konnte ich länger bleiben und den Referenten und auch anderen Teilnehmern weitere Fragen stellen.

Ein Thema war mir wichtig, und eine Teilnehmerin stellte die entsprechende Frage: Es ging darum, was passiert, wenn die Einnahme in Einzelfällen tageweise für einen Skitag oder einen Urlaub unterbrochen wird. Die Befürchtung war, ob dann das Zystenwachstum, wenn die Substanz fehlt, wieder stark zunimmt. Einen solchen Rebound-Effekt haben die Fachleute eindeutig verneint, und auch schon betont, dass Einnahmepausen manchmal einfach auch aus medizinischen Gründen nötig sind: Bei Erbrechen und Durchfall oder wenn eine ausreichende Wasserzufuhr nicht möglich ist.

Freundin Haben dir die Gruppen auch während den vorbereitenden Untersuchungen für die Therapie geholfen?

Rosi Sehr! Hier meine Anfrage wegen Nierenvolumen und Zulassung zur Therapie Ende Dezember 2015:

Mein Arzt (einer Uniklinik) hat ein MRT der Nieren für 29.12. angesetzt. Die Verordnung von Tolvaptan sei ab einem Nierenvolumen von 1500 ml möglich. Wie war das bei euch, die es schon bekommen?

Wie war euer Nierenvolumen, war vielleicht jemand knapp drunter, haben die Ärzte einen Ermessensspielraum? Gibt es diesbezüglich einen Unterschied zwischen niedergelassenen Nephrologen und solchen an Unikliniken?

Tatsächlich habe ich auf diese Rückfrage bereits vor der Untersuchung die Information bekommen, dass je nach Nierengröße im Verhältnis zur Körpergröße auch bei einem geringeren Nierenvolumen ein Therapiebeginn möglich ist.

Freundin War diese Umrechnung dann für dich wichtig?

Rosi Ja. Mit einem Nierenvolumen von 1250 ml in Summe beider Nieren durfte mir der Nephrologe durch die Umrechnung im Verhältnis zur Körpergröße Tolvaptan verschreiben. Er kannte diese Formel bereits. Das war immer wieder spannend zu sehen, wie meine Hintergrundinformationen zu seinen Recherchen gepasst haben.

9 Wenn die Nieren nicht mehr genug filtern – Nierenersatz-Therapie

9.1 Fortgeschrittener Nierenfunktionsverlust: Stadium G5

Rosi Das Stadium G5 hat einen erschreckenden Namen: „terminale Niereninsuffizienz“, oder auch „Nierenversagen“. Arbeiten die Nieren nun nicht mehr (Abbildung 9-1)? Muss ich dann an die Dialyse?

Andreas Noch nicht gleich. Es ist eher eine Übergangszeit, in der vieles besprochen und vorbereitet werden kann. Meist ist nicht direkt ab dem Eintritt ins Stadium G5 die Dialyse notwendig; die Nieren arbeiten noch. Die Definition für Sta-

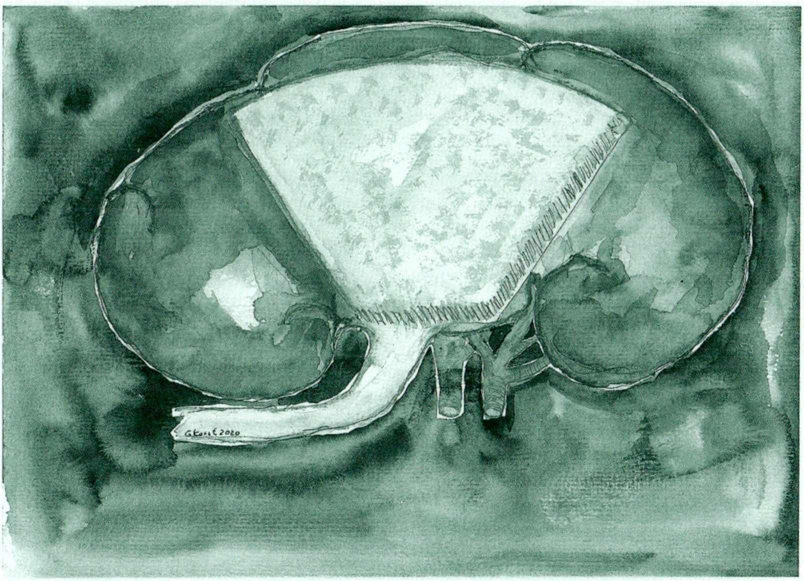

Abbildung 9-1: Die Nieren übernehmen die Funktion einer Art Filter für das Blut

dium G5 ist eine GFR von 15 ml/min/1,73m^2 und weniger. Es kann noch Monate oder manchmal auch noch Jahre dauern, bis eine Nierenersatztherapie notwendig wird. Je nach den weiteren Blutwerten gehen wir davon aus, dass bei einer GFR von unter 10 ml/min/1,73 m^2 ein Dialysebeginn in Erwägung gezogen werden sollte. Dieser Beginn muss jedoch individuell angepasst erfolgen und eine generelle Empfehlung ist schwierig. Ganz allgemein gilt: Ein frühzeitiger Beginn ist nicht besser als ein späterer Beginn, sofern medizinisch vertretbar.

Der Rückgang der Nierenfunktion ist auch jetzt, wie in den anderen Stadien, nicht geradlinig. Es kann gut sein, dass noch einmal eine Weile Stillstand eintritt. Wenn das Wohlbefinden und der Appetit noch nicht beeinträchtigt sind, kann mit der Dialyse noch etwas gewartet werden. Andererseits sollte auch nicht bis zur kompletten Erschöpfung zugewartet werden. Manche Patienten wollen möglichst lange ohne Dialyse auskommen, fürchten die regelmäßigen Behandlungen und die starke zeitliche Beanspruchung. Wenn sie dann irgendwann doch damit beginnen, sind sie erfreut, dass es ihnen mit der Nierenersatztherapie deutlich besser geht. Normalerweise bleibt also Zeit, über die verschiedenen Möglichkeiten der Nierenersatztherapie, sei es über die Heimdialyse, Bauchfelldialyse oder über eine mögliche Organtransplantation zu sprechen und die notwendigen Vorkehrungen zu treffen.

Rosi In welchem psychischen Zustand sind die Patienten?

Andreas Da erlebe ich zwei Hauptgruppen: Die einen beschäftigen sich seit Jahren realistisch mit der Situation, die auf sie zukommt. Sie informieren sich, rechnen mit der abnehmenden Nierenfunktion und die Reaktion ist ungefähr: „Jetzt ist es also bald so weit.“ Dann wird sachlich besprochen, was nun wann getan werden soll. Häufig haben diese Patienten schon eine Vorstellung, welche Art des Nierenersatzes für sie infrage kommt oder haben sich schon mit einem Angehörigen Gedanken über eine Lebendnierenspende gemacht.

Die andere Gruppe befindet sich in einem emotionalen Wechselbad: Viele verdrängen die Entwicklung, wollen nichts von schlechter werdenden Werten wissen und wehren sich gegen die vorbereitenden Maßnahmen auf die Nierenersatztherapie, gegen ein Gespräch über die Anlage eines Shunts oder über eine mögliche Nierentransplantation.

Rosi Was tust du, wenn jemand sich gegen alle Maßnahmen und Gespräche wehrt?

Andreas Ich versuche, gleichzeitig schonend vorzugehen, aber auch deutlich zu machen, dass es nur noch für eine begrenzte Zeit möglich ist, dem Thema auszuweichen. Die Zeit in diesem Stadium sollte besser dazu genutzt werden, um die verschiedenen Möglichkeiten des Nierenersatzes kennenzulernen und sich zu überlegen, was persönlich am besten passt.

Rosi Kann man diese Zeit noch für Reisen nutzen, die mit einer Nierenersatzpflichtigkeit schwierig werden?

Andreas Grundsätzlich ja, sofern man sich noch fit genug dafür fühlt. Der Verlauf ist sehr unterschiedlich, und auch das Befinden in diesem Stadium. Viele Patienten haben in dieser Zeit zwar Einschränkungen. Sie sind schneller müde, der Blutdruck ist schlecht zu kontrollieren, manche Patienten haben vermehrt Schmerzen durch die vergrößerten Nieren, bei manchen wird die Haut empfindlicher, es entwickelt sich ein mehr oder weniger starker Juckreiz. Viele ADPKD-Patienten entwickeln durch den verringerten Platz im Bauch ein schnelles Völlegefühl nach Mahlzeiten und können nur noch kleine Portionen zu sich nehmen. Gleichzeitig ist aber die Einstellung verbreitet, jetzt noch möglichst viel zu unternehmen, bevor durch eine dreimal wöchentlich notwendige Blutwäsche (Hämodialyse) alles viel aufwendiger organisiert werden muss. Das gilt ebenso für andere Dialysemethoden, bei denen Behälter und Spülflüssigkeit an den Urlaubsort mitgenommen oder vorausgeschickt werden müssen. Vor dem Beginn sind besonders spontane Unternehmungen einfacher durchzuführen als später.

Das Wohlbefinden hängt außerdem mit weiteren Blut- und auch Urinwerten zusammen, und auch von der Grundkonstitution des Menschen; das ist individuell ebenfalls sehr unterschiedlich. Ich empfehle meinen Patienten, vorsichtshalber vor geplanten Reisen nach Adressen von Nephrologen in den Reiseländern zu schauen, mit denen Sie zumindest in einer gut beherrschten Fremdsprache reden können, falls Beschwerden auftauchen. Bei Bedarf kann dieser Facharzt dann mit dem betreuenden Arzt am Heimatort Kontakt aufnehmen, um notwendige Maßnahmen abzusprechen. Das kann zum Beispiel nötig werden bei plötzlich auftretendem Blut im Urin, bei Schmerzen und bei Infektionen, ebenso bei allen anderen akuten Krankheiten, bei welchen die vorhandene Nierenerkrankung mitberücksichtigt werden muss.

Rosi Was können Patienten im Stadium G5 sonst noch für sich tun?

Andreas Wichtig ist es, sonst gesund zu bleiben. Eine große Rolle spielt dabei die Ernährung. Häufig ist den Patienten öfter übel, sie entwickeln eine Abneigung gegen bestimmte Speisen und Nahrungsmittel, oder sie vertragen nur noch kleine Mahlzeiten. Für eine erfolgreiche Dialyse ist es aber wichtig, gut ernährt damit zu beginnen. Eine Mangelernährung, die sogenannte Malnutrition, kann entstehen, weil man manches nicht mehr verträgt oder es nicht mehr schmeckt. Das sollte möglichst vor dem Beginn einer Nierenersatztherapie vermieden werden.

9.2 Dialyse

Rosi Was muss für einen Nierenersatz mittels Hämodialyse vorbereitet werden, wie schnell kann man beginnen?

Andreas Wenn sehr schnell ein Nierenversagen eintritt, bleibt keine Zeit mehr für Vorbereitungen. Dann muss ein Röhrchen (Katheter) als Zugang für die Hämodialyse in eine Vene beim Hals eingelegt werden und mit der Dialyse begonnen werden. Im weiteren Verlauf kann, sofern notwendig, ein Zugang für die Hämodialyse (Shunt) an einem Arm angelegt werden. Sobald dieser Shunt genügend gereift ist und die Dialyse darüber möglich ist, kann der Katheter beim Hals entfernt werden.

Rosi Und wenn die Nierenfunktion langsam nachlässt, ab wann wird über Hämodialyse gesprochen?

Andreas Das wird ziemlich unterschiedlich gehandhabt. Die Lebendnierentransplantation ist der Königsweg. Diese braucht Vorbereitungszeit, auch zum Nachdenken, sei es bei einem möglichen Spender und auch beim Empfänger. Wenn ein Lebendspender zur Verfügung steht, folgen zahlreiche Untersuchungen bei beiden. Deshalb spreche ich das Thema bereits an, wenn die GFR erstmals unter 20 ml/min/1,73 m^2 sinkt.

Rosi Wenn eine Lebendspende infrage kommt, ist dann eine Dialyse überhaupt notwendig?

Andreas In manchen Fällen kommen die Patienten dann ganz ohne Hämodialyse aus, wenn rechtzeitig ein geeigneter Lebendnierenspender gefunden werden kann und die notwendigen Untersuchungen zeigen, dass die wichtigen Blut- und Organmerkmale zusammenpassen. Dann kann die Transplantation frühzeitig erfolgen, bevor eine Dialyse erforderlich wäre. Wenn die neue Niere ihre Arbeit ordentlich aufnimmt, ist keine Dialyse nötig. Ansonsten ist die Dialyse unter Umständen für eine begrenzte Zeit notwendig, z. B. weil aus medizinischen Gründen vor der Nierentransplantation eine ADPKD-Niere entfernt werden muss.

Rosi Wie wird eine Dialysehandlung durchgeführt?

Andreas Es gibt grundsätzlich zwei Methoden (Infobox 9-1, Infobox 9-2). Bei der Hämodialyse wird das Blut aus dem Shunt ausgeleitet, fließt durch eine Maschine

Infobox 9-1: Dialyse

Medizinischer Parameter	Spezifische Beschreibung
Notwendigkeit	Bei hochgradiger Funktionseinschränkung der Nieren
Vorbereitung	Gespräch über Notwendigkeit einer Nierenersatztherapie sowie über die Möglichkeit der Transplantation bei einer GFR von 20 ml/min/1,73 m^2
Beginn	Individuell, oft bei einer GFR von 10 ml/min/1,73 m^2 und geringer, je nach weiteren Messwerten und allgemeinem Gesundheitszustand
Ernährung	Je nach Blutwerten Einschränkung bei einigen Lebensmitteln, häufig phosphat- und kaliumarm, Trinkmenge angepasst an verbleibende Ausscheidung

Infobox 9-2: Peritonealdialyse versus Hämodialyse

Parameter	Dialyse über Bauchfell (Peritonealdialyse)	Filtern des Bluts in einer Maschine (Hämodialyse)
Vorteil	Autonomie, Behandlung findet zu Hause statt oder flexibel wählbar (Ferien)	Eigene Beteiligung geringer, Verantwortung liegt beim Dialysezentrum
Nachteil	Eigene Verantwortung für strikte Hygiene und Filterrhythmus	Fahrtzeiten und feste Zeitfenster für Behandlung
Voraussetzungen	Intaktes Bauchfell Eigenverantwortung für Regelmäßigkeit und Hygiene	Verbindung einer Arterie und einer Vene (Shunt)
Vorbereitung	Implantation eines Dialysekatheters im Unterbauch	Operative Anlage eines Shunts, einige Monate vor geplantem Beginn Bei akuter Notwendigkeit: Zugang durch Röhrchen am Hals (Katheter)
Anwendungsrhythmus	Mehrmals täglich, alternativ automatisch in der Nacht	3-mal wöchentlich in einem Dialysezentrum

und wird dort gefiltert und dann wieder in das Blutgefäß zurückgeleitet. Die Methode basiert auf dem Gegenstromverfahren. Das heißt, die Dialysierflüssigkeit wird in gegenläufiger Richtung zum Blutfluss an der Filtermembran vorbeigeführt. Diese Methode wird meist in Kliniken oder dafür spezialisierten Dialysezentren durchgeführt. Hierfür muss der Patient dreimal in der Woche für etwa 4 Stunden an die Hämodialysemaschine angeschlossen werden.

Die andere Möglichkeit ist es, das Bauchfell des Patienten als Filtermembran zu benutzen, das wird Peritonealdialyse genannt. Dafür wird periodisch der Bauchraum mit Dialyseflüssigkeit gefüllt. Das geschieht entweder mehrmals täglich oder über Nacht mit Geräteunterstützung. Der Patient wird hierfür gründlich geschult. Das Einleiten und Ausleiten der Flüssigkeit erfolgen über einen speziellen Katheter, der zuvor im Unterbauch implantiert wird. Ein solcher Katheter kann oft nach wenigen Tagen bereits erstmalig benutzt werden. Häufig wird zu Beginn mit einer geringen Flüssigkeitsmenge gestartet und die Menge wird langsam über Wochen gesteigert.

Rosi Warum braucht man einen Shunt? Wo wird der Shunt gelegt? Ich höre häufig von der Verbindung am Unterarm. Kann das auch an einer unauffälligeren Stelle gemacht werden? Wie sehr ist das sichtbar?

Andreas Ein Shunt wird für die Hämodialyse gebraucht. Eine normale Armvene würde zu wenig Blut für die Hämodialyse führen, weshalb eine künstliche Querverbindung zwischen Arterie und Vene gelegt wird. Der Unterarm wird gewählt, weil es sich gezeigt hat, dass diese Art von Shunt besonders geeignet ist für die Hämodialysebehandlung. Die Stelle ist gut zugänglich und die Arterie und eine Vene können gut miteinander verbunden werden und der Shunt kann über viele Jahre benutzt werden. Manchmal, wenn die Gefäße am Unterarm sehr dünn sind, wird ein Shunt am Oberarm gelegt. Nach einer solchen Shuntoperation sollten möglichst noch mindestens 6–8 Wochen vergehen, bis die erste Hämodialyse durchgeführt wird. Wenn der Shunt dann im Einsatz ist und dreimal wöchentlich punktiert wird, wird er etwas deutlicher sichtbar.

Rosi Ist es möglich, während der Dialyse am Computer zu tippen oder zu stricken? Kann man ein Buch mit beiden Händen halten? Ich kann mir sehr schlecht vorstellen, 4 Stunden untätig still zu sitzen.

Andreas Der Arm muss tatsächlich während der Dialysebehandlung ruhig gehalten werden, damit die Dialysenadel nicht herausrutscht. Ruhig dasitzen kann mühsam sein, deshalb gibt es an manchen Dialysezentren die Möglichkeit ein „Bettfahrrad" zu benutzen, um die Fitness zu trainieren. Lesen und die Computernutzung sind auch mit einem Arm möglich.

Rosi Was müssen Patienten beachten, die einen Shunt haben? Ist Sport möglich, darf man schwimmen gehen?

Andreas Der Shuntarm sollte weniger belastet werden, um die Verbindung von Arterie und Vene nicht unnötig in Gefahr zu bringen. Wenn etwas mit einer Hand getragen werden kann, nimmt man besser die andere Hand. Schwere Lasten sind eher zu vermeiden. Sport und Schwimmen ist grundsätzlich möglich, jedoch auch hier mit wenig Belastung auf der Shuntseite. Auch von Kampfsport raten wir ab, weil Schläge auf die Shuntstelle dabei nicht auszuschließen sind. Auf Schwimmen und Vollbäder sollte am Dialysetag, also nach der Dialysebehandlung, besser verzichtet werden. An den anderen Tagen ist dagegen nichts einzuwenden, sofern die punktierte Stelle unauffällig aussieht.

Rosi Gibt es bei der Bauchfelldialyse (Peritonealdialyse) weitere Vorsichtsmaßnahmen? Was ist dann noch möglich, wie sind die Unterschiede?

Andreas Bei der Bauchfelldialyse wird die Austrittstelle des Katheters mit speziellen Pflastern abgedeckt. Es ist auf eine peinlich genaue Hygiene zu achten. Kontaktsportarten sind zu vermeiden, ebenso Manöver, welche den Druck im Bauchraum stark erhöhen.

Rosi Was ist besser, Hämodialyse oder Peritonealdialyse?

Andreas Von der Effizienz her sind beide Verfahren vergleichbar. Es kommt auf die individuellen Gegebenheiten beim jeweiligen Patienten an. Die Peritonealdialyse erlaubt eine größere individuelle Freiheit, da die Durchführung zu Hause stattfindet (Infobox 9-2). Die Peritonealdialyse ist auch geeignet für von ADPKD betroffene Patienten.

Rosi Ich höre viel über eine strikte Beschränkung der Trinkmenge, wenn man an der Dialyse ist. Wieviel darf der Patient noch trinken?

Andreas Oft haben von ADPKD betroffene Patienten noch eine gute Urinausscheidung, selbst wenn sie bereits ein Nierenersatztherapie durchführen. Die Trinkmenge pro Tag beträgt normalerweise 0,5 Liter plus die tägliche Urinmenge. Beispielsweise kann der Patient bei einer Urinmenge von täglich 0,5 Liter Urin dann eben einen Liter zu sich nehmen.

Rosi Gibt es beim Essen auch Einschränkungen?

Andreas Auch hier gibt es individuelle Unterschiede. Die meisten Patienten müssen eine phosphat- und kaliumarme Diät einhalten (Infobox 9-1); die weiteren Vorschriften richten sich nach den persönlichen Blutwerten. Bei erhöhten Blutkaliumwerten muss auf bestimmtes Gemüse und Obst verzichtet oder besonders gekocht werden. Einen Trick wenden manche Patienten dann während ihrer Dialysebehandlung an. Kalium wird schnell während der Behandlung entfernt, weshalb manche Patienten sich während der Dialyse eine Banane gönnen, die sie sonst nicht essen können.

Rosi Kann man noch arbeiten, wenn man Dialyse braucht?

Andreas Auch hier gibt es große Unterschiede. Viele jüngere Patienten können nach einigen Wochen der Schulungen und der Gewöhnung an die Nierenersatztherapie wieder arbeiten gehen, selbst Reisen sind dann wieder möglich, mit entsprechender Vorplanung.

Rosi Wie lange kann die Dialyse durchgeführt werden, wie viele Jahre hält man das aus?

Andreas Wenn jemand mit relativ guter Konstitution und Ernährungssituation an die Dialyse kommt, kann das viele Jahre gelingen: Mir ist ein Patient bekannt, der mit kurzen Unterbrechungen insgesamt seit 31 Jahren an der Dialyse ist.

Rosi Wie ist geregelt, dass ein guter Qualitätsstandard bei den Dialyseverfahren gewährleistet ist?

Andreas Hierfür gibt es nationale und internationale Standards, die regelmäßig überarbeitet werden.

Rosi Gibt es solche Qualitätsstandards in allen Ländern?

Andreas Das ist verschieden. Wer auf Reisen gehen will, sollte sich deshalb vorher mit seinem Dialysezentrum in Verbindung setzen, um eine möglichst durchgehend gute Betreuung zu sichern.

9.3 Transplantation

Rosi Wann ist eine Transplantation besser als Dialyse, wozu rätst du?

Andreas Transplantation ist für mich fast durchgehend die erste Priorität, sofern diese aus medizinischen Gründen möglich ist. Deshalb spreche ich meine Patienten auf dieses Verfahren an, wenn die GFR erstmals unter 20 ml/min/1,73 m^2 liegt. Häufig ist dann noch Zeit, oft viele Monate oder auch noch mehrere Jahre, bis ein Nierenersatzverfahren notwendig wird.

Rosi Was ist besser nach einer Transplantation im Vergleich zur Dialyse?

Andreas Im Vergleich zur Dialysebehandlung ist im Durchschnitt die Transplantation mit einer längeren Lebenszeit und besserer Lebensqualität verbunden.

Rosi Wenn jemand zur Verfügung steht und anbietet, dem Kranken eine seiner Nieren zu spenden, wie läuft das dann ab?

Andreas Zunächst wird auf beiden Seiten, also beim möglichen Spender und beim möglichen Empfänger eine Fülle an Untersuchungen vorgenommen. Blut- und Organwerte werden verglichen, und es wird untersucht, ob beim Spender das Risiko dieser Operation akzeptabel ist.

Rosi Gibt es eine feste Altersgrenze für einen Spender?

Andreas Früher ja. Da ging man davon aus, dass ein Spender nicht über 60 Jahre alt sein sollte. Das wird inzwischen weniger eng gesehen. Es geht um das biologische Alter. Wenn ein Spender weitgehend gesund ist, kann er auch noch bis 70 oder sogar bis zum 75. Lebensjahr berücksichtigt werden.

Rosi Werden Spender und Empfänger ab diesem Zeitpunkt auch schon psychologisch betreut?

Andreas Ja, das läuft parallel zu den körperlichen Untersuchungen. In Gesprächen werden mögliche Risiken und Überlegungen mit beiden Seiten besprochen, auch einzeln. Es wird insbesondere darauf geachtet, dass die Spende ohne Druck, und somit freiwillig erfolgt.

Rosi Wenn alles passt, muss in Deutschland in jedem Fall eine Ethikkommission eingeschaltet werden, nach ausführlichen Gesprächen mit allen Betroffenen. Diese trifft die Entscheidung, ob eine Transplantation von einem lebenden Spendenwilligen stattfinden darf. Wie ist das in der Schweiz geregelt, wer trifft dort die Entscheidung, ob eine Lebendspende stattfinden darf?

Andreas Eine solche Kommission gibt es in der Schweiz nicht. Das Transplantationszentrum trifft die Entscheidung im Konsens mit allen an der Abklärung beteiligten Personen.

Rosi Ich habe von der Möglichkeit gehört, bei Gewebeunverträglichkeit zwischen möglichem Spender und Empfänger über Kreuz, also mit zwei Spendern und zwei Empfängern, eine Spende an den jeweils anderen Empfänger durchzuführen. Unter welchen Umständen ist das erlaubt?

Andreas Eine solche Cross-Match-Spende wird in Erwägung gezogen, wenn eine Spende wegen einer Gewebeunverträglichkeit nicht direkt zwischen dem Spendenwilligen und dem Empfänger möglich ist, jedoch über Kreuz mit einem weiteren Spender-Empfänger-Paar. Hierfür gibt es in verschiedenen Staaten unterschiedliche Regelungen.

Rosi Wenn eine Lebendnierenspende nicht möglich ist; unter welchen Bedingungen besteht die Möglichkeit, ein Spenderorgan eines toten Menschen eingepflanzt zu bekommen?

Andreas Zunächst eine Begriffsdefinition: Der Mensch, dem ein Organ zur Transplantation entnommen werden soll, ist hirntot, das bedeutet, dass keinerlei Hirnströme mehr messbar sind. Zwei Ärzte müssen unabhängig voneinander feststellen, dass ein solcher Hirntod vorliegt. Erst dann darf über eine Transplantation beraten werden. An dieser dürfen diese beiden Ärzte, die den Hirntod festgestellt haben, in keiner Weise mitwirken. Auch wenn das Hirn keine Funktion mehr aufweist und eine solche auch nie mehr aufnehmen wird, schlägt das Herz und die Lunge wird künstlich beatmet.

Rosi Welche rechtlichen Voraussetzungen gibt es dazu?

Andreas In der Schweiz, sowie auch in Deutschland gilt aktuell eine sogenannte Zustimmungsregelung. Das bedeutet, dass nur dann eine Organentnahme zum Zweck der Transplantation in den Körper eines anderen Menschen erlaubt ist, wenn entweder der Sterbende selbst einer solchen Organspende zugestimmt hat oder ersatzweise die Angehörigen diese Zustimmung erteilen. Diese Zustimmung kann durch einen Organspendeausweis oder durch eine glaubwürdige Erklärung der Angehörigen über den Willen des Sterbenden zur Organspende erfolgen.

Rosi Einen solchen Organspendeausweis haben leider relativ wenige Menschen. In Deutschland gibt es deshalb Wartezeiten von mehreren Jahren auf Spenderorgane. Umfragen ergeben, dass zwar viele dem Thema Organspende positiv gegenüberstehen, jedoch ihre Erklärung nur selten in einem Ausweis festhalten. In Deutschland wie auch in der Schweiz gibt es seit Jahren die Überlegung, ob eine Widerspruchslösung eingeführt werden soll, bei der automatisch alle Bürger im Fall eines Hirntods als mögliche Organspender gelten würden, wenn sie dem nicht widersprochen haben. Patientenvereine wie der PKD e.V. begleiten diese Diskussion aktiv. Wie ist die Regelung in der Schweiz?

Andreas In der Tat stehen für die notwendigen Transplantationen viel zu wenig geeignete Spenderorgane zur Verfügung. Die Liste mit den potenziellen Organempfängern wird in der Schweiz von Swiss Transplant geführt, basierend auf den Angaben der Transplantationszentren.

Rosi Was sind die Voraussetzungen, um auf diese Warteliste zu kommen? Muss man generell bereits an der Dialyse sein?

Andreas Im System Eurotransplant ja, die Listung dort ist erst möglich, wenn der Patient die Dialysepflicht erreicht hat. In der Schweiz kann vorher gelistet werden, wenn die GFR unter 18 gesunken ist. Allerdings ist das System so konzipiert, dass die Wartezeit ohne Dialyse ohne Einfluss auf die Priorisierung der Organzuteilung ist. Die Wartezeit auf ein Organ nach Beginn der Nierenersatztherapie beträgt im Schnitt zwischen 2–5 Jahre, abhängig unter anderem von der Blutgruppe. Die längste Wartezeit haben potenzielle Organempfänger mit der Blutgruppe Null.

Rosi Wird nach dieser Warteliste dann aufgrund der Wartezeit entschieden, wer ein Spenderorgan bekommt? Wie lange dauert das ungefähr?

Andreas Im Prinzip ja; die vergangene Zeit nach Beginn des Nierenersatzverfahrens ist das wichtigste Kriterium. Potenzielle Organempfänger, welche aus immunologischen Gründen prinzipiell nur ganz wenige Organe annehmen können, erhalten Vortritt.

Rosi Muss vor einer Transplantation eine eigene Niere entfernt werden? Oder beide? Kann das in der gleichen Operation erledigt werden?

Andreas Nicht zwingend. Wenn keine gravierenden Gründe vorliegen, werden die ADPKD-Nieren im Körper belassen. Die Entfernung einer oder beider Nieren (Nephrektomie) ist ein zusätzlicher Eingriff. dieses Risiko gehen wir nur dann ein, wenn entweder die Platzsituation im Bauch es erfordert oder häufige Zysteninfektionen in der Vergangenheit aufgetreten sind.

Infobox 9-3: Transplantation (Verpflanzung von Organen oder Gewebe)

Medizinischer Parameter	Spezifische Beschreibung
Notwendigkeit	Bei hochgradiger Organfunktionseinschränkung
Hintergrund bei Nieren	Transplantiertes Organ erreicht oft eine bessere Filterfunktion als die Dialysebehandlung
Voraussetzung	Guter allgemeiner Gesundheitszustand von Spender und Empfänger
Vorbereitung	Gespräch über Möglichkeit der Transplantation bei Absinken der GFR unter 20 ml/min/1.73 m² Verfügbarkeit eines passenden Spenderorgans oder -gewebes
Spenderorgane	Herkunft: Lebendnierenspende: aus der Familie oder von Freunden Totspende: von Menschen nach deren Hirntod
Problematik	Je nach Staat jahrelange Wartezeit auf Spenderorgan
Operation	Nur bei Bedarf: Entfernung einer oder beider Zystennieren Platzierung der Spenderniere: Einpflanzung meist in die Leiste
Spezielle Risikofaktoren	Abstoßung des fremden Organ-/Gewebematerials
Maßnahmen	Unterdrückung des körpereigenen Abwehrsystems (Immunsuppression)
Gefahren und Risiken	Nebenwirkungen durch die Immunsuppression: – Höheres Risiko für Erkrankungen durch Viren und Bakterien – Erhöhtes Risiko für Hautkrebs
Kontrollen	Engmaschige Funktionsüberwachung des eingepflanzten Organs Regelmäßiges Überprüfen der Immunsuppression

Rosi Wo im Körper ist dann Platz für die neue Niere?

Andreas Die Spenderniere wird normalerweise in die Leistengegend implantiert.

Rosi Wenn jemand mit ADPKD eine Spenderniere und auch eine Spenderleber bekommen soll – was wird dann vorrangig transplantiert? Ist eine parallele Transplantation beider Organe möglich, wenn diese zur Verfügung stehen?

Andreas Es kommt darauf an, wie dringlich eine Transplantation einer Niere und einer Leber ist. Falls eines der beiden Organe viel stärker von Zysten durchsetzt ist und viel größer, wird dieses Organ vorrangig transplantiert. Wenn ein Patient jedoch eine neue Niere und eine neue Leber braucht, werden im besten Fall beide Organe gleichzeitig transplantiert.

Rosi Was bedeutet es für einen Empfänger eines Transplantats, nun ein Organ eines anderen Menschen im Körper zu tragen? Wie groß ist das Risiko, dass sich das nicht verträgt? Ist es verträglicher, wenn man ein Organ von einem Blutsverwandten bekommt?

Andreas Zunächst betrachtet der Körper fremdes Gewebe grundsätzlich als gefährlich. Das Immunsystem reagiert mit einer Abstoßungsreaktion. Je nach dem Grad der Übereinstimmung an Gewebemerkmalen ist dieser Effekt unterschiedlich stark. In jedem Fall, auch bei engen Verwandten, muss diese körpereigene Abwehr gegen das transplantierte Organ durch Gabe von Medikamenten abgesenkt werden. Mit dieser Immunsuppression wird am Tag der Operation begonnen und der Spiegel der Abwehrfaktoren im Blut wird in sehr engen Zeitabständen überwacht (Infobox 9-3). Parallel wird genau beobachtet, wie das neue Organ mit seiner Arbeit beginnt. Diese Kontrollen mit der entsprechenden Anpassung der Medikamente begleiten den Organempfänger ein Leben lang – zu Beginn in engen Abständen, und wenn eine stabile Situation erreicht wurde, im Abstand von mehreren Monaten.

10 Forschung über Krankheiten

10.1 Allgemeine Grundlagen zur weltweiten Forschung über ADPKD

Rosi Zum Auftakt für dieses Kapitel über Studien und Forschung habe ich ein Beispiel für eine sozusagen logische Folge gefunden:

Macht Schokolade schlau?

Aus „Die Schweiz für die Hosentasche"

Schweizer verspeisen pro Kopf und Jahr fast 12 Kilogramm Schokolade und sind somit Weltmeister im ‚Schoggi-Essen'. Zudem stellt die Schweiz überdurchschnittlich viele Nobelpreisträger. Das ist kein Zufall, wie der in den USA lebende Schweizer Kardiologe Franz H. Messerli herausgefunden hat. Im Vergleich von Daten verschiedener Länder kam er zu dem Schluss, dass es vier Tafeln Schokolade pro Kopf und Jahr braucht, um einen Nobelpreisträger auf zehn Millionen Einwohner zu generieren. Dass Schweden der einzige Ausreisser in der Statistik ist, bestätige entweder die Ausnahme der Regel oder aber sei ein Indiz dafür, dass im Heimatland des Nobelpreises das Komitee nicht ganz unbefangen sei.

Messerli will seine Hypothese jedenfalls mittels einer kontrollierten Studie überprüfen. Schokolade essen und dranbleiben, finden wir. Franz H. Messerli isst täglich Schokolade, am liebsten, aber nicht ausschliesslich die dunkle von Lindt.

Rosi Die Geschichte hat mir gefallen! Andreas, was hältst du davon? Läuft Forschung so oder habe ich da eher ein Beispiel für Auf-den-Arm-Nehmen von Schweizern erwischt?

Andreas Das ist eine berühmte Geschichte von Messerli und ein Beispiel, wie man mit Wissenschaft Zusammenhänge herstellen kann, die zwar schlüssig klingen, jedoch nicht zwingend und ursächlich sind; sie sind somit keine wissenschaftlichen Beweise einer These. Manche sogenannten Beweise laufen auf diese Weise, und wenn sie nicht hinterfragt werden, setzen sie sich hartnäckig fest. Wenn die Folge dann nur ist, dass jemand Schokolade isst, weil er hofft, dadurch klüger zu werden, ist das ja nicht weiter schlimm. Als Argumentation passt es wohl eher nicht. Genauso könnte man schlüssig argumentieren, dass in der jetzigen Zeit in vielen Teilen Europas deutlich weniger Kinder geboren werden als in den 1960er Jahren. Gleichzeitig hat die Population an Störchen deutlich abgenommen. Wer hier einen Zusammenhang herstellt, beweist der etwa, dass der Storch die Kinder bringt?

Ganz allgemein gilt für die Forschung der Denkanstoß:

Wir müssen unbedingt Raum für Zweifel lassen, sonst gibt es keinen Fortschritt, kein Dazulernen. Man kann nichts Neues herausfinden, wenn man nicht vorher eine Frage stellt. Und um zu fragen, bedarf es des Zweifelns. (Richard Feynman, 1918 bis 1988, US-Physik-Nobelpreisträger).

Rosi Der Schlüssel sind also Zweifel?

Andreas Ja, auch wenn das zunächst seltsam klingt. Zweifel am bisher Bekannten und Offenheit für Ideen und ein Suchen in alle Richtungen, auch wenn sie auf den ersten Blick der Weg abwegig und nicht erfolgsversprechend erscheint. Forschung nach Medikamenten ist vorwärts (neue Substanzen), seitwärts (bekannte Substanzen, die auch auf anderes wirken, wie Tolvaptan) und rückwärts (Beobachtungsstudien). Das Scheitern ist somit immer auch eine Option, da Neues nur entsteht, indem unbekannte Felder erforscht werden und das Forschungsresultat von Beginn an nicht bekannt ist. Das gilt auch für klinische Studien. Die Unsicherheit und das Nichtwissen ist der Ausgangspunkt jedes Entdeckens.

Rosi Gilt der Aufruf zum Zweifeln auch für bisherige Studienergebnisse?

Andreas Generell. Wer zweifelt, denkt nach. Mein Beispiel dafür ist die meines Erachtens unnötige Empfehlung an Menschen mit ADPKD, auf ihren Kaffeekonsum ganz zu verzichten. Die Empfehlung basierte auf Versuchsresultaten in der Petrischale. Beobachtungsstudien bei von ADPKD betroffenen Patienten haben gezeigt, dass der Kaffeekonsum keinen oder eher einen positiven Effekt hat.

Rosi Wie erfolgreich sind Studien für neue Arzneimittel?

Andreas Studienteilnehmer sind die modernen Astronauten von heute, sie begeben sich auf unbekanntes Gebiet (Abbildung 10-1). Eine Studie bedeutet immer, dass man weitere Erkenntnisse gewinnen will; dafür wird sie durchgeführt. Die Teilnehmer und die Forscher sind sozusagen fremd auf einem neuen Planeten; niemand weiß vorher, wie die Ergebnisse sein werden.

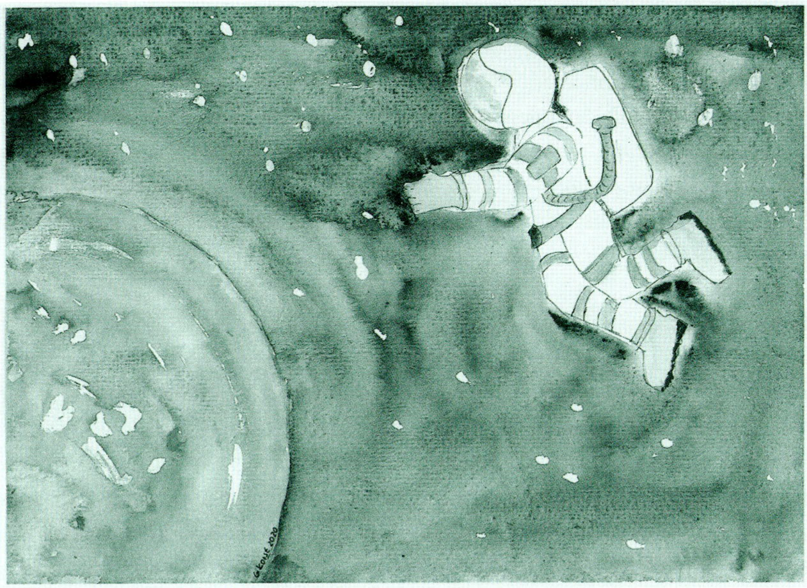

Abbildung 10-1: Astronaut, auf unbekannten Planeten zuschwebend

Rosi Was ist das Ziel solcher Studien für Patienten?

Andreas Dabei geht es für die Patienten nicht in erster Linie um bestimmte Wirkstoffe, sondern das Ziel von Patienten ist ein längeres und glücklicheres Leben. Aber wie sollen wir das messen?

Deshalb behelfen wir uns bei Krankheiten mit messbaren Daten, mit Zahlen: Das sind bei ADPKD die Nierengröße, die Nierenfunktion und die Lebensqualität des Patienten.

Rosi Jeder von ADPKD betroffene Patient ist individuell. Wie kann man das vergleichen?

Andreas Das ist das Problem. Am besten wäre es, wenn man jede Person identisch verdoppeln könnte: Eine Person davon nimmt den neuen Wirkstoff, die andere Person mit identischen Voraussetzungen nimmt diesen nicht oder das Placebo. Nur dann wäre eine vollständige Vergleichbarkeit gegeben. Auch während der Studien sollten sich die Personen möglichst gleich verhalten: Wenn die eine Person ihren Wohnort wechselt und ins Hochgebirge zieht, sollte die Vergleichsperson das zeitgleich auch tun.

Rosi Das durchzuführen, klingt ziemlich unmöglich.

Andreas Das stimmt, aber es gibt eine Lösung für das Problem. In der Forschung behilft man sich mit einer gewissen Mindestanzahl an Probanden und der zufälligen Zuteilung zur Gruppe mit dem Medikament oder dem Placebo. Bei einer genügend großen Anzahl von Studienteilnehmern und dank der zufälligen Verteilung ist der Durchschnitt der beiden Gruppen gut vergleichbar, weil er sehr ähnlich ist.

Rosi Wie lange sollten solche Studien mindestens dauern?

Andreas Auch das ist schwierig zu entscheiden und im wesentlich eine Frage der (hohen) Kosten. Eine lange Studiendauer erlaubt robustere Aussagen über die Wirkung und auch über unerwünschte Wirkungen. ADPKD-Studien, welche neue Therapiesubstanzen prüfen, dauern oft 1–3 Jahre. Bei manchen Substanzen zeigt sich zu Beginn kaum eine Wirkung, es kann sogar zu Verschlechterungen kommen im Vergleich zur Kontrollgruppe mit Placebo. Manche Studien müssen wegen Zwischenfällen auch komplett abgebrochen werden, weil unvorhersehbare Nebenwirkungen auftreten.

Rosi Wie hoch ist ungefähr die Quote bei Arzneimittelstudien, dass die neue Substanz wie gewünscht wirkt?

Andreas Ungefähr 95 % der Studien beweisen leider: Es wirkt **nicht**. Das klingt auf den ersten Blick deprimierend. Aber der Erkenntnisgewinn ist wichtig, und dann wird mit der nächsten Substanz weitergeforscht, die Suche geht weiter.

11 Forschung auf der Suche nach neuen Medikamenten

11.1 Grundprinzipien der Forschung an Medikamenten

Rosi Im archäologischen Museum in Bozen habe ich einen sehr alten „Forscher" gesehen: Ötzi, der „Mann aus dem Eis", dessen Mumie im Jahr 1991 auf über 3200 m Höhe gefunden wurde, hatte neben einigen Ausrüstungsgegenständen auch einen Pilz dabei – den Birkenporling, dessen antibiotische Wirkung heute noch geschätzt wird. Ich glaube, Menschen haben immer schon nach Möglichkeiten gesucht, Krankheiten zu heilen.

Andreas Ja, bestimmt. Zeugnisse dafür gibt es auch in vielen anderen alten Kulturen. Damals war stets das Ausprobieren an Menschen gefragt. Was gewirkt hat, wurde weiterhin eingesetzt, wenn ähnliche Krankheitssymptome auftraten. Das konnten Pflanzen oder auch tierische Wirkstoffe sein, ebenso bestimmte Nahrungsmittel und Getränke – also das, was eben in der jeweiligen Gegend zur Verfügung stand.

Rosi Es gibt schon so viele Medikamente. Wie wird nach weiteren Stoffen gesucht, die gegen Krankheiten wirken?

Andreas Heutzutage stellen sich Arzneimittelforscher die Frage, welche biochemischen Vorgänge bei Krankheiten in unserem Körper ablaufen. Dazu arbeiten Wissenschaftler verschiedener Fachrichtungen zusammen: Pharmakologen, Biologen, Molekularbiologen, Bioinformatiker und Mediziner.

Rosi Wie gehen die Forscher dabei vor?

Andreas In vergangenen Jahrzehnten wurden neue medizinisch wirksame Stoffe überwiegend durch Ausprobieren von Substanzen entdeckt. Bei der heutigen Forschung steht das sogenannte molekulare Ziel in der Zelle im Vordergrund:

Es werden die molekularen Wechselwirkungen im Körper erforscht, die am Krankheitsgeschehen beteiligt sind. Zentraler Punkt ist dabei der Vergleich solcher Abläufe im gesunden und kranken Körper. Die Abweichungen, die dabei gefunden werden, bilden die Zielscheibe, auch molekulares target (Ziel) genannt. Meist handelt es sich dabei um Proteine, aber auch die Erbsubstanz kann ein Ziel für einen Wirkstoff sein.

Rosi Welche Rolle spielen Proteine in Bezug auf Krankheiten?

Andreas Das Wechselspiel von Proteinen und die Störung dieser Zusammenhänge im Körper ist eine häufige Ursache für Krankheiten. Wenn Proteine nicht in der richtigen Menge zur Verfügung stehen, ihre Struktur von der Norm abweicht, oder das Zusammenwirken von verschiedenen Proteinen nicht richtig funktioniert, steht häufig am Ende der Reaktionskette eine Krankheit. Wenn wir diese Wege der Proteine und der Zusammenhänge kennen und die Abweichungen und Krankheitssymptome identifizieren können, können wir in dieses komplexe Netzwerk eingreifen.

Rosi Wie kann ich mir einen solchen Eingriff vorstellen?

Andreas Die Wissenschaftler suchen gezielt nach einer Substanz, die an einem als krank machenden Protein ansetzt und dessen Wirkung direkt beeinflusst. Dazu wird ein anderes Protein benötigt, das wie ein exakt passender Schlüssel an der entsprechenden Stelle des krankmachenden Proteins andockt, und es damit neutralisiert. Diese Stellen nennt man Bindetaschen, dies sind Vertiefungen auf der Oberfläche des Zielproteins, zu denen die gesuchte Substanz passt, eben wie der richtige Schlüssel in ein Schloss.

Rosi Wie wird nach einer solchen Substanz gesucht?

Andreas Früher war das ein ziemlich zielloses Suchen, ein Ausprobieren vieler solcher Schlüssel – in der Hoffnung, eine Substanz zu finden, die zum Zielprotein passt. Wenn wir jedoch die Struktur des Zielproteins kennen, ist die Chance hoch, den passenden Schlüssel gezielt entwerfen zu können. In den forschenden Arzneimittelfirmen steht hierfür eine Art von Bibliothek an Substanzen zur Verfügung. Möglichkeiten für solche Substanzen gibt es viele: Die Basiselemente Kohlenstoff, Stickstoff, Sauerstoff und Wasserstoff lassen eine riesige Zahl an Varianten zu, um sich zu Molekülen zu verbinden. Diese Vielzahl wird gern als chemisches Universum bezeichnet. Die Suche nach einer passenden Substanz gleicht dabei ein Stück weit dem früheren Ausprobieren. Das wird nun gezielt von Robotern erledigt. Die Substanzen sind in genormten Reagenzgläsern in einer genormten Atmosphäre zugänglich. Die Roboter greifen systematisch auf die gelagerten Substanzen zu und testen diese auf ihre biologische Wirksamkeit. Aufgrund der vielen Möglichkeiten ist das der Suche nach dem einem passenden Staubkorn in der Wüste ähnlich, und wird damit in viel größerer Geschwindigkeit erledigt. Es wird zudem absolut jedes Staubkorn ausprobiert, kein Stoff wird dabei übersehen.

Rosi Wie und wo kommen die Testsubstanzen mit dem Zielprotein zusammen?

Andreas Das geschieht wie früher in standardisierten Reaktionsgefäßen, auch als Test im Reagenzglas bekannt. Hierzu sind jeweils nur wenige Milliliter der gelagerten Substanzen notwendig. Das ist wichtig, weil die meisten der Substanzen unter großem Aufwand synthetisch hergestellt werden.

Rosi Wie hoch ist bei solchen maschinellen Tests die Trefferquote?

Andreas Das ist Definitionssache. Ungefähr jede 500. bis 1000. Substanz zeigt den Ansatz einer Bindungsfähigkeit mit dem Zielprotein, jedoch unterschiedlich stark. Die Treffer werden dann in einander ähnelnden Substanzgruppen zusammengefasst, woraus die Grundgerüste erkennbar sind, die häufiger passen und offenbar eine gewünschte Wechselwirkung auslösen können. Hier wird dann nochmals aussortiert: Es wird unter den gefundenen Substanzen danach selektiert, welche davon nur die gewünschte Wirkung in der richtigen Intensität hervorrufen mit möglichst wenigen weiteren biologischen Effekten. Damit soll das Risiko von Nebenwirkungen minimiert werden, die ein daraus hergestelltes Medikament hat.

Rosi Stehen dann immer noch mehrere Substanzen zur Auswahl? Wie wird ausgewählt, welche weiter getestet wird?

Andreas Nun kommen verfahrenstechnische Überlegungen ins Spiel, ebenso wird über die Wirtschaftlichkeit nachgedacht. Es müssen im weiteren Verlauf womöglich Tausende an Abwandlungen der gefundenen Moleküle synthetisiert werden. Deshalb werden zunächst die Stoffgruppen weiter getestet, die relativ einfach und kostengünstig hergestellt werden können.

Es folgen viele weitere Testschritte. Mittels Röntgenstrukturanalyse, dreidimensionaler Darstellung der Substanzen und Computersimulationen für Variationen von chemischen Abwandlungen scheiden immer mehr Substanzen aus. Es geht dabei auch um Lichtbeständigkeit und Löslichkeit und der möglichen Verbindungen, das ist Voraussetzung, um das Medikament in Tropfenform anbieten zu können. Insbesondere ist die Wirkstärke ein Argument, im Zusammenhang mit Nebeneffekten. Es wird nach der besten Substanz gesucht, die möglichst viele der genannten Aspekte auf sich vereinigt.

Rosi Wie lange dauern die Tests, bis eine Substanz entwickelt werden kann, die für ein Medikament taugt?

Andreas Dieser Optimierungsprozess von Wissenschaftlerteams aus verschiedenen Fachrichtungen dauert oft Jahre. Den einen Erfinder eines neuen Wundermittels gibt es nicht. Es ist eine Teamarbeit verschiedener Fachdisziplinen, die viel Geduld und Präzision erfordert. Sehr häufig ist das Ergebnis leider, dass nach allen Anforderungen keine passende Substanz mehr übrigbleibt. Dann ist der beschriebene Prozess zu Ende, und die Suche wird fortgesetzt.

Rosi Wenn ein Treffer gefunden wird, wie geht es dann weiter?

Andreas Ein solcher Treffer heißt in der Fachsprache Hit. Wenn eine Substanz gefunden wird, die nach Auffassung der Wissenschaftler ein wirksames Medikament werden kann, wird sie zum Entwicklungskandidaten. Die Pharmafirma meldet die Substanz zum Patent an, das ab dem jetzigen Zeitpunkt 20 Jahre läuft. Das klingt nach einer langen Zeit. Jedoch müssen in dieser Zeitspanne alle weiteren Schritte der Arzneimittelentwicklung ablaufen, die häufig einige weitere Jahre dauern. Durchschnittlich rechnet man mit etwa 8 Jahren ab der Patentanmeldung bis zu einer Marktzulassung eines Medikaments – vorausgesetzt, es durchläuft alle Entwicklungsphasen erfolgreich und kann überhaupt allgemein zugelassen werden.

Rosi Wie geht die Entwicklung zum Medikament weiter?

Andreas Zunächst folgen weitere Tests im Labor, die sogenannten vorklinischen Prüfungen. Viele weitere Versuche laufen über Computersimulationen. In verschiedenen Testanordnungen werden die Moleküle in Reagenzgläsern geprüft, ob die gewünschten Wirkungen eintreten und die Nebenwirkungen möglichst gering sind.

Rosi Wäre es nicht das Ziel, Medikamente ganz ohne Nebenwirkungen zu finden?

Andreas Ja, das wäre der Idealfall. Leider ist das kaum möglich. Deshalb wird ein gewisses Maß an unerwünschten Arzneimittelwirkungen (so nennen wir die Nebenwirkungen) toleriert. Je nach Arzneimittel ist verschieden, wie viel an Nebenwirkungen gerade noch in Ordnung ist. Zum Beispiel ist bei einer Lutschtablette gegen Halsschmerzen diese Toleranz viel geringer als bei einem Medikament gegen Krebs. Generell gilt es, den möglichen therapeutischen Nutzen, also die Wirksamkeit bei einer schweren, lebensbedrohlichen Erkrankung, ins Verhältnis zu setzen zu den gerade noch akzeptierbaren Nebenwirkungen.

Rosi Wie aussagefähig sind Tests im Reagenzglas?

Andreas Biologische Reaktionen können bei diesen Tests relativ gut dargestellt werden. Bereits über 95 % der getesteten Wirkstoffe fallen in dieser Phase durch, weil die Wirkung nicht vorhanden oder zu gering ist. Je sorgfältiger diese Tests durchgeführt werden, desto höher ist dann in der nächsten Stufe, im lebenden Organismus, die Trefferquote.

Rosi Sind damit Versuche mit Tieren gemeint?

Andreas Ja, nach den Versuchen im Labor ist der nächste Schritt, die gefundenen Substanzen an Tieren zu testen. Das ist gesetzlich vorgeschrieben, denn kein Testsystem kann die Situation in einem lebenden Organismus simulieren. Erst bei Versuchen mit Tieren wird deutlich, ob die Substanz weitere Effekte zeigt, die im Reagenzglas nicht sichtbar waren. Hier muss die Substanz wieder beweisen, dass sie wirkt und sicher ist – also man prüft, wie der Stoff aufgenommen wird, wie er sich im Körper verteilt, wie der Stoffwechsel reagiert, und wie der Stoff wieder ausgeschieden wird. Es wird untersucht, wie die Konzentration der Substanz am Wirkort ist. Die wenigsten Medikamente können direkt dorthin verabreicht werden, wo sie wirken sollen. Die vorher genannten Lutschtabletten sind da die Ausnahme. Die meisten Wirkstoffe müssen nach ihrer Einnahme zunächst im Körper an den Ort gelangen, wo sie wirken sollen.

Rosi Hängt das auch mit der Form des Medikaments zusammen? Manche Mittel gibt es als Tropfen, manche nur als Tabletten, was ist besser? Wer untersucht das?

Andreas Jetzt sind wir im Bereich einer speziellen Wissenschaft angekommen, die Zusammenhänge von Substanzen und ihrer Aufnahme im Körper untersucht: Das ist die Pharmakokinetik.

Die Aufnahme ist zunächst je nach Substanz unterschiedlich und hängt auch damit zusammen, wo im Körper die Substanz aufgenommen werden soll. Einige Mittel sollen nicht vom Magen bereits in den Blutkreislauf des Körpers kommen, sondern erst über die Darmwand aufgenommen werden. Tropfen sind für diesen Fall ausgeschlossen, es sind Kapseln mit einer magensaftresistenten Umhüllung notwendig.

Rosi Darf ich mehrere benötigte Medikamente miteinander einnehmen? Zum Beispiel abends meine Blutdrucktablette und weitere andere Tabletten? Wer kann mir darüber Auskunft geben, ob sich bestimmte verschiedene Mittel vertragen?

Andreas Allgemein empfehle ich, in solchen Fällen den Arzt oder Apotheker zu fragen, ob unerwünschte Wechselwirkungen zu befürchten sind.

Rosi Welche weiteren Faktoren spielen eine Rolle für die Aufnahme im Körper?

Andreas Das sind viele weitere Variablen. Zunächst beeinflussen weitere Stoffe, wie von der gleichen Person eingenommene weitere Medikamente, die Bioverfügbarkeit im Körper. Auch die Nahrung hat einen Einfluss. Manche Substanzen werden am besten im leeren Magen aufgenommen, und andere Stoffe wiederum wirken besser, wenn sie gleichzeitig mit Essen oder in einen vollen Magen eingenommen werden. Bei einigen Substanzen wirkt Fett als Beschleuniger der Aufnahme, wenn es im Magen gleichzeitig verfügbar ist. Wenn eine langsame, gleichmäßige Substanzaufnahme erwünscht ist, kann es hier ratsam sein, das Medikament in einen leeren Magen einzunehmen oder ab einer fetthaltigen Mahlzeit mindestens eine Stunde zu warten. Auch nach der Einnahme ist dann eine weitere Wartezeit von mindestens 20–30 Minuten bis zu einer Aufnahme von Fett sinnvoll. Zudem wirken sich das Alter der Person und weitere Krankheiten aus.

Rosi Welche Tiere sind für Versuche mit neuen Medikamenten geeignet? Müssen sie den Menschen möglichst ähnlich sein?

Andreas Die erste Substanztestung wird an Mäusen und anderen Nagern vorgenommen, welche eine ähnliche oder sogar die gleiche Krankheit haben, wie der von der Krankheit betroffene Mensch. Dann kommt es noch darauf an, welcher Körperbereich Ziel einer Substanz sein soll. An Meerschweinchen kann man besonders gut Substanzen gegen Infektionskrankheiten testen, an Rhesusaffen wiederum ist die Erforschung von höheren Hirnfunktionen besonders sinnvoll. Alle Tierversuche müssen vorab den Aufsichtsbehörden erläutert werden. Dabei muss die Notwendigkeit dargelegt werden, eine bestimmte Anzahl von Tieren einer Art dazu einzusetzen. Das ist in der Schweiz und auch in Deutschland so. In den meisten Staaten der Erde gibt es dazu strenge Gesetze.

Rosi Wenn die gefundenen Substanzen an Tieren richtig wirken und wenig oder keine unerwünschten Nebenwirkungen zeigen, kommen dann Tests mit Menschen dran?

Andreas Ja, wenn diese hohe Hürde genommen ist, geht es erstmals mit Menschen weiter. Dabei geht die Forschung in 3 Phasen vor: In der Phase 1 wird die Substanz einer zunächst kleinen Anzahl gesunder Personen gegeben.

Rosi Ja, aber es geht doch um ein Medikament. Warum wird dann ein Test an Gesunden durchgeführt?

Andreas In diesem Stadium, den ersten „klinischen Versuchen" geht es nun darum, mit einer kleinen Wirkstoffmenge erstmals festzustellen, ob auch bei Menschen keine oder nur tolerierbare Nebenwirkungen auftreten. Es wird in vielen kleinen, aufeinander folgenden Einzelstudien erprobt, welche Auswirkungen das Medikament hat. Vor jeder einzelnen dieser Studien muss eine Ethikkommission ihre Zustimmung geben. Die Zusammensetzung dieser Gremien ist in den einzelnen Staaten unterschiedlich geregelt. Meist sind Ärzte, juristische Fachleute, Theologen und auch Laien mit vertreten.

Rosi Wie findet man Menschen, die solche Tests an sich machen lassen?

Andreas Dafür greifen Kliniken, Universitäten, Pharmafirmen und auch spezielle, forschende Arztpraxen zum einen auf einen Pool an Personen zu, die solche Tests in längeren Abständen mitmachen. Zudem wird auch in Zeitungen gesucht. Die Personen werden vor Beginn gründlich untersucht und während der Tests sehr engmaschig überwacht, teilweise auch einige Tage stationär in Kliniken aufgenommen. Sie erhalten eine kleine Aufwandsentschädigung und das gute Gefühl, zur Forschung bei der Erprobung von neuen Medikamenten gegen schwere Krankheiten beizutragen.

Rosi Wie geht es weiter? Wann kommen Kranke dran zu den Tests?

Andreas Das beginnt in Phase 2. Die neue Substanz wird nun erstmals an Kranke gegeben. In diesem Stadium sind ungefähr 100–500 Personen dabei. Dabei erhält ein Teil der Kranken den neuen Wirkstoff, und der andere Teil ein Mittel, das diesen Wirkstoff nicht enthält, aber genau gleich aussieht, wir nennen dieses Placebo. Weder der Einnehmende noch der betreuende Arzt dürfen dabei wissen, welche Art von Mittel der jeweilige Testende bekommt. Weil beide also sozusagen blind sind gegenüber dieser Information, werden Tests dieser Art auch „Doppel-Blind-Studien" genannt.

Rosi Warum so geheimnisvoll?

Andreas Es geht darum, den sogenannten Placebo-Effekt auszuschließen: Wenn jemand glaubt, ein wirksames Medikament gegen eine Krankheit einzunehmen, tritt oft allein schon durch dieses Bewusstsein eine Besserung der Erkrankung ein. Dies gilt übrigens auch für zugelassene Mittel. Das Vertrauen in die Heilkraft erzeugt diesen Effekt. Das würde aber natürlich über die tatsächliche Wirksamkeit der zu testenden Substanz keinerlei Aussage erlauben.

Rosi Wann wird ein neues Mittel dann zugelassen?

Andreas Zunächst folgt noch die Phase 3. Nun wird das neue Medikament einer größeren Anzahl von Patienten gegeben. Häufig nehmen mehrere Tausend Personen an einer solchen Studie teil. Es kommt darauf an, wie weit verbreitet die Erkrankung ist und wie viele Forschungszentren an den Tests teilnehmen.

11.2 Beispiel: Zulassungsstudie TEMPO für Tolvaptan

Andreas Bei Tolvaptan, dem nun zugelassenen Mittel zur Verlangsamung des Zystenwachstums und des Rückgangs der Nierenfunktion bei ADPKD, nahmen in der entsprechenden Zulassungsstudie insgesamt 1445 Personen teil.

Rosi Warum der Name „TEMPO-Studie"? Musste es schnell gehen?

Andreas Nein, das ist nur eine Abkürzung, sie hat nichts mit der Studiendauer zu tun. Eine Studie der Phase 3 dauert ihre Zeit, es geht nicht um Geschwindigkeit, sondern um zuverlässige Ergebnisse. Auch wenn natürlich Forscher immer gespannt sind, ob das neue Mittel in diesem letzten Stadium vor der allgemeinen Zulassung hält, was sie sich davon erhoffen.

Eine solche Studie bekommt meist einen relativ langen Namen mit einer eingängigen Kurzbezeichnung, die sich aus Abkürzungen von Wörtern zusammensetzt. Dann können Wissenschaftler und auch andere interessierte Personen sicher sein, dass sie von derselben Studie sprechen. Die Tolvaptan-Zulassungsstudie „TEMPO" steht für „Tolvaptan Efficacy and safety in Management of Polycystic kidney disease and Outcome". Ungefähr zwei Drittel der Personen erhält die Substanz, die anderen Testteilnehmer bekommen ein Placebo. Nun wird über einen vorher definierten längeren Zeitraum, im Fall von Tolvaptan waren es 3 Jahre, engmaschig untersucht, wie sich das Mittel auswirkt. Wichtig ist, dass außerdem vor Beginn feststeht, ab welchen Ergebnissen eine Wirksamkeit als medizinisch festgestellt gilt, um jede Willkür bei der Deutung der gemessenen Zahlen auszuschließen.

Studien in dieser Phase 3 werden normalerweise als Zulassungsstudien bezeichnet. In verschiedenen Staaten ist unterschiedlich geregelt, um wie viel mindestens es den Probanden mit dem Wirkstoff besser gehen muss als denen, die nur ein Placebo bekommen haben.

Rosi Werden deshalb Medikamente unterschiedlich schnell zugelassen?

Andreas Ja. Nach Abschluss der Studien dauert es einige Zeit, oft ein paar Monate, bis die erhobenen Daten zusammengeführt und ausgewertet worden sind. Dann kommt die Interpretation, je nach den Vorgaben, die mindestens erreicht werden sollten, damit das Medikament allgemein zur Verfügung steht. So geht es häufig in den USA länger, bis es zu einer Zulassung durch die dortige Behörde (Federal Drug Agency, FDA) kommt. Das hat für Patienten den Nachteil, dass sie womöglich länger auf ein neues Mittel warten müssen, oder es vielleicht in einem Staat gar nicht zur Zulassung kommt, weil die Vorgaben strenger sind, und weitere Tests und Langzeitbeobachtungen vorgeschrieben werden. Bei Tolvaptan war das der Fall: Die allgemeine Zulassung für Europa erfolgte im Frühling 2015, ab Juni 2015 durfte das Mittel in Deutschland und einigen anderen Staaten bereits verordnet werden, in der Schweiz war der Start im Herbst 2016 möglich. In den USA hat das länger gedauert. Nach weiteren Tests erfolgte die Zulassung im April 2018. Andere Staaten sind weiterhin in der Studienphase, zum Beispiel Australien.

Rosi Welche Arten von Ergebnissen werden in den Auswertungen der Daten verglichen?

Andreas Das kommt auf die Erkrankung an. Bei Blutzuckersenkern kann dies der Zuckerwert im Blut sein. Bei ADPKD wurden als Zielwerte das Gesamtvolumen der Nieren zu Beginn, nach 1 und 2 Jahren und zum Ende des Testzeitraums nach 3 Jahren verglichen. Weiteres Kriterium war die Nierenfunktion, definiert als GFR.

Rosi Was passiert dann? Können alle Patienten das neue Medikament bekommen, wenn es in ihrem Heimatland zugelassen ist?

Andreas Grundsätzlich ja. Es ist verschieden geregelt, ob und wie noch eine Kostenübernahme durch die Krankenkasse vor der Verordnung abgeklärt werden muss. In der Schweiz ist insbesondere bei neuen und teuren Medikamenten eine sogenannte Kostengutsprache durch die Krankenkasse notwendig. Dafür muss von der ärztlichen Praxis oder Klinik eine entsprechende Anfrage gestellt werden, und wir müssen auf die entsprechende Antwort warten.

Rosi Das war bei mir in Deutschland anders: Ich bin gesetzlich versichert. Bei meinem Arzt in der Uniklinik Ulm war ich die erste Patientin, die Tolvaptan bekommen sollte. Er bat mich deshalb darum, vorab bei meiner Krankenkasse nachzufragen, ob die Bezahlung gesichert ist. Innerhalb von weniger als 1 Stunde bin ich zurückgerufen worden. Die wohltuende Antwort meiner Kontaktperson war: „Wenn das Mittel in Deutschland zugelassen ist und Ihr Arzt es Ihnen verordnet, werden die Kosten selbstverständlich übernommen."

Andreas Das ist in der Schweiz zum Glück normalerweise auch das Ergebnis, nur der formelle Antrag und die Entscheidung der Krankenkasse müssen abgewartet werden.

11.3 Beobachtungsstudien

Rosi Werden nach der Zulassung noch weitere Studien durchgeführt?

Andreas Ja, auf jeden Fall. Wir nennen diese dann Beobachtungsstudien. Es ist nun möglich, einen deutlich größeren Kreis an Einnehmenden zu beobachten und die Ergebnisse zu überprüfen. Hierzu werden Arztpraxen und Kliniken zur Übermittlung von Werten gebeten. Solche Studien laufen häufig in mehreren Staaten parallel ab. Es haben nun viele Wissenschaftler ein Interesse daran, die Auswirkungen eines neuen Medikaments während einer längeren Anwendung zu erforschen. In Europa gibt es dafür für Tolvaptan eine sogenannte Post-Marketing-Studie. So werden Studien genannt, die ab der Zulassung eines Medikaments die Folgen im Behandlungsalltag aufzeichnen und auswerten. Im Fall von Tolvaptan heißt die Studie PASS und wurde von der Europäischen Zulassungsbehörde eingefordert. An der Universität Köln werden seit Anfang 2016 in einer solchen auf 10 Jahre angelegten Langzeitstudie Daten zusammengeführt, die von vielen Kliniken und Arztpraxen dorthin gemeldet werden.

Rosi Über die Studie in Köln habe ich mal gelesen und meinen Arzt in Ulm darauf angesprochen. Leider hat er mit mir dann nicht an der Beobachtungsstudie teilgenommen; das sei sehr viel Aufwand, sagte er. Siehst du das auch so?

Andreas Ein Aufwand ist das schon. Allerdings liegt das nicht an den regelmäßigen Untersuchungen des Patienten und die Bestimmung von Blutwerten, die führen wir ohnehin durch. Es geht eher um die Übermittlung der Daten. Das ist es unserer Meinung nach aber wert, es geht ja um ein viel breiteres Bild darüber, inwiefern das neue Mittel bei unseren Patienten und insgesamt bei der Erkrankung wirkt. Nur wenn nun viele Daten vieler Einnehmenden zusammengeführt werden, kann eine zuverlässige Aussage über die Wirksamkeit getroffen werden.

Rosi Tolvaptan hatte bei der ersten Zulassung eine Grenze: Nur für die Stadien G1–G3 der chronischen Nierenerkrankung (CKD) durfte das Medikament verordnet werden. Wie kam es zu der Erweiterung, warum dürfen nun auch Patienten mit geringerer Nierentätigkeit das Mittel bekommen?

Andreas Das ist die Folge einer weiteren Studie, die parallel zu den Beobachtungsstudien lief, die Studie „REPRISE". Hier wurden etwas ältere Patienten in die Studien integriert, bei der „TEMPO-Studie" war die Studienteilnahme auf ein Alter von maximal 50 Jahren begrenzt. Außerdem wurden auch Patienten mit einer geringeren Nierenfunktion in die Tests einbezogen. Aufgrund der positiven Resultate dieser einjährigen Studie hat die Zulassungsbehörde in Europa (European Medical Agency, EMA) Tolvaptan auch für die Behandlung von ADPKD im Stadium G4 zugelassen.

Rosi Als ich nach Tolvaptan als Wirkstoff gesucht habe im Internet, bin ich zuerst auf ein anderes Medikament gestoßen, in dem die Substanz ebenfalls enthalten ist. Ist aus diesem Grund die Entwicklung bis zum zulassungsfähigen Medikament wesentlich schneller gelaufen?

Andreas Ein bisschen. Das Medikament war bereits auf dem Markt, allerdings für die Therapie einer anderen Erkrankung. Somit war die Substanz tatsächlich bekannt. Trotzdem zeigte sich bei der Anwendung von Tolvaptan bei von ADPKD betroffenen Patienten eine unerwünschte Nebenwirkung auf die Leber, welche bisher nicht bekannt war. Während der Anwendung von Tolvaptan zur Behandlung einer zu niedrigen Natriumkonzentration im Blut kam die Vermutung auf, dass dieser Wirkstoff zudem die Entwicklung bei ADPKD beeinflussen konnte. Das Hormon Vasopressin verursacht bei ADPKD das Wachstum der vielen Zysten, und die Hoffnung war, dass das Blockieren der Rezeptoren für dieses Hormon außer der bekannten Wirkung auf den Natriumspiegel auch ein langsameres Wachstum der zahlreichen Zysten verursachen könnte. Dann ging es, wie vorher beschrieben, weiter mit neuen Tierversuchen mit Tolvaptan, diesmal mit dem Blick auf das Zystenwachstum und auf die Entwicklung des Nierenvolumens, sowie auf die Nierenfunktion. Bei Tieren war diese erhoffte Wirkung vorhanden, deshalb folgten die Phasen 1–3 bis zur Zulassung für Tolvaptan auch für Patienten mit ADPKD.

12 Ethik und ADPKD

„Unter allen Formen der Ungleichheit ist die Ungerechtigkeit in der Gesundheitsversorgung die schockierendste und unmenschlichste."
(Martin Luther King)

Rosi Andreas, was hältst du von dieser Einschätzung? Wie siehst du aus ethischen Überlegungen die Forschung über die Krankheit ADPKD?

Andreas Es ist unsere wichtige Aufgabe, dafür zu sorgen, dass die Menschen Zugang zu Gesundheitsversorgung und zu Medikamenten haben. Das ist weltweit in vielen Staaten noch lange nicht der Fall. Ethisch ist das nicht in Ordnung. Es darf einfach nicht sein, dass jemand früher stirbt oder mit großen gesundheitlichen Einschränkungen leben muss, nur weil er in einem Land geboren wurde, in welchem die medizinische Versorgung unzureichend ist. Forschungsergebnisse und auch die entsprechenden Medikamente müssen allgemein zugänglich und erschwinglich sein. Das ist zum Beispiel auch meine Motivation, in Afrika, in Tansania, medizinisches Personal in der Anwendung von Ultraschall zu schulen. Denn die Diagnose der Krankheit ADPKD ist per Ultraschall einfach durchzuführen. Das ist der erste Schritt zu einer Beratung über die allgemeine Lebensweise zum Verlangsamen der Erkrankung, und langfristig auch zu einer Therapie.

Rosi Wie siehst du bei den vielen einzelnen Themen im Zusammenhang mit ADPKD den ethischen Aspekt?

Andreas Man kann bei vielen Dingen unterschiedlicher Meinung sein. Ob es um eine Listung zur Organspende geht oder darum, ein Spenderorgan bekommen zu wollen, wenn ein passendes zur Verfügung steht, oder auch um einfache Informationen über die Erkrankung und mögliche Behandlung. Wichtig ist mir grundsätzlich, dass die betroffene Person eine informierte Entscheidung treffen kann. Das Buch soll dazu beitragen, dass von ADPKD betroffene Patienten faktenbasierte und somit selbstbestimmte Entscheidungen treffen können.

13 Wer tiefer einsteigen will

13.1 Quellen

Die Recherchen zu diesem Buch fanden von Juli 2017 bis Ende 2019 statt, die Links zu den Internetseiten waren in diesem Zeitraum gültig. Suchmaschinen im Internet bieten weiteren Lesestoff zu den Themen dieses Buchs – mehr oder weniger fundiert, älter oder aktueller, allgemeinverständlich oder auch speziell für medizinisch Vorgebildete. Anbei eine Auswahl mit Hintergrundinformationen.

13.1.1 Kontakte für den Erfahrungsaustausch

Im Internet werden einige Foren zum Austausch von Informationen und Erfahrungen angeboten. Im deutschsprachigen Raum pflegen die Patientenvereine PKD e. V. und SwissPKD hierfür Foren und auch Facebook-Seiten. Von Veranstaltungen werden häufig Videos ins Netz gestellt; das ist eine sinnvolle Ergänzung für Menschen, die nicht zu weit entfernt stattfindenden Symposien reisen möchten.

Der Verein PKD e. V. mit öffentlich zugänglichen Informationen ist zu finden unter https://www.pkdcure.de/, mit einer „Wissensdatenbank“ zu vielen Aspekten der Krankheit.

In der Schweiz ist der Verein SwissPKD aktiv, zu finden unter www.swisspkd.ch. Auch dieser Selbsthilfeverein bietet vielerlei Informationen und Veranstaltungen zum Thema ADPKD.

Beide Vereine pflegen eigene Facebook-Seiten. Datenschutz und Facebook mögen vieldiskutierte Themen sein. Jedoch bieten solche Foren die Möglichkeit für den Austausch unter Betroffenen, den viele Patienten gerne nutzen. Manche Menschen geben sich dort Fantasienamen, um im Internet nicht im Zusammenhang mit ihrer Krankheit auffindbar zu sein.

13.1.2 Links zum Lesen und zum Anschauen

Kaffee und ADPKD

Viele ADPKD-Patienten bekommen noch immer die inzwischen widerlegte Empfehlung, keinen Kaffee zu trinken und auch auf andere koffeinhaltige Getränke komplett zu verzichten. Ein solcher völliger Verzicht ist nicht notwendig. Diese Studie erläutert die Zusammenhänge genauer: https://www.renalandurologynews.com/chronic-kidney-disease-ckd/coffee-ok-for-adpkd/article/666285/

Forschung

Einen allgemeinen Überblick über die Forschung im medizinischen Bereich, speziell zur Wirkung von Medikamenten, bietet das Video vom Vortrag in München 2014, von Prof. Dr. Serra: https://www.youtube.com/watch?v=nfICqBwvhvw

Berechnungen der Nierenfunktion

Im Laufe der Erkrankung ist die aktuelle Funktion der Nieren ein wichtiges Thema. Die ‚eGFR' drückt diese Funktion aus, das ‚e' steht für estimated = geschätzt. Folgende Formel kann für die Berechnung verwendet werden: http://nierenrechner.de/

14 Ausblick

14.1 Forschung

Rosi Es gibt vielerlei Berichte in der Presse und sozialen Medien über Forschung zu ADPKD, und auch allgemein zu Nierenerkrankungen, Dialyse und Transplantation und Immunsuppression. Manches davon klingt sehr hoffnungsvoll, manches lässt mich zweifeln, ob es uns Patienten jemals wirklich helfen wird. Was hältst du von der Idee, eine Art Ersatzniere in der Westentasche zu tragen, also eine leichte, kleine und unauffällige Dialysemethode zum Mitnehmen zu haben?

Andreas Ich wünschte mir, eine solche Ersatzniere wäre bald verfügbar. Diese Idee erscheint seit Jahren immer wieder in den Medien, leider allerdings ohne Anhaltspunkte, dass die Produktentwickler auch tatsächlich entscheidende Fortschritte gemacht hätten. Vorläufig ist es wichtiger, dass alles unternommen wird, um die Krankheitsprogression zu verhindern oder zumindest abzuschwächen, als die Hoffnung auf eine einfache und bequeme Nierenersatztherapie zu setzen.

Rosi Im Herbst 2019 ging die Idee durch die Medien, durch eine „ketogene Ernährung" das Wachstum der Nieren verlangsamen zu können. Was hältst du davon?

Andreas Die Meldung beruht auf Tierversuchen an Mäusen, Ratten und Katzen. Es gibt mindestens hundert verschiedene Moleküle und Interventionen, welche in Tierversuchen das Wachstum der Nieren bei ADPKD verlangsamen, aber nur einen Stoff, welcher schließlich beim Menschen wirkte. Das zeigt, wie schwierig die Übertragung von Tierversuchsresultaten auf den Menschen sind. Ich kann nur davor warnen, Stoffe und Interventionen – und dazu gehört auch die „ketogene Diät" – ohne vorherige rigorose Prüfung in klinischen Studien bei sich anzuwenden. Zum anderen haben solche ungeprüften Stoffe, wie auch die „ketogene Diät", nicht unerhebliche unerwünschte Nebenwirkungen, welche dann, im Gegensatz zu klinischen Studien, ohne adäquate Sicherheitssysteme (also etwa ärztliche Überwachung) auftreten.

Rosi Eine Patientin mit einer erblich bedingten Bluterkrankung sei durch die Genschere CRISPR geheilt worden. Ist diese Methode auch für Menschen mit ADPKD denkbar?

Andreas Das ist ein Bereich, in dem seit vielen Jahren geforscht wird und mich tatsächlich hoffen lässt, dass ADPKD eines Tages geheilt werden kann. Die CRISPR-Schere – korrekt heißt das Vorgehen CRISPR/Cas9 – wird von verschiedenen Forschungsteams weltweit weiter untersucht. Noch gibt es zurzeit keine konkrete Anwendung dieser Methode bei ADPKD, aber das ist durchaus denkbar.

15 Zum Schluss eine Geschichte

Rosi Vielleicht liegt dieses Buch immer mal auf dem Tisch und Kinder fragen, ob für sie auch was drinsteht? O ja, hier! Das ganze Buch hat ja viel mit Wasser und Durst zu tun – also auch diese Geschichte. Die Idee zu dieser Geschichte einer sehr durstigen kleinen Schlange hat mir ein sehr guter Freund in einem heißen Sommer geschickt; diese Seiten sind für euch Kinder – zum Selbstlesen, zum Vorlesenlassen, zum Anhören des Podcasts und zum Ausmalen oder auch als Anregung, selbst auf den freien Seiten etwas ganz Neues zu malen.

Mit den Nieren hat die Geschichte nicht direkt zu tun, sondern einfach nur mit Wasser und Durst. Viel Spaß damit!

Die durstige kleine Schlange

Es war ein sehr heißer Sommertag. Die Eltern saßen mit den Großeltern im Garten. Am luftigsten war es ganz hinten unter der Linde. Unter dem dichten grünen Blätterdach und mit leichtem Wind ließ es sich auch bei über 30 Grad Celsius gut aushalten.

Von Weitem war das Gekreische der Kinder zu hören. Waren sie nicht eigentlich schon zu groß für das Planschbecken? Egal, es machte Vreni und Thomas Spaß, sich so eng zusammenzukrümmen und in das kleine Becken zu legen, dass sie abwechselnd gerade noch hineinpassten, und dabei den anderen mit den Eimern und Förmchen aus dem Sandkasten immer wieder nass zu spritzen.

Zwischendurch rannten sie durch den Garten, spritzten Eltern und Besuch nass, tranken einen Schluck, aßen einen Bissen Kuchen, und zurück ging es in ihren kleinen runden Pool.

Als Vreni wieder einmal auf der Flucht vor Thomas' Wassereimer bis zur Buchenhecke gerannt war, wurde sie auf die Katze Fridolin aufmerksam: Fridolin saß da und schubste mit der Pfote immer wieder ein kleines gebogenes Holzstück an. Was war da los?

„Thomas, komm mal, Fridolin hat was gefunden!"

„Was ist denn los? Fridolin findet ständig irgendwas. Hat er eine Maus erwischt?“

„Nein, komm doch. Das sieht aus wie ein Riesen-Regenwurm. Es zuckt jedes Mal, wenn Fridolin es trifft!“

Unwillig stieg Thomas aus dem Wasser, schnappte sich ein Handtuch, lief tropfnass zur Hecke und dachte: Was sollte schon los sein? Dort waren in der feuchten Wiese öfter kleine Frösche, und auf den Steinen sonnten sich manchmal Eidechsen. Was wollte seine Schwester denn? Das war doch nichts Neues!

Aber was war das? Da lagen viele alte kahle Äste – aber einer war anders: Tatsächlich, immer wenn Kater Fridolin dieses kleine Holzstück anstupste, zuckte es weg – das konnte doch nicht sein?

„Mamaaaa ... Papaaaaa! Fridolin hat einen Riesen-Regenwurm gefunden! Mit einem ganz komischen Kopf! Der ist so groß wie ein ganzer Ast! Und er zuckt noch!

Fridolin will den vielleicht fressen!“

Mutter und Vater kamen zur Hecke gelaufen, um zu schauen, ob sie den Regenwurm noch retten konnten. Oma und Opa kamen hinterher.

„Ach Kinder – so groß wird doch kein Regenwurm – das ist eine kleine Schlange!“

„Ist die gefährlich?“

„Nein, bestimmt nicht. Das ist eine Blindschleiche oder eine kleine Ringelnatter, und sie sieht aus, wie wenn sie ganz schrecklichen Durst hat. Schaut mal, die Haut ist ganz trocken. Normalerweise glänzt eine Schlangenhaut.“

„Eine Blindschleiche? Sieht die wirklich nichts?“

„Ich weiß nicht, ob daher ihr Name kommt. Das schauen wir nach dem Essen im Internet nach. Erst einmal helfen wir dem Tier, es braucht schnell ein bisschen Wasser.“

Der Opa war schon zurück zum Haus gegangen, und hatte einen Suppenteller mit etwas Wasser geholt. Vorsichtig legten Thomas und Vreni die kleine Schlange hinein.

„Nun schauen wir erst einmal, was für eine Schlange das ist.“

Die Mutter fotografierte das Tier und gemeinsam stellte die Familie im Internet fest, dass es sich um eine sehr junge Ringelnatter handeln musste.

„Schaut mal, eine Blindschleiche würde anders aussehen, ungefähr so wie auf dem Bild gezeigt (Abbildung 15-1). Das wäre dann gar keine richtige Schlange, Blindschleichen gelten als eine Art Echsen. Der Name kommt daher, dass sie gleiten, das heißt „schleichen“.“

„Unsere Schlange ist aber eine offensichtlich sehr junge Ringelnatter, schaut mal, so wie auf dem Bild sieht eine erwachsene Ringelnatter aus.“ (Abbildung 15-2).

Während des Abendessens berieten alle, was tun zu sei. Die kleine Ringelnatter bewegte sich kaum, erst nach einer Weile fing sie an, sich im Wasser ein

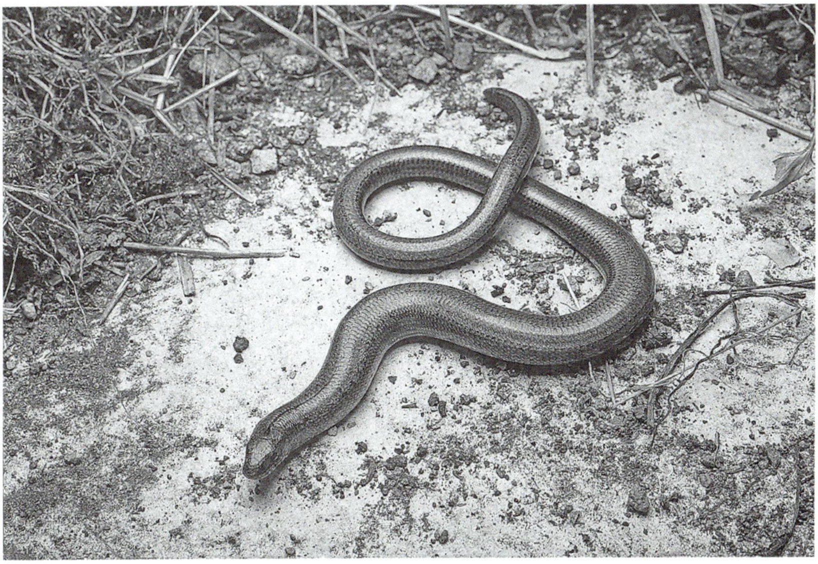

Abbildung 15-1: Blindschleiche

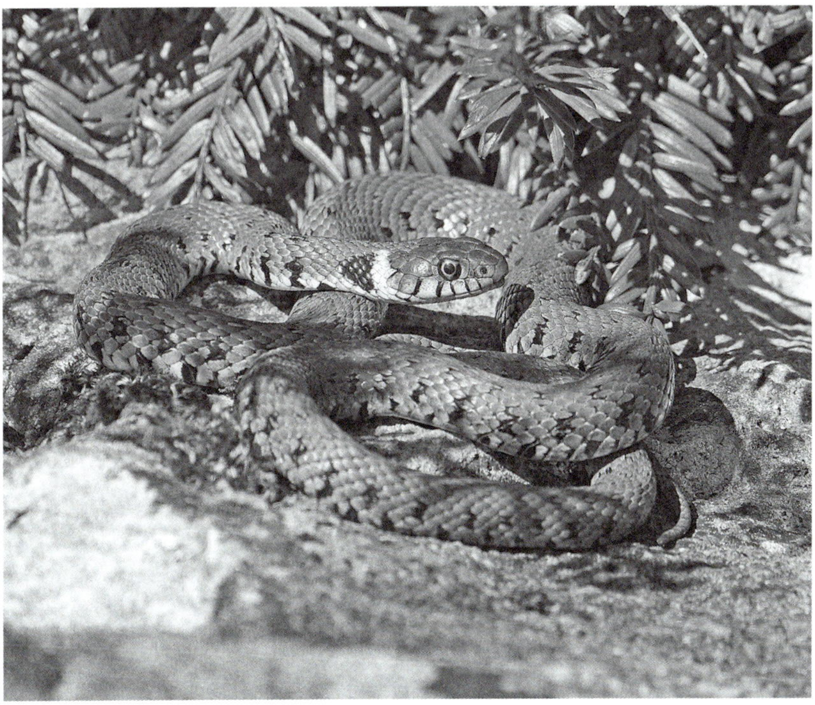

Abbildung 15-2: Ringelnatter

bisschen zu räkeln. Ob sie sich von ihrem großen Durst und dem Schrecken mit dem Kater erholen würde?

Und dann? Das kleine Tier wieder in den Garten zu legen, kam nicht infrage. Der Kater würde die kleine Schlange bald wiederfinden. Wer weiß, was dann passieren würde.

Da kam die Oma auf die rettende Idee: „Bei uns in der nächsten Straße ist doch dieser kleine Tümpel mit den vielen Enten. Drum herum ist eine sumpfige Wiese. Da würde sich die kleine Schlange bestimmt wohlfühlen. Können wir sie dorthin tragen? Am besten in ihrem Suppenteller?“

Nun halfen alle zusammen. Thomas holte eine Wäschewanne, diese wurde stabil gepolstert mit Altpapier, und dort hinein wurde der Suppenteller mit der kleinen Ringelnatter gestellt.

Gemeinsam machten sie sich auf den Weg zum Tümpel. Sie mussten vorsichtig gehen. Immer wieder schwappte Wasser aus dem Teller, und die kleine Ringelnatter erholte sich zusehends und startete immer intensivere Fluchtversuche bis zum Rand der Schachtel. Also musste Vreni sie am Schwanz festhalten, obwohl ihr etwas gruselte.

Endlich waren sie am Tümpel angekommen. Thomas und Vreni hoben das Tier vorsichtig gemeinsam aus dem Teller und legten die kleine Ringelnatter ins nasse Gras. Offensichtlich erleichtert schlängelte das Tier sich in ihre nasse Heimat, zu den anderen Tieren, die dort wohnten.

Ab diesem Tag wollten Vreni und Thomas immer auf dem Nachhauseweg von der Schule am Tümpel entlangradeln, um „ihre“ kleine Schlange zu besuchen.

Diese Geschichte wurde auch von der Autorin vorgelesen; die Audio-Datei ist verfügbar unter www.hgf.io/9783456860534-audiolink

Über die Autoren

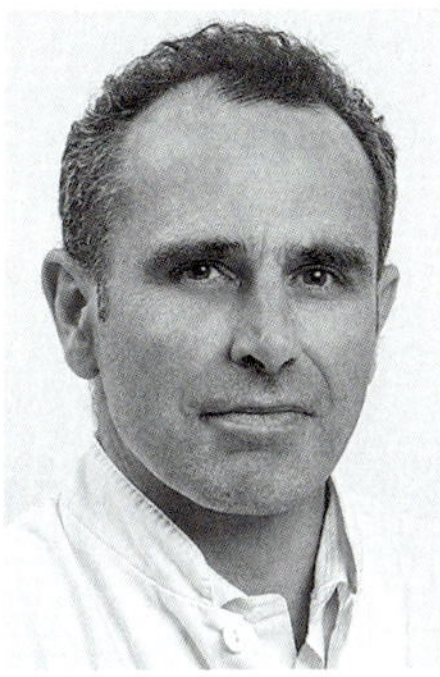

Prof. Dr. med. Andreas Serra MPH ist Facharzt für Nierenerkrankungen und Innere Medizin und hat eine Ausbildung in Gesundheitswissenschaften an der Harvard Universität in Boston, USA absolviert. Sein Interesse und Arbeitsschwerpunkt liegt in der gesamtheitlichen Betreuung von Patienten, die von Zystennieren (ADPKD) betroffen sind. Er forscht präklinisch und klinisch seit vielen Jahren im Bereich von angeborenen Nierenerkrankungen und ist Autor von zahlreichen wissenschaftlichen Artikeln zu diesem Thema in internationalen Journalen. An der Klinik Hirslanden in Zürich leitet er das Kompetenzzentrum für Zystennieren, welches in einem Netzwerk von Spezialisten eine individuelle Diagnostik und Therapie für von ADPKD betroffene Patienten anbietet.

Kontakt:
Kompetenzzentrum für ADPKD
Witellikerstr. 40, CH-8032 Zürich
www.adpkd.ch

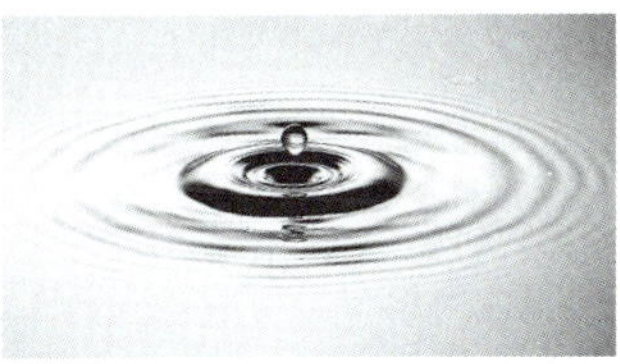

Rosi Brack ist selbst von Zystennieren (ADPKD) betroffen. Sie berichtet von ihrem Umgang mit dieser Erkrankung in privaten und beruflichen Bereichen. Seit 2015 ist sie in den Patientenvereinen PKD e.V. (Deutschland) und Swiss PKD (Schweiz) bei Veranstaltungen und in verschiedenen Patientengruppen aktiv. Sie berichtet über Erfahrungen von sich und anderen Betroffenen und deren Angehörigen während der unterschiedlichen Stadien der Erkrankung. Wenige Monate nach der Zulassung der bisher einzigen Therapie im Jahr 2015 hat sie mit der Einnahme begonnen. Sie beschreibt ihren Weg mit ADPKD und gibt persönliche Tipps für den Umgang mit der Therapie.

Fachwörter, Abkürzungen

ADPKD Autosomal dominant polycystic kidney disease (englische Bezeichnung für Zystennieren), jeder Buchstabe steht als Abkürzung für ein englisches Wort:
- Autosomal: Vererbung unabhängig vom Geschlecht
- Dominant: Vererbungsgang. Wenn ein Elternteil ein Krankheitsgen trägt, wird die Krankheit mit 50 %iger Wahrscheinlichkeit vererbt
- Polycystic: Mit vielen Zysten
- Kidney: Nieren
- Disease: Erkrankung

Albumin Albumin ist ein Eiweiß. Wird zu viel Albumin im Urin ausgeschieden, ist dies ein Anzeichen für eine Nierenerkrankung

Aminosäuren Chemische Verbindungen, Bausteine von Proteinen, dienen hauptsächlich dem Aufbau von Körpergewebe

Anämie Eisenmangel, kann durch zu geringe Nierenfunktion mit verursacht werden, siehe auch renale Anämie

Aneurysma Aussackungen von Schlagadern, im Bauch oder Gehirn

Aneurysmen Mehrzahl von Aneurysma (Aneurysmata)

Anonyme Untersuchung Untersuchung, die auf Wunsch ohne Speicherung des Patientennamens vorgenommen wird, ohne Weitergabe von Informationen an die Krankenkasse

Aquarese Ausscheidung von Wasser

Arterie Blutgefäß, in dem das Blut vom Herzen weg in den Körper befördert wird.

Ausdauersport Sportarten, bei denen die Trainingsintensität für eine längere Zeit (ab 30 Minuten) durchgehalten wird; empfehlenswert als Sportarten für Nierenkranke

Banaler Infekt Harmlose Infektionskrankheit der Atemwege (oder auch des Darms), die meist nach wenigen Tagen ohne Einnahme von Medikamenten wieder abklingt

Bauchwandhernien Leistenbrüche (umgangssprachlich), Schwäche der Bauchwand hauptsächlich aufgrund von schwachem Bindegewebe

Beta-Carotin Vitamin A

Blutbild In der Medizin die standardisierte Zusammenstellung wichtiger Befunde aus einer Blutprobe

BMI Body Mass Index: Berechnung für das Verhältnis vom Körpergewicht im Verhältnis zur Größe, zum Alter und je nach Geschlecht, https://www.bmi-rechner.net/

Bronchiektasen Aussackungen von mittelgroßen Atemwegen, Zustand wird Bronchietasie genannt

cAMP Hormon in den Nieren. Cyclisches Adenosinmonophosphat; Produktion wird durch Medikament mit einem Vasopressin-Rezeptor-Antagonist (siehe dort) gedrosselt, es werden dann weniger Zysten gebildet oder weniger große Zysten entstehen

CKD-EPI-Formel Formel zum Errechnen der GFR (siehe dort) aus dem Blutwert Kreatinin (siehe dort)

Coiling Ausschalten eines Hirnaneurysmas mit sehr kleinen Metallspiralen (Coils), welche über einen Katheter zum Aneurysma gebracht werden. Der Hohlraum des Aneurysmas thrombosiert und wird nicht mehr von Blut durchflossen. Damit ist die Gefahr einer Hirnblutung gebannt.

CT Computertomografie/Computertomogramm; bildgebendes Verfahren mittels Röntgenaufnahmen in mehreren Schichten

Creatinine Englische Schreibweise für Kreatinin, Abbauprodukt des Muskelstoffs Kreatin, wichtiger Wert für die Berechnung der Nierenfunktion

CRP Blutwert (C-reaktives Protein), bietet Information darüber, ob eine Entzündung vorliegt

Darmflora Gesamtheit der im menschlichen Darm vorhandenen Bakterien, auch Darm-Mikroorganismen-Gemeinschaft

Darmspiegelung Methode zur Untersuchung des Darms, hauptsächlich als Vorsorgeuntersuchung zur Erkennung von Darmkrebs, mit einem schlauchartigen Instrument, dem Endoskop

Desinfizieren Abtöten von Keimen

Diagnose Feststellung oder Bestimmung einer Krankheit

Dialyse Verschiedene Methoden, um eine fehlende oder zu geringe Nierenleistung zu ersetzen

Diuretika Medikamente zum Erhöhen der Urinmenge

Divertikel Ausstülpungen der Darmwand

Divertikulitis Entzündung an Divertikeln, siehe dort

Doppler Ultraschall-Methode, genauer durch farblich unterschiedliche Darstellung von Gefäßen

Dosis Menge eines Wirkstoffs, die je einzelner Einnahme eingenommen wird

Dosissteigerung Erhöhung einer Dosis, teils in mehreren Schritten

Dosis speziell bei Tolvaptan Standarddosierung, oder nach ärztlichem Rat individuelle Variationen; Standard, je nach Verträglichkeit:
- Einstieg (Einstiegsdosis) mit 45 mg morgens, 15 mg nachmittags
- Nach einigen Wochen oder Monaten Erhöhung auf 60 mg morgens, 30 mg nachmittags
- Nach weiteren Wochen oder Monaten Erhöhung auf 90 mg morgens, 30 mg nachmittags

Drug holidays Pause bei Medikamenteneinnahme, mehrere Tage oder Wochen, wird bei vorsorglich eingenommenen Medikamenten manchmal empfohlen, wenn Nebenwirkungen den Alltag beeinträchtigen, oder wenn Blutwerte über den zulässigen Korridoren sind

eGFR (e = estimated = geschätzt) siehe auch GFR

Einstiegsdosis Erstdosierung eines Medikaments, siehe Dosis

Elektroden Elektrisch leitendes Teil, in der Medizin werden häufig mehrere davon verwendet zum Aufkleben auf dem Oberkörper, für Untersuchungen der Herzaktivität

Elektrolyte Mineralstoffe und Salze im Blut, welche der Körper benötigt

Endoskop Schlauchartiges medizinisches Instrument zum Untersuchen innerer Organe

Erythropoetin Hormon, das im Knochenmark die Produktion von roten Blutkörperchen (Erythrozyten) anregt

Erythrozyten Rote Blutkörperchen

Eurotransplant Organisation in Europa, zur Erfassung von möglichen Organspendern und -empfängern, zuständig außerdem für die Zuteilung dieser Organe

Euro-WC-Schlüssel Spezialschlüssel für WCs für Menschen mit Behinderung, unter bestimmten Bedingungen auf Antrag auch für Nierenkranke erhältlich, passt in einigen europäischen Staaten an solche WCs, auch in der Schweiz und in Deutschland

Fenestrierung Eröffnung einzelner Zysten

Filtrationsrate Maß der Nierenleistung. Gesamtvolumen von Plasma, welches durch die Niere pro Zeiteinheit von einem Stoff vollständig gereinigt wird

Flankenschmerzen Schmerzen seitlich am Oberkörper, häufiges Symptom bei fortgeschrittener ADPKD Erkrankung. Oft starke, rasch auftretende und anhaltende Schmerzen bei Zystenrupturen oder Zysteninfektionen

Furanocumarine Sekundäre Pflanzenstoffe, enthalten z.B. in Grapefruits, verändern die Konzentration von Medikamenten im Blut

GdB Grad der Behinderung, amtlicher Fachausdruck in Deutschland, drückt in Prozent die Minderung der Erwerbsfähigkeit aus, mit rechtlichen und steuerlichen Vorteilen. Siehe auch Schwerbehinderten-Eigenschaft

GFR Grad der Nierenfunktion:
- Glomeruläre: in den Glomeruli (Nierenkörperchen)
- Filtrations-: Filter-
- Rate: Leistung
- Glomerulus/Glomeruli: Nierenkörperchen, Einzahl und Mehrzahl

Hämaturie Vermehrtes Vorkommen von roten Blutkörperchen im Urin, siehe auch Makro-Hämaturie und Mikro-Hämaturie

Hämoglobin Roter Blutfarbstoff, wichtig für den Transport von Sauerstoff zu den Körperzellen und zum Gewebe

Hb-Wert Hämoglobinwert. Ausdruck für die Konzentration des roten Blutfarbstoffs (Hämoglobin, siehe dort) im Blut

HALT-Studie Studie über Zusammenhang von Blutdruck und Fortschreiten der Erkrankung ADPKD

HbA1c Langzeit-Blutzuckerwert, zeigt erhöhte Blutzuckerwerte der vorangegangenen Wochen

Henle-Schleife Teil des Nierentubulus (siehe dort), der von der Nierenrinde ins Nierenmark und zurück in U-Form verläuft

Hernien Brüche, jedoch keine Knochenbrüche, sondern Lücken im Gewebe, typischerweise innerhalb der Bauchwand

Herzfrequenz Anzahl der Herzschläge pro definierter Zeitspanne, meistens angegeben pro Minute

Herzklappen Ventile im Herzen, die den Rückstrom von Blut in die falsche Richtung verhindern, das menschliche Herz hat vier solche Herzklappen

Herzkranzgefäße Blutgefäße, die das Herz mit Blut versorgen

Hypertonie Zu hoher Blutdruck

Hypernatriämie Zu hohe Konzentration von Natrium im Blut

Hypotonie Zu niedriger Blutdruck

Hyponatriämie Zu niedrige Konzentration von Natrium im Blut

IDMS Internationaler Referenzwert für die Kreatininbestimmung, nur unter Einhaltung dieses Standards vergleichbare Ergebnisse

Immunsuppression Unterdrückung der Immunabwehr, notwendig nach Organtransplantation

Immunsuppressiva Medikamente zur Immunsuppression, siehe dort

Influenza Durch Viren verursachte, auch „saisonale" Grippe

Intravenös In die Vene verabreicht; häufige Methode für Verabreichung einer Substanz in die Blutbahn

Jinarc® Zugelassenes Medikament zur Verzögerung des Verlusts an Nierenfunktion und zur Verlangsamung des Zystenwachstums bei ADPKD, der Wirkstoff heißt Tolvaptan

Jinarque® Name des Medikaments Jinarc® in den USA

Johanniskraut Pflanzlicher Wirkstoff, in manchen Arzneimitteln enthalten, wirkt sich auf die Wirkstoffkonzentration einiger anderer Medikamente aus

Kardiologe Facharzt für Herzerkrankungen

KDIGO 2012 Abkürzung für Leitlinien zum akuten Nierenversagen, herausgegeben im März 2012. Jeder Buchstabe steht für die Abkürzung eines englischen Begriffs:
- Kidney: Niere
- Disease: Erkrankung
- Improving: Verbesserung
- Global: global, weltweit
- Outcomes: Ergebnisse

Die KDIGO ist eine unabhängige gemeinnützige Organisation mit dem Ziel, weltweit die Behandlung von Patienten mit Nierenkrankheiten zu verbessern

Kontrastmittel Wirkstoff, der für bildgebende Verfahren verwendet wird, um Organstrukturen im Körpergewebe besser sichtbar zu machen. Bildgebende Verfahren sind je nachdem, welche Strukturen erkannt werden sollen, mit oder auch ohne Kontrastmittel möglich

Korridor In der Medizin häufig die Bezeichnung für den Bereich, innerhalb dessen bei einem Gesunden Messwerte liegen sollten

Kostengutsprache Verfahren in der Schweiz, um die Kostenübernahme von Methoden und Medikamenten durch Krankenkassen zu beantragen (in Deutschland als Begriff nicht gebräuchlich; hier eher: Antrag auf Kostenübernahme)

Krea Umgangssprachliche Abkürzung für Kreatinin

Kreatin Säure, die menschliche Muskeln mit Energie versorgt

Kreatinin Umgangssprachlich auch Krea, Schreibweise international auch Creatinin, Abbauprodukt des Muskelstoffs Kreatin, wichtiger Wert für die Bestimmung der Nierenfunktion

Langzeit-Blutzuckerwert HbA1c, Blutzucker-Gedächtnis, zeigt über längeren Zeitraum, ob die Blutzuckerwerte häufiger erhöht waren

Leberwerte Blutwerte, die eine Aussage über die Funktion der Leber erlauben. Unter Einnahme von Tolvaptan regelmäßige Kontrolle von folgenden Werten:
- ALT: Alanin-Aminotransferase
- AST: Aspartat-Aminotransferase
- Bilirubin: Gallenfarbstoff
- Alk Phos (AP): Alkalische Phosphatase

Leukozyten Weiße Blutkörperchen

Link Verweis auf Internetadresse

Longitudinal survey Längsschnittstudie; Studie, welche über einen längeren Zeitverlauf mit einer zu Anfang definierten, möglichst gleich bleibenden Probandengruppe durchgeführt wird

Magnesium (Abkürzung Mg) Wichtiges Mineral im Körper

Makro-Hämaturie Blut im Urin, sichtbar mit bloßem Auge

Mikro-Hämaturie Blut im Urin, nicht mit bloßen Augen sichtbar, jedoch nachweisbar durch Teststreifen, oder durch mikroskopische Untersuchung

Mitralklappe Herzklappe, die die linke Herzkammer vom linken Vorhof trennt

MRT Magnetresonanztomografie, bildgebendes Verfahren mittels Computer und Magnetfeldern, ohne Röntgenstrahlen

MRI = MRT Englischer Begriff für MRT, übersetzt ‚Magnetic Resonance Image'

Multisystemische Erkrankung Erkrankung, die mehrere Organe oder Organsysteme betrifft

Nachtabsenkung Im Zusammenhang mit dem Blutdruck: Erwünschte niedrigere Blutdruckwerte während der Nacht

Natrium Wichtiges Blutsalz, steht im engen Zusammenhang mit dem Wasserhaushalt des Körpers, siehe auch Hyponatriämie und Hypernatriämie

Nephron Kleinste funktionelle Untereinheit der Niere, eine Niere besteht aus etwa 1 Million Nephronen

Nephrektomie Entfernung einer Niere

Nephrologe Nierenfacharzt

Nephrologie Medizinisches Fachgebiet der Nierenheilkunde

Nephros altgriechisch für Nieren

Nierenrechner Internetseite zur Berechnung der GFR aus dem Blutwert Kreatinin (http://nierenrechner.de)

Nierentubulus (Einzahl) Röhrchen, Teil des Nephrons; Tubuli (Mehrzahl)

Nierenvolumen Rauminhalt der Nieren, meist in Milliliter, korrekt im Kubikzentimeter, entspricht dem Gewicht der Nieren in Gramm

Nierenzysten Zysten an oder in den Nieren, per Definition nicht als Zystennieren zu bezeichnen, wenn je nach Alter eine bestimmte Anzahl nicht überschritten wird

Normierte Körperoberfläche Körperoberfläche von 1,73 m^2, Standardgröße für die Berechnung der Nierenfunktion, wird meist zur Vergleichbarkeit von Messwerten zugrunde gelegt, insbesondere der GFR

Novalgin Medikament gegen Schmerzen, Wirkstoff Novaminsulfon, in Tabletten- oder Tropfenform erhältlich

Novaminsulfon Wirkstoff im Medikament Novalgin

NSAR-Medikamente (auch NSAID) Nichtsteroidale Antirheumatika, Medikamente gegen Schmerzen, mit gleichzeitiger entzündungshemmender Wirkung

Nurse Englische Bezeichnung für Krankenschwester

Ödeme Wassereinlagerungen im Körper

Östrogen Weibliches Sexualhormon

Opiat Starkes Schmerzmittel, opiumhaltig, pharmakologisch meist Opiumalkaloide und daraus abgeleitete Arzneimittel

Pankreas Bauchspeicheldrüse

Patientenkarte/-pass Scheckkartengroße Information über eine Krankheit und Vorsichtsmaßnahmen für Notfälle

Persistierend Lang andauernd

PID Prä-Implantations-Diagnostik, Feststellen von Erkrankungen vor dem Einpflanzen von Embryos in die Gebärmutter, normalerweise im 8-Zellen-Stadium

PKD Englische Abkürzung für:
- Polycystic: mit vielen Zysten
- Kidney: Nieren
- Disease: Erkrankung

Vollständiger Begriff: ADPKD, siehe dort

PKD e.V. Deutscher Patientenverein für PKD-Erkrankte und Interessenten

Placebo Medikament ohne Wirkstoff

Plasmaalbumin Im Blut enthaltenes Albumin

Power Napping Kurze Pausen, mit leichtem Schlaf, jeweils maximal 15–20 Minuten

Primärharn Harn, der zunächst (primär) in den Nieren in großer Menge gebildet wird, später erfolgt die Rückkonzentration entlang den Tubuli

Pulsuhr Messgerät am Handgelenk zum Messen der Herzfrequenz, meist verbunden mit einem Brustgurt

Punktion Gezieltes Setzen einer medizinischen Nadel, um Gewebsflüssigkeit zu entnehmen

Querstromfiltration Filtermethode, bei der eine Lösung mit hoher Geschwindigkeit durch eine parallel verlaufende Membran oder durch ein Filtermedium gepumpt und damit geklärt wird

Radiologie Strahlenheilkunde, Teilgebiet der Medizin, das sich mit der Anwendung elektromagnetischer Strahlen und (unter Einbezug etwa der Ultraschalldiagnostik) physikalischer Wellen bzw. Ultraschallwellen zu diagnostischen, therapeutischen und wissenschaftlichen Zwecken befasst

Reflex Rasche, jeweils gleichartige Reaktion eines Organismus auf einen Reiz, nicht durch diesen Organismus kontrollierbar

Ren Lateinisch für Niere

Renal Die Nieren betreffend

Renale Anämie Eisenmangel, der durch Probleme mit den Nieren verursacht ist

Rückresorbiert Zurückgeführt zum weiteren Verbleib im Körper

Saisonale Grippe Virusgrippe, verbreitet meist in der kalten Jahreszeit, verursacht durch Virenstämme, die sich von Jahr zu Jahr verändern

Sammelurin Urin von 24 Stunden, vom Patienten gesammelt; wird von einigen Nephrologen noch für bestimmte Untersuchungen verwendet

Samsca® Medikament gegen Hyponaträmie (siehe dort)

Schoggi Schwyzerdütsch (Schweizer Deutsch) für Schokolade

Schwerbehinderten-Eigenschaft In Deutschland rechtlich geregelter Status, in Prozent, siehe auch GdB = Grad der Behinderung

Shunt Operativ angelegte Verbindung zwischen zwei Gefäßen, die normalerweise getrennt sind (hier: von einer Vene zu einer Arterie), Voraussetzung für Dialyse (siehe dort)

Signifikant Kennzeichnend; Ergebnis, das nach wissenschaftlichen Kriterien eindeutig ist und eine verlässliche Schlussfolgerung zulässt

Sodbrennen Gefühl eines Brennens im Bereich der Speiseröhre, teils ausstrahlend in Richtung zum Rachen, häufig mit gleichzeitigem sauren Aufstoßen

Sonografie Ultraschall, Schall mit Frequenzen oberhalb des Hörbereichs von Menschen, in der Medizin angewendet als strahlenfreie Untersuchungsmethode

Stadium G1 bis G5 Grad der Funktionseinschränkung der Nieren

SwissPKD Schweizer Verein für an ADPKD Erkrankte und Interessenten

Swiss Transplant Organisation zur Erfassung von potenziellen Organempfängern in der Schweiz

Symposium Wissenschaftliche Konferenz

Symptom Anzeichen einer Krankheit; für eine Krankheit charakteristische Erscheinungen

Synthetischer Stoff Molekül, das so in der Natur nicht vorkommt, sondern im Labor hergestellt wird

Systemische Erkrankung Erkrankung, die mehrere Organe gleichzeitig betreffen kann

TCM Traditionelle Chinesische Medizin

Tilidin Schmerzmittel aus der Gruppe der Opiate

TKV Nierenvolumen, englische Abkürzung für total kidney volume

Tolvaptan Wirkstoff im Medikament Jinarc®

Tolvaptan community Facebook-Gruppe, gegründet in Großbritannien, Forum für weltweiten Austausch von Erfahrungen mit der Einnahme von Tolvaptan

Tramal Starkes Schmerzmittel aus der Gruppe der Opiate, Wirkstoff Tramadol

Transplantation Verpflanzung eines Organs

Thrombose Bildung eines Blutgerinnsels in einem Blutgefäß

Thrombosieren Gerinnen von Blut in einem Blutgefäß

Ultraschalluntersuchung Sonografie, strahlenfreie Untersuchungsmethode mit Schallwellen, deren Frequenz oberhalb des Hörbereichs von Menschen ist

Urologe Facharzt für Erkrankungen der harnableitenden Organe

Varianz Abweichung (bei der GFR ist eine Schwankung von 10–15 % ohne Aussagekraft über die tatsächliche Veränderung der Funktion)

Vene Blutgefäß, in dem das Blut zum Herzen hin befördert wird

Vasopressin Hormon, das in den Nieren die Bindung und Freisetzung von Wasser reguliert

Vasopressinrezeptor Bindungsstelle in den Nieren, an der das Hormon Vasopressin wirkt

Vasopressinrezeptor-Antagonist Molekül, das verhindert, dass das Hormon Vasopressin an den Rezeptoren andockt und die Rückkonzentration des freien Wassers steuert

Zellproliferation Zellteilung und damit die Vermehrung von Zellen. Bei einer gesteigerten Zellproliferation von Tubuluszellen entstehen und wachsen bei ADPKD Zysten

Zulassungsstudie Medikamentenstudie an erkrankten Personen, auch Phase-III-Studie genannt; dient für die zuständigen Behörden zur Ermittlung von Daten, um über die Zulassung eines Medikaments zu entscheiden

Zwänzgi Schwyzerdütsch (Schweizerdeutsch) für Zwanzig-Rappen-Münze

Zyste Mit Flüssigkeit gefüllter sackartiger Hohlraum im Gewebe

Zysteneinblutung Durch das Platzen von kleinen Blutgefäßen füllen sich Zysten mit Blut, oft spontan. Sofern die Zysten Anschluss haben an das ableitendende Harnsystem, kann es zu Makrohämaturie führen (siehe dort)

Zystenleber Leber mit Zysten

Zysteninfektion Entzündung von Zysten

Sachwortverzeichnis

Abbildungsnachweise

Abbildung 1-1: In der rechten Abbildung ist ein Nephron gezeichnet, eine der winzigen, über eine Million Untereinheiten. Jedes davon besteht aus einem Nierenkörperchen und dem damit verbundenen Röhrchensystem (Tubulus). Die Nieren heißen auf lateinisch ren; deshalb das Adjektiv renal, wenn es um Nierenerkrankungen und Zusammenhänge geht. Das altgriechische Wort dafür lautet nephros. Deshalb heißen die Nierenfachärzte auch Nephrologen. Tief im Bauchraum liegen die Nieren links und rechts von der Wirbelsäule etwas oberhalb der Gürtellinie, rundum gut geschützt und gegen Erschütterungen gedämpft, eingehüllt in einen Fettmantel. (Illustration: www.grafikramer.de)

Abbildung 1-2: 3 Badewannen voll – Primärharn: 180 l; 6 große Wassergläser voll, für eine Ausscheidung von 1,8 l (Illustration: Gabriele Korst)

Abbildung 1-3: Wecker (Illustration: Gabriele Korst)

Abbildung 1-4: Bei der ADPKD sind nicht nur die Nieren, sondern verschiedene andere Organe betroffen. (Illustration: www.grafikramer.de)

Abbildung 2-1: Manche möchten nicht wissen, ob sie eine Krankheit geerbt haben oder nicht; so wie der Vogel Strauß, der seinen Kopf in den Sand steckt. (Bild: © Getty Images/Angelika)

Abbildung 3-1: Ernährungspyramide (Bild: © Getty Images/Tetra Images)

Abbildung 3-2: Getränke (Bild: © Getty Images/Daniel Day)

Abbildung 3-3: Auf Grapefruit sollte man verzichten, wenn man bestimmte Medikamente einnimmt, zum Beispiel manche Blutdruckmedikamente (Bild: © Getty Images/twomeows)

Abbildung 4-1: Bei Aufenthalt in großen Höhen sind Vorsichtsmaßnahmen zu berücksichtigen (Illustration: Gabriele Korst)

Abbildung 6-1: Entspannung jetzt! Dieses Buch zur Seite legen, ein Viertelstündchen dösen. (Bild: © Getty Images/Westend61)

Abbildung 6-2: Oder rein in die Joggingschuhe, und raus ins Grüne! (Bild: © Getty Images/dusanpetkovic)

Abbildung 8-1: Die Molekülstruktur des Medikaments Tolvaptan (Illustration: www.grafikramer.de)

Abbildung 9-1: Die Nieren übernehmen die Funktion einer Art Filter für das Blut (Illustration: Gabriele Korst)

Abbildung 10-1: Astronaut, auf unbekannten Planeten zuschwebend (Illustration: Gabriele Korst)

Abbildung 15-1: Blindschleiche (Bild: © Getty Images/Paul Starosta)

Abbildung 15-2: Ringelnatter (Bild: © Getty Images/Gary Chalker)

Autorenfoto Rosi Brack: © Getty Images/Mark Mawson